中药药学服务手册

主　编　刘绍贵　欧阳荣

副主编　刘红宇　廖建萍　张裕民　刘瑞连　黄开颜

编　者　刘绍贵　欧阳荣　刘红宇　廖建萍　张裕民
　　　　刘瑞连　黄开颜　任卫琼　胡盛松　曹　臣
　　　　李　珊　陈迎春　欧阳林旗　杨磊　汤　艳
　　　　蔡　晓　汪　甜　欧阳琳　陈文明　何怡然
　　　　郭宇鸽　肖望重　许　露

人民卫生出版社

图书在版编目（CIP）数据

中药药学服务手册/刘绍贵，欧阳荣主编. —北京：
人民卫生出版社，2016
　ISBN 978-7-117-22179-5

　Ⅰ.①中…　Ⅱ.①刘…②欧…　Ⅲ.①中药学-临床
药学-手册　Ⅳ.①R28-62

　中国版本图书馆 CIP 数据核字（2016）第 040126 号

人卫社官网	www.pmph.com	出版物查询，在线购书
人卫医学网	www.ipmph.com	医学考试辅导，医学数据库服务，医学教育资源，大众健康资讯

中药药学服务手册

主　　编:刘绍贵　欧阳荣
出版发行:人民卫生出版社（中继线 010-59780011）
地　　址:北京市朝阳区潘家园南里 19 号
邮　　编:100021
E - mail: pmph @ pmph.com
购书热线:010-59787592　010-59787584　010-65264830
印　　刷:三河市宏达印刷有限公司
经　　销:新华书店
开　　本:850×1168　1/32　　印张:9.5　　插页:2
字　　数:238 千字
版　　次:2016 年 4 月第 1 版　2016 年 4 月第 1 版第 1 次印刷
标准书号:ISBN 978-7-117-22179-5/R·22180
定　　价:32.00 元
打击盗版举报电话:010-59787491　E -mail:WQ @ pmph.com
（凡属印装质量问题请与本社市场营销中心联系退换）

主编简介

刘绍贵,湖南华容人,主任中药师,湖南省首批名中医药专家,全国第三、第四批老中医药专家学术经验继承人指导老师,2012 年获准成立"刘绍贵全国名老中医药专家传承工作室"。50 多年来在中药药学教育和医院药学领域执业,刻苦求索,精益求精。不仅在中药鉴定、中药炮制、中药临床应用、现代中医院药事管理等方面积累了丰富经验,而且在中药临床药学与药学服务等方面亦有较深入研究。先后主编出版了《简明中西药物手册》《中医处方手册》《中草药中成药选用指南》《现代中医院药事管理学》《临床常用中草药鉴别与应用》等 20 余部著作,并主审精品力作 7 部,参加编写或审定著作 15 部,撰写发表学术文章 160 余篇,科普及养生文章 260 余篇。被业界誉为德艺双馨的湖湘首席中药药学专家。

主编简介

　　欧阳荣,主任药师,教授,硕士生导师,现任湖南中医药大学第一中医临床学院药学部主任。兼任中华中医药学会药房管理副主任委员、中药炮制分会常务委员、中药分析学会委员、中药制剂分会委员,世界中医药联合会中药标准分会常务委员,湖南省中医药学会中药专业委员会主任委员。湖南省卫生系列高级职称评委库、中华医药学医疗事故鉴定、长沙市医学会医疗事故技术鉴定等多个专家库成员。1985年至今一直从事中药质量控制、中药制剂、中药炮制、中药合理应用等研究工作。曾主持和参加各级课题10多项;获中华中医药学会科学技术三等奖1项;湖南省科学技术进步一等奖、二等奖和三等奖各1项;湖南省中医药科学技术进步奖一等奖2项、二等奖和三等奖各1项。发表论文60多篇。主编和参编学术专著28部,其中10部任主编、8部任副主编;其中三部作品获湖南省优秀科普作品的多项奖励。

前　言

　　"服务"是热爱和忠于事业,是回报社会和人民大众的自觉行为,是与人为善理念的呈现,更是行业职业道德的要求。医院药学行业是一个极为特殊的行业,既要担负着疾病防治、康复保健的药品供应和质量保证,又要承担合理用药管理,参与查房、会诊和临床药物治疗方案设计、危急重症抢救,实施用药关怀和面对面服务,而且还应根据时代发展的需求,适时拓展服务内容,承担药师的部分社会责任和法律责任。

　　进入 21 世纪以后,有学者提出要实施"全程化药学服务",笔者提出应"实行多元化药学服务"。尽到药学人员最基本的责任,即要以病人为中心,保证用药安全、有效、经济、合理,保障人民用药的合法权益。

　　以医院药学学科而言,无论中西,药学学科均是一个大的综合性学科,既涉及中西药学基础学科、专业学科知识,更需要多方面的医学基础和临床学科知识,以及中西文化和人文素养等方面的知识,具有高尚情操、精诚、仁爱及奉献精神和责任担当,需要终生学习,夯实基础,吸纳新知。

　　据笔者理解,广义的"药学服务"实际上古已有之,只是用词称谓不同而已。目前在西医院倡导的"药学服务"是外来语的翻译,含义相对较窄,被认为是临床药学和医院药学发展的里程碑,是临床药学的深入发展,与大众理解和所期待的"服务"稍有差异。加之中西药学学科理论指导、学术内涵与特征,以及药学实践不同,故特以《中药药学服务手册》为名,编写成书。为医疗机构中医药人员和社会药房药学人员提供一本实用的执业指导,为医药院校师生和广大医药消费者提供一本有益的参考之作。

全书以"引言"为缘起,设立了文化承载与内涵特征、用药品种与质量保证、中药调剂与处方应付、特色制剂的研制与生产、合理用药与监督管理、服务拓展与用药关怀六章,章下按主体内容、服务项目或程序分节、分点记述。第一章阐述了本草方药理论与应用文化、中药与成方药名文化、道地药材的文化承载、药材性状特征的形象表述、中药诗词文化、药事制度文化、中药药学服务的内涵特征;第二章记述了用药品种的动态发展与变化、品规等级与质量标示、贵重药品、中药质量与经验辨识;第三章详细介绍了饮片形态的变异与调剂、中药处方调剂的基本程序与技术要求、中药饮片调剂中应临时处置的事宜、中药处方调剂应付与分类名录等内容;第四章简要叙述了发展医疗机构中药制剂的意义、基本原则,制剂制备的必备条件,中药制剂注册管理、使用管理、通用生产环节与剂型选择;第五章从倡导合理用药的背景与判断标准、不合理用药的主要表现与影响因素、中医临床用药的特点、用药禁忌与相互作用、中药质效/量效与用量的科学设定、给药途径与择时服药、有毒中药与中毒解救、药品不良反应监测、处方调查分析与点评9个方面进行阐述;第六章论述了药学监护、查房/会诊与药历书写、治疗药物监测、上市后药物的再评价与药物利用研究、药物经济学研究、信息服务与用药教育、社区药学服务与医院药学的延伸等方面的内容。

纵观全书,文字篇幅虽短,但内容广博,科学性、实用性强,既强固了中华文化、中医药文化和中医药理论之根,凸显了中药药学服务的内涵特征和传统特色、原创思维,又显现了与时俱进、拓展服务内容、提升服务水平的时代要求,并有许多创新发展之见。加之结构、体例、编排科学合理,文字表述简洁、流畅,诚为一本医药执业者的有益之作,更为中药药学服务的首次冠名之作,填补了书市的缺如。只是由于篇幅所限,对有的具体操作要求及举例分析尚不够细致,个别文字错漏或谬误亦可能存在,敬希读者诸君不吝赐教。

编者

2016 年 2 月

目　录

引　言

　　"服务"是热爱和忠于事业,是回报社会和人民大众的自觉行为,是与人为善理念的呈现,更是行业职业道德的要求。"服务"在通常情况下是相互的,有一句话叫做"我为人人,人人为我"。但有些人害怕言"服务",似乎讲服务即低人一等,其实这是一种偏见。应该说有机会为社会和大众服务,或为集体和别人利益与某种事业而工作是很幸运且高尚的。特别是机关事业单位和服务性行业,服务更是其奉行宗旨和职责之需。

　　"药学服务"(pharmaceutical care,PC),虽早已实际存在,但其概念的提出大约始于1990年左右,且引于国外,其原义为药师以新型方式为患者提供相关的优质服务。国内曾有多种翻译,如药学监护、药学关怀、药学保健、药学照顾、药师照顾、药师服务、药学治疗、药疗服务等。此类服务被认为是临床药学工作的进一步发展和拓宽,是医院药学发展的未来,被视为医院药学发展的第三阶段,要求药师解决患者与用药的相关问题。即运用药学专业知识向公众包括医务人员、病人及其家属和众多医药消费者,提供直接的、负责任的、与药物使用有关的服务,包括药物选择、药物作用知识和信息,以期提高药物治疗或预防的安全性、有效性、经济性与合理性,实现改善与提高人类生活质量的理想目标。如研究解决患者的用药顾虑,提高用药依从性;防止疾病恶化,宣传慢性病防治知识;预防药品不良反应的发生;如何减轻患者的经济负担等等。21世纪初,有学者又提出全程化药学服务。2002年,原国家卫生部与中医药管理局在共同颁发的《医疗机构药事管理暂行规定》中指出:"医疗机构药事工

1

作要以病人为中心,临床药学为基础,促进科学、合理用药,搞好药学技术服务和相关的药品管理工作"。在此之后,又有人提出"多元化药学服务",以加快实现三个转变。即由被动性服务向主动性服务转变,由单纯供应型向技术服务型转变,从以管物为主向以病人为中心转变,适应全方位、多层次、宽领域和对外开放的需要,适应社会人群消费理念和消费质量的需要。

中药药学服务虽是整个药学服务的一部分,其服务对象与宗旨、目标任务与药学服务有同一之处,但不同之处是冠有"中药"二字。其根植于中华文明和中医药文化,源于中医药理论,传承发展历史悠久,上下已逾几千年,源于本土,内涵丰富,有别西洋。如药物大多取自天然的植物、矿物或动物,加工制作与应用法则、方法不同,各地用药习惯与品种不一,临证选用各有所殊。强调选用道地药材、依法炮制、临方炮制、真伪优劣辨识;审方、计价、调配、复核、包装清点、发药交代均有差异;另有清斗、装斗、贮藏养护、质量整理,以及问病给药、洽谈业务、迎送宾客等,均蕴藏着浓厚的中医药文化内涵。现代中药药学服务,除上述传统药学服务内容外,尚包括中药品种的正确引用、药品采购供应和质量管理、临床合理用药管理、中药毒副作用与不良反应监控、剂型改进与给药途径、择时服药、药物作用评价与品种更替、药物经济学研究,以及用药禁忌、复方配伍、联合用药、药物相互作用、质效、量效与剂量控制、预防用药、康复保健、药疗养生等方面的研究。

追溯中药药学服务的起源,据文献记载表明在原始社会就有了医疗活动即有药学服务的出现,只是未用"服务"二字表征,如《淮南子·修务训》谓:"神农……尝百草之滋味,水泉之甘苦,令民知所避就,当此之时,一日而遇七十毒"。《史记·补三皇本纪》云:"神农氏以赭鞭鞭草木,始尝百草,始有医药"。这一方面说明人类祖先在长期的劳动生产和生活实践中发现了药物,也反映了他们在医疗服务活动中的献身精神。夏商时期酿酒,用酒通血脉、行药势、作溶剂或兴奋剂和麻醉剂,造芳香酒,使"酒为百药之长",用酒治病。商代"伊尹以亚圣之才,撰用神农本草,以为汤液",方便服用,提高疗效,降低毒副作用,虽仅为当时的统治阶级所用,但也是服务中创制的一种剂型和方式。最初出现的"㕮咀"即用嘴咬碎或嚼碎药物,以致后来用石刀、竹刀、铁制刀具切片,亦是服务工具和方法的演变;《尚书·说命篇》中提出的:"药不瞑眩,厥疾弗瘳"的药效试验;《周礼·天官冢宰下》载"医师掌医之政令,聚毒药以供医事",即收集、掌管、供应药物。先秦时期出现药房雏形,开创药品经营服务,只是尚限于私人开设。汉时方有公办药房,如设尚药局、御药房等;《范子计然》收商品药材 87 种,供药材购销人员使用。《神农本草经》为坟典之作,奠定了中药学的基础理论,突出记述了药学的核心问题是安全有效用药,总结了临床用药八原则,即阴干曝干,采治时月,土地所出,真伪陈新,并各有法的采收加工原则;有毒宜制的炮制原则;"治热以寒药,治寒以热药"的治疗原则;七情和合当用相须、相使者良,勿用相恶、相反的配伍原则;君臣佐使的组方原则;药有宜丸者,宜散者,并随药性,不得违越的剂型选择原则;从小剂量开始,逐渐增加剂量的毒性药用量原则;根据病情确定服务时间的原则。《神农本草经集注》首创自然属性分类法,改变了"三品混糅,冷热舛错,草石不分,虫兽无辨"的现象,详述药物形态、性味、产地、采制、剂量、真伪辨别,强调产地与采制方法和治疗效果的关系,告诫从医和执药服务者引起注意。唐朝政府在京师设尚药局,职掌合和药物及诊候方脉。并设药藏局,局下设药库,由药丞、药监等专职人员负责药品的收发、存储等工作。所设立的太医署中设主药 8 人,药童 24 人,负责药物管理和配制。唐高宗显庆年间尚颁行《新修本草》,作为法定性典籍凭借使用。《柳河东集·宋清传》记叙,当时长安一家药店主人宋清,开店 40 年,以善于经营服务而致富的事迹。宋代药事组织进一步发展,民间药店大量兴起,出现了国家的药物贸易机构官药局，后改名卖药所（熟药所）、和剂局、太平惠民和剂局，既行药物贸易控制管理，又行卖药调配、成药配制，并编撰《太平惠民和剂局方》。元代设立御药院，下设御药局、典药局、广惠司、大都惠民局、上都惠民局、广济提举司、回回药物院等，这些设置虽均带有管理性质，但均承担调配、加工炮制和制剂生产任务。明代在太医院中设惠民局、生药库，并设大使、副使各1人，其职责为："凡药辨其土宜，择其良楛，慎其条制而用之。"清代除所设的官办医药机构外，私人开办的集看病卖药为一体的前店后厂式药房店铺，几乎已遍布大中城市和农村集镇，如万全堂、鹤年堂、广盛号、冯了性、陈李济、永安堂、广生堂、叶开泰、同仁堂、雷允上、童涵春、敬修堂、桐君阁、胡庆余堂、九芝堂等，这些店铺多以居善药、诚信服务、经营品种与项目齐全而饮誉几百年。新中国成立后，在保留发展社会药房的同时建立中医院，并在所有中医院设立药剂科或中药房，不仅药事服务组织建设逐步健全，专业技术队伍日益壮大，而且服务内容逐渐拓展。从20世纪50～70年代的调剂、加工炮制、制剂、简单粗放的质量控制检验服务，发展到80年代初试行中药临床药学研究，开展用药调查、处方点评、提供情报信息与用药咨询、参与查房会诊和危重病例用药讨论；引入现代设施设备，进行药品质量、处方调剂、汤剂煎煮、中药合理应用监管；结合临床开展科学研究和医院中药药学教育，其服务正逐步由传统到现代、由单一到多元转化。

第一章　文化承载与内涵特征

中医药学具有独特的自然观、社会观、人体观,尤其是中国古代朴素的唯物论、辩证法思想对中医学的影响较大,其中的天人合一、阴阳五行学说、元气一元论等,是其哲学理论基础和临床辨证论治体系的依据。中医药学是以病人为中心的医学,以促进健康、防治疾病、提高生活质量为宗旨,对人给予从生到死的持续性关怀和照顾,是集生物医学、预防医学、社会医学、心理医学于一体的医学模式。它承载着天文、历法、人文、地理等多方面的知识,秉承着优秀的中华文化,闪烁着中华文明的光辉。以中药文化而言,同样肇始炎黄、源远流长,医药典籍、子史经传、声韵农圃、医卜星相、乐府诸家均有所载;市、农、工、商、生产、经营、流通使用与新旧媒体均有创造、发展和传播;历代文人骚客多有吟咏,并演绎出许多传奇故事与美妙的史话;政治思想与管理学家、经济学家、药学家为规范中药文化的发展,从监管、协调、合理应用等方面,还创造发展了大量安全有效的制度文化,其底蕴亦十分丰厚。

一、本草方药理论与应用文化

中药的四气、五味、升降浮沉、补泻、归经、有毒无毒及七情配伍、用药禁忌、剂量、用法与煎药法度的选定,方剂的治法与君、臣、佐、使的组方原则,以及方药的命名、分类、释义、剂型选择、煎服应用法则等,均源自阴阳、五行学说,更源自天文、人文学说。

何谓四气?四气者,春夏秋冬、温热寒凉之气也,即春温、夏热、秋凉、冬寒四时之主气。而温、热属阳,寒、凉属阴,用四时的主气诠释药性,是因为《黄帝内经》和《神农本草经》中均提出了"疗寒以热药,疗热以寒药",强调"寒者热之,热者寒之"及阴平阳秘的基本法则。五味者,酸、苦、甘、辛、咸是也,它是神农尝百草之滋味,知水泉之甘苦,一日而遇七十毒的亲身体验和总结。五味中,辛甘发散为阳,酸苦涌泄为阴,咸亦属阴。并界定酸味能收能涩,苦味能泄能燥,甘味能补能缓,辛味能散能行,咸味能软坚润下。四气(四性)与五味结合成性味理论,运用阴阳五行学说与天地、时空、人体五脏六腑、形体、五官、五声、情志及自然界的五方、五季、五气、五化、五色、五臭、五音、天干、地支等,形成息息相通的对应联系,如《黄帝内经·素问》提出的"酸入肝,苦入心,甘入脾,辛入肺,咸入肾"等。

"升降者,天地之气交也。"升降浮沉的引用源于太阳运行与阴阳二气运行的四种状态,即升降出入。冬至阳气升,夏至阴气升;春分阳气出,秋分阳气入。阳气升,升于黄泉;阴气降,从天而降;阳气出,露于地面;阳气入,潜入地下。阴阳二气升降出入的圆周运行,被先贤界定在四个时令节点中,决定着万物生长收藏的四种状态:即冬至种子萌,春分万物生,夏至万物长,秋分万物成。万物的状态,会折射人体的状态。阴阳二气的升降出入会影响脉象、五脏、经络,也决定着疾病的形成。因此说,"升降出入,无器不有""是自然而然的万物之理"。《黄帝内经》有云:"清阳出上窍,浊阴出下窍;清阳发腠理,浊阴走五脏;清阳实四肢,浊阴归六腑。"说明依靠清阳和浊阴有规律的升降出入,才能维持人体正常的生理活动。反之在病理情况下,由于"阴阳反作"及升降出入紊乱,则导致"清气在下,则生飧泄;浊气在上,则生䐜胀"。针对人体升降出入机能的紊乱,自然就产生了旨在调节这种机能紊乱的药物升降浮沉学说。其基本含义是指药物作用趋向,其决定因素是药物的性味、气味厚薄、质地轻重,以及炮制、配伍的变化。

　　归经之说,源于《黄帝内经》中"五入""五走"的记载及《伤寒论》六经辨证用药理论,后世各有补充完善,其实质含义是指药物对脏腑经络或其作用部位的选择性作用,其依据是经络与脏腑学说、药物的特性与疗效。至于为什么沿用归十二经,为什么会是六条阴经、六条阳经,有人研究:是因为以每年12个月为论证经络的坐标,以十二月应十二脉,还有十二时辰、十二节气、十二经水,不多不少均为十二,是以五脏六腑以应天道。六条阴经、六条阳经,则源于脏腑表里配属关系,如手太阴肺经与手阳明大肠经,手厥阴心包经与手少阳三焦经,手少阴心经与手太阳小肠经,足太阴脾经与足阳明胃经,足厥阴肝经与足少阳胆经,足少阴肾经与足太阳膀胱经,互为脏腑表里。

　　药物的有毒无毒理论,自汉代起即已同四气五味一样成为指导临床用药的基本原则。《神农本草经·序例》云:"药有酸咸甘苦辛五味,又有寒热温凉四气及有毒无毒",在正文中,则按有毒、无毒或毒性大小,将药物分为上、中、下三品。但在周代以前,从《黄帝内经》等典籍记述来看,则将所有药物泛称为"毒药",如《周礼·天官冢宰》有"医师掌医之政令,聚毒药以供医事"之说,至于后世随着人们对药物认识的日益深化,以及历代医药家用药经验的积累,对药物有毒无毒的含义、标准与分类,则日至精准,各家论述或论争十分繁多。

　　方剂治法的形成,从历史观点来看,是历代医药学家通过临床实践,或"勤求古训、博采众方"总结深化而成,是"实践"飞跃成为医学理论的过程,体现着中华文化和中医药文化的积淀。马王堆出土的《五十二病方》,虽有方剂283个,但无方名和治法的内容,而《黄帝内经》则开展了治则与治法的研究。张仲景著《伤寒杂病论》开辨证立法之先河,几乎在每首方剂之前均列出症状,或病名、病因,然后举出治法与方剂。后世诸家提出的化饮解表、调和营卫、助阳解表、和解少阳、急下存阴、辛开苦降、化气利水、温肾利水、回阳救逆、温阳化饮等许多行之有效的治法,都是从仲景创制的方剂中总结而出。金元时期,治法研究有了新的进展。四大医家中,刘河间主火、张子和擅攻、李东垣补土、朱丹溪养阴,对"治法"的形成和发展各有贡献,特别是为吐、下、清、补诸法的形成奠定了基础。清代程钟龄在《医学心悟》中提出的汗、吐、下、和、温、清、消、补八法,即是在张仲景的温、汗、下、和四法的基础上,结合金元四大医家的吐、清、补(养)等法而成。李东垣所创的补中益气汤、当归补血汤、生脉散等名方更促进了补法的形成。升提中气、甘温除热、补气生血、益气生津、补气养阴固脱等法,既有中华和中医药文化内涵,又具有临床价值。张景岳根据仲景"肾气丸"的组方结构,提出"阴中求阳""阳中求阴"论,并创制左归丸、右归丸等名方。清代叶天士、薛生白、吴鞠通、王孟英等温病学派又创立了透热转气法、清暑益气法、豁痰开窍法、辛凉解表法,逐步形成了完整的治法体系和治法学说。

方剂组方原则:君臣佐使,是引入的封建社会政治体制建构中的配比原则。在封建社会,只有天子、诸侯可称君,辅佐者称为臣,君臣有着严格的等级之分。《黄帝内经》对君臣佐使关系的描述为:"主病之谓君,佐君之谓臣,应臣之为使。"《神农本草经》云:"药有君、臣、佐、使,以相宣摄"。明代何伯斋阐释谓:"大抵药之治病,各有所主,主治者,君也;辅治者,臣也;与君药相反而相助者,佐也;引经使治病之药至病所者,使也。"更明确地说:君药是针对主病或主症起主要作用的药物,可是一味或几味药;臣药是辅助君药加强治疗主病或兼症的药物,或是对兼病或兼症起主要治疗作用的药物;佐药是辅助君臣药起治疗作用,或治疗次要症状,或消除(减轻)君、臣药的毒性,或用于反佐的药;使药是起引经报使或起调和作用的药物。历代医药家留下的经方、时方、名验方,其组成均不是几种药物的简单组合,而是在长期临床实践验证中,按照中华文化和中医药文化的特点和君臣佐使的组方原则,形成的一个有机的整体,讲究君臣佐使的配比关系,既是为了平稳协调药物之间的关系,更是着眼于平衡人体阴阳的偏盛偏衰,其文化内涵的核心即儒家所强调的"和"。

在众多的方药命名中很多都蕴含了阴阳及五行相生相克关系、时令主气、天干、地支等内容,特别有趣的是在方药名称中出现"一""六""九"的字眼很多,如一扫光、一把抓、一枝蒿、一柱天、一粒止痛丸、一粒珠、一捻金、一正膏、一清颗粒、六一散、六合定中丸、六灵解毒丸、六君子丸、六郁丸、六味丸、六味地黄丸、六味消痔丸、六和茶、六神丸、六神祛暑水、六神曲、六曲茶、九气心痛丸、九气拈痛丸、九分散、九仙散、九一丹、九一提毒散、九龙化风丸、九华痔疮栓、九华膏、九制大黄丸、九制香附丸、九制豨莶草药酒、九粒止咳化痰丸等等。为什么会出现这种情况?特别是"一""九"数字使用如此之多?因为"一"与"九"这两个数字源于十月太阳历,太阳历中"一"与"九"表示的还是两个重要节令,即冬至与夏至。冬至点,在洛书中位置在下在北,数理在一。夏至点,在洛书中位置在上在南,数理在九。"始于一,终于九"是洛书之数,洛书是讲天文历法的。在传统文化习俗中,人们均把"一""九"视为大数,"一"之后可以无穷大,皇帝是九五之尊,神圣不可冒犯,故"一""九"使用尤多。"六"的引用,即因天体有六合之说,人体内的小环境有如天体的大环境,故常以六合喻之。

二、中药与成方药名文化

药名有正名、别名、俗名、处方用名、原植物名,以及各民族、各地区的习用品,有的药多达20个以上名称。在众多中药用名中,均具有丰富的民族文化内涵。在单味中药中,有大家熟知的何首乌、刘寄奴、使君子、杜仲、徐长卿、女贞子、车前草、马兜铃、金银花、牵牛子、款冬花、百合、白头翁、防风、锦灯笼、千里光、知母、茯苓、蒲公英、怀山药、当归、夏枯草、枸杞子、曼陀罗、诃黎勒、阿片、毕澄茄、苏合香、安息香、高良姜、胡桃仁、胡麻子、巴戟天、淫羊藿、滴乳香、天麻等约 400 种，均有较为独特传奇的故事。

在方药用名中，有六一散、六合定中丸、左金丸、戊己丸、左归丸、右归丸、二至丸、两仪膏、理中丸、鸡鸣散、碧玉散、大补阴丸、天王补心丸、百合固金丸、龟鹿二仙膏、安宫牛黄丸、五积丸、越鞠丸、逍遥散、玉屏风散、泻白散、铁笛丸、无极丸、紫金锭、卧龙散、诸葛行军散、更衣丸、四神丸、白虎汤、四逆散、都梁丸、二妙丸、八正汤、黄龙汤、济川煎、八珍丸、四君子丸、六君子丸、三才封髓丹、五子衍宗丸、缩泉丸、涌泉散、麒麟丸、飞龙夺命丸、生化丸、小金丹、一捻金散、万应锭、阳和解凝膏、归脾丸、金水宝、正天丸、三金片等，无不寓意深刻，文采浪漫，发人深省。

所谓"六合定中丸"，即将人体喻为天体，天体有六合之说，人体内的小环境有如天体的大环境，且有十二经脉中阴经、阳经相表里的六对组合，更有气、血、津、液、精、脉等六气；定中者，意在安和平定脾胃，方用藿香、赤茯苓、苏叶、厚朴、枳壳、甘草、香薷、桔梗、麦芽、扁豆、木瓜、谷芽、山楂、檀香，另加姜、枣入煎，主要用于中暑挟湿。

戊己丸，见《太平惠民和剂局方》，方用黄连、吴茱萸、白芍三药，主治脾湿泻利、饮食不化，方名引入十天干中的戊己，并引入五行方位中央戊己土，对应脾胃，因脾胃居中而属土。

左金丸，出自《丹溪心法》，以黄连、吴茱萸 6∶1 成方，用于肝火犯胃证。因黄连既能清肝火，又能清胃热，故重用为君药。但本方证的病位主要在肝，故又少佐辛热而入肝经之吴茱萸，一以疏散火邪，二以制约黄连过于苦寒之性。汪昂在评论左金丸时指出："心者肝之子，故用黄连泻心火为君，使火不能克金，金能制木，则肝平也"，因此名为左金丸。

济川煎，见于《景岳全书》，方用当归、牛膝、肉苁蓉、泽泻、升麻、枳壳，功在温肾益精、润肠通便，意在寓通于补，寄降于升，取名"济川",乃济助河川行舟车之义。

三才封髓丹,方出《卫生宝鉴》,方用熟地黄、天冬、党参、黄柏、砂仁、肉苁蓉、炙甘草。功在滋阴、养血、固精髓。因天冬、熟地黄、党参(古时党参、人参不分)三药以应天、地、人,故名"三才"封髓。

两仪膏,用熟地黄、党参二味,则取一阴一阳,气血双补而以成名。

安宫牛黄丸,为凉开剂,出自《温病条辨》,方用犀角(现用水牛角代)、牛黄、麝香、冰片等11味药,并以金铂为衣,用于热邪内陷心包或痰热壅闭心窍证,使热邪清、痰热除,心神方能安居其"宫",故以安宫为名。

玉屏风散,方用黄芪、白术、防风,补中寓散、散中有补、益气实卫、固表止汗,用之犹如御风的屏障,珍贵如玉,故有是名。

缩泉丸则取类比象,以膀胱类水泉,用乌药、益智仁二药温肾气不足、膀胱虚寒、气化失司之尿频遗尿。

左归丸、右归丸之分,是因肾有二说,左者为肾,主藏精、主水;右者为命门,主火,系生命之关键与根本。命门之火体现肾阳的功能,故取熟地黄、山药、枸杞子、山茱萸、菟丝子、龟胶、鹿胶,填精补肾;"有壮水之主,以培左肾之元阴之功",故名之左归;更取熟地黄、山药、山茱萸、枸杞子、鹿胶、菟丝子、杜仲、当归、肉桂、附子等,温补肾阳,兼益精血,以"益火之原,而培右肾之元阳"名之右归。

饮誉一时的金水宝,被认为是当代拟名科学合理的制剂,因所用发酵虫草菌粉具有补肺保肾、秘精益气之功,而肺属金,肾为水脏,更取金水相生之义,故受到了许多中医药人的赞赏。

三、道地药材的文化承载

"道"是我国历史上行政区域的名称,在唐代相当于现在的省,清代和民国初年在省的下面设道,甚至包括某些国家行政区域的名称。"道地"是来自民众的通俗语言，多指有名产地出产的物质。人们将"道地"二字与药材联系起来后，则出现了"道地药材"之说，并在广泛久用后将其作为总体药材质量控制的一种办法，成为古代药材标准化的概念，以及评判货真质优，进行中药质量控制中独具传统特色的综合标准。"道地药材"作为专有名词正式见于《本草品汇精要》，在每种药物项下专列"道地"条目。此后，汤显祖所著《牡丹亭》中有"好道地药材"一语。即是说，至明代"道地"的概念已相当普及，深得群众赞誉，甚至被吸收为文艺语言。

大家知道，道地药材的成因，一是得天独厚的自然地理条件和丰富的药物资源，携带无数自然、地理、化学信息，被说成是一部永远读不完的"天书"。二是有成熟的农业技术为基础，因为许多道地药材都是由野生变为家种家养的，如桃仁、芝麻、当归、地黄等，有的甚至尚未发现其野生种的祖先，如川芎、三七等，说明其品种培育历史相当久远。《齐民要术》《四时纂要》《农桑辑要》《农政全书》等著作中载有很多中药的品种选育、栽培技术等知识。以农立国和以农桑著称于世的中华民族为培育道地药材积累了丰富的经验。三是中华文化、中医药文化及其理论的指导与几千年用药实践的积淀。在自然界存在数以许多万计的植物、矿物、动物及其加工品，许多神州大地上有的物种，世界上其他许多国家也有，但在国外的众多物种，至今未能成为"道地药材"，究其原因，最根本的是没有中华文化、中医药文化及其理论指导。然而，许多外来物种特别是原产外国的药物，在民族融合、文化交流过程中传入我国，在发现和发展了医药用途，或引种成功后成为常用中药，如红花、木香、冰片等。四是许多药物的出现，更掺杂着社会进步和人们生活方式的转变，如神曲、湘曲、建曲、半夏曲、百药煎等诸多微生物发酵中药，以及青黛、霞天膏、阿胶、百草霜、龟胶、鹿胶等与吃穿用相关的道地药材，此类"道地"主要体现在工艺技艺术上的讲究。在《神农本草经》所载的 365 种药物中，不少在药名上看就带有道地色彩，如巴豆、巴戟、蜀椒、蜀枣（山茱萸）、秦椒、秦皮、吴茱萸、阿胶、代赭石、戎盐等。而巴、蜀、吴、秦、东阿、代州均是西周前后的古国名或古地名。

道地药材既有一药一道地，如秦归、川连等；也有一药多道地，如川麦冬与杭麦冬、杭白芷和川白芷、亳菊、杭菊、怀菊与川菊等。其形成依据，既有实践经验的总结又有临床疗效的长期验证，更有人们口耳相传与文字的广泛传播。既有古今一脉相承，道地未变者；也有为了满足需求，道地由少变多者；或原道地完全退变者。

四、药材性状特征的形象表述

对于中药性状鉴别特征的描述，蕴含的人文情怀更加丰富多彩，斑斓耀目，如形容松贝特征的"观音座莲"和"怀中抱月"；优质三七称"铜皮铁骨狮子头"；"龙头凤尾"指用幼嫩铁皮石斛做的"枫斗"，呈扭曲螺旋状，通常有 2～14 个旋纹，茎基残留短须的称"龙头"，茎梢较细的部分称"凤尾"；见"龙头虎口""方胜纹""念珠斑""佛指甲"之述时，则会令你想到药用的一种毒蛇（蕲蛇）；有"狮子盘头"之誉的应为西党参；"三节芦"（圆芦、堆花芦、马牙芦）、"珍珠疙瘩""枣核艼""雁脖芦"均为野山参的特征；"穿蓑衣"指藜芦顶端残留的棕毛状维管束；"戴斗笠"指禹州漏芦顶端残存的叶柄维管束；穿"黄马褂"的应为高丽参；能玉带箍腰的应是杜鹃兰（毛慈菇）；炉贝表面深黄色斑点被视为"虎皮斑"；"金心玉兰"或"金井玉栏"，多指药材横切面皮部白色，木部黄色，典型者如桔梗；"缩皮凸肉"为正品山柰；"云锦花纹"或"云朵花纹"多见于何首乌的横切面；还有"车轮纹"（防己）、菊花心（黄芪、甘草、防风）、罗盘纹或同心环（商陆）、锦纹（大黄、槟榔）、朱砂点（生晒术、苍术），以及鸡爪、过桥、螺旋纹、沙眼、扒耳、芝麻点、通天眼、银皮、乌金衣、邦骨、凤眼、浦汤花、清水货等等，让人们记忆深刻，见文如见物。

五、中药诗词文化

文人吟咏中药的诗词,包括楹联、趣话,代有佳作,他们籍药名志、以药寄情,或书药功过、记用药体验,引经据典,更给中药文化富于了诱人的色彩。如晋代郭璞所写的《款冬赞》"吹万不同,阳煦阴蒸,款冬之生,擢颖坚冰,物体所安,焉知涣凝。"大家知道款冬药用其花蕾,在花未出土时破土采蕾。她藏于土而不显,出淤泥而不染,居于冰雪而不畏严寒。既隐喻作者的品德,又使人想到了款冬的生态环境、生长状态,明白了采摘时节。

唐代杜甫在《江头四咏丁香》时作道"丁香体柔弱,乱结枝犹垫。细叶带浮毛,疏花披素艳。深栽小斋后,庶使幽人占。晚堕兰麝中,休怀粉身念。"诗人开篇说"丁香体柔弱""乱结枝犹垫",那些百结的花儿是枝上不能承受的生命之轻。是哀婉、愁怨、惆怅的情愫让那花变得沉重吗?丁香的确是一种婉约的美丽植物。细叶浮毛,疏花素艳,轻盈、高洁、冷艳,天生有一种自然颤动的风韵。诗中说丁香之芳可与兰花媲美,其中也寄寓了诗人深重的情思。能与空谷幽兰相提并论,那自然也是一种高境界的花了。

唐·白居易的《咏菊》:"一夜新霜著瓦轻,芭蕉新拆败荷倾。耐寒唯有东篱菊,金粟初开晓更清。"表明秋菊兼有烈士与高士的两种品格。晚秋时节,斜阳下,矮篱畔,一丛黄菊傲然开放,不畏严霜,不辞寂寞,无论出处进退,都显示出可贵的品质,当然也隐喻了高士遗世独立的情怀。

清代·赵瑾叔所写的《本草诗》"葳蕤"诗中云:女萎相混义传讹,兔鹿俱尝此草过。玉竹比来如节密,冠缨垂下见须多。风温湿注功能奏,消渴劳伤病悉瘥。喜遇仙家常服食,华佗秘诀告樊阿。"《本草诗》"巴戟天"诗中则云:"巴戟连珠出蜀中,不凋三蔓草偏丰。煮和黑豆颜堪借,恶共丹参惜不同。治气疝巅俱伏小,固精阳事独称雄。劳伤虚损宜加用,上下还驱一切风。"这两首诗既写明了其植物生长习性、形态,又说明了功用、炮制和服食方法。像这样的诗句还有许多，让人读来回味无穷。

六、药事制度文化

"药事"及其"管理""制度"等字眼虽在近现代才出现，但实际是自有医药史以来即已有之，许多已进入国家法制层面，被不断赋予了法制意义的法制文化。如宋高宗于绍兴六年（1136年）10月14日发出诏书说："撰合假药，伪造贴子印记，作官药货卖，并依伪造条法。"宋孝宗颁："和剂局所管贵重药材，不许偷窃，由监官亲事提检罪责，局内若有缘事入局，食用药物许人告发。"元代政府明令禁售剧毒药品，禁止假医游街卖药，规定卖毒药致人于死者，买者、卖者皆处死。清代规定"凡合和御药，误不依本方，及封题错误，医人杖一百。料理拣择不精者，杖六十。""药铺卖出药材，因辨认不清而致人于死者，以过失杀人论。"对开方配药者有错，命其他医生来辨认方药，若属无意致害者，则以过失杀人论处，罚其不准行医。若故意用假药治病以诈取他人钱财者，则以盗窃论处。如因故意用假药致人而死，或因事故用药杀人者，则处以死刑。

同时，从秦汉至明清，不仅编著了大量的中医典籍、本草学著作，还由政府组织修编了中药著作，并以各种形式颁布，作为采药、制药、买卖药材、用药开方的依据，也作为处理药物所致医疗事故的依据，起到了药典、药品标准的作用。如汉平帝举天下通知方术本草者，所在轺传遣诣京师；南北朝·魏王诏王显撰《药方》35卷，颁布天下；唐高宗显庆年间诏令编修《新修本草》，成为我国和世界上最早的药典；宋代诏令校定《开宝新详定本草》，集编《圣惠方》，颁行《太平圣惠方》《太平惠民和剂局方》；明代李时珍所著《本草纲目》，被公认为鉴别中药真伪优劣的重要文献。所有这些，在一定程度上对统一中药、中成药的质量标准，规范中药加工炮制、处方用药等起到了重要的作用，对加强药房店铺和当时的医疗机构的药品和药事管理也是有效的。

近代历史上,为禁止吸食鸦片、强化麻醉药品、毒剧药品及其他各类药品管理,当时的政府亦颁布许多条例。国民党政府亦曾设立药政司,成立过药审委员会,制定过《药师暂行条例》和《药师法》等药政法规,编纂过《中华药典》。

新中国成立后,首先建立健全了药事管理机构,全面开展对进口药品以及国内生产、供应的中西药品质量的检验和监督管理,编纂《中华人民共和国药典》,整顿药厂、整顿医药市场,颁布《医院药剂工作条例》和《医疗机构药事管理规定》,颁行药品管理法及其实施办法,制定了一系列管理规范,如GMP、GSP、GPP、GAP、GCP、GLP 等等,以及麻醉药品、精神药品、医疗用毒性药品、放射性药品、高危药品和抗菌药物、中药注射剂、中成药等各类药品管理办法与临床应用指导原则等,还推行了国家基本药物制度、医疗保险和工伤保险用药规定,实行了药品分类管理等。上述引文虽仅挂一漏万,但亦可证明,药事管理从古有之,且内容不断丰富。法律、制度与管理规范既是国家政权意志的体现,是管理者履行治理和管理的凭借,更是一类严谨和严肃的法制文化的显现,需要每个药学服务者时刻学习、记取和遵行。

七、中药药学服务的内涵特征

中药药学服务内涵,在引言和本篇文化承载部分即已述及。其特征概括言之,一是独特的学科体系,由于中医学和中药学均植根于中国传统文化,药学服务是伴随着人类医疗活动、药物使用、康复保健、用药需求、社会发展、时代文明而产生并逐渐发展的,具有明显的中医理论体系特征。二是涉及学科内容广泛,既与中医中药专业基础理论及许多专业学科有关,也要借助许多现代医药学知识,同时还需要获取许多社会科学和人文科学知识。三是传统性,其历史追溯远于千年。

四是技术性,在开展中药加工炮制、制剂生产、处方调剂的过程中,不仅需要理论指导,而且需要运用许多独特的技术和技艺。五是安全有效、科学合理用药的内涵及评价标准,不同于现代医药学指导的药学服务。以上各点,应该是倡导中药药学服务时需要注意的。

第二章 用药品种与质量保证

　　用药品种的遴选、正确引用及质量保证，直接关系着临床用药安全有效，故历代医药学家均有宏论，本草著作、药品标准、各类药品目录等均有记述，医疗卫生、医药商贸与药事管理部门不断颁行了许多条例、规范或指南，20 世纪 80 年代国家颁布了《药品管理法》，其立法宗旨即"加强药品监督管理，保证药品质量，保障人体用药安全，维护人民身体健康和用药的合法权益。"为此，本书特将品种、质量保证列为中药药学服务的首要内容。

一、品种的动态发展与变化

　　具有药用价值的品种，是人类在寻觅食物、出现医疗活动后逐渐发现和认识的，品种数量的增加也是随着用药需求、疾病谱的变化、以及医疗用药实践而动态发展的。传说神农以神鞭鞭打百草显现药性，被其尝过的花、草、根、叶甚多，著名的药草有茶叶、甘草、牛膝、天麻及断肠草等有毒药。

　　古籍《诗经》最早记载了 100 多种可供药用的动植物名称，如车前、白薇、海藻、芦根、甘草、益母草、芍药、泽泻、白蔹、栝楼、香附、地黄、白芷、菟丝子、乌头、贝母、枸杞、苍耳子、木瓜、商陆、远志、马鞭草、乌梅、萱草等。《山海经》中共列出药物 132 种，其中植物药 55 种，动物药 69 种，矿物药和其他药各 4 种，并记述了各种动植物的性状及治疗作用，开创了本草著作之先河。《五十二病方》中除收载 280 余个医方外，尚记叙了辛夷、肉桂、花椒、茅香、佩兰、桂皮、生姜、酸枣仁、高良姜、藁本、杜衡等许多治疗药物，共计 247 种。

《神农本草经》中详记植物药 237 种，动物药 65 种，矿物药 43 种，其他 20 种，总计 365 种，以应周天之数。尤其难能可贵的是在所记的 300 多种药物中，仍有 250 余种为当今常用药物，且绝大多数系单原品种，被界定为正品药。《神农本草经》的最早注释本《神农本草经集注》增 365 种，共载 730 种。有我国和世界最早药典之誉的《新修本草》，载药 850 种，亦说 844 种，所定品种具有一定法定效应。

宋代蜀医唐慎微撰《经史证类备急本草》，载药 1558 种，若按《重修政和经史证类备用本草》计算，载药总数为 1746 种。明代太医院院判刘文泰撰《御制本草品汇精要》，载药 1815 种，设五彩实物图 1358 幅。李时珍集古代药物学之大成，编著《本草纲目》，载植物药 1094 种，动物药 443 种，矿物药 355 种，总计 1892 种，成为古代本草载药之最。据仔细查对，在其所收的 1892 个品种中目前仍在使用的仅 490 余种，其余多数品种均被逐渐更替或弃之不用。清代赵学敏著《本草纲目拾遗》，收录了《本草纲目》之遗，补充了 700 余种药物，使古代本草所载药物总数增到 2608 种。

20 世纪 50 年代，出版《中国药用植物志》，载药用植物 12 000种；1960 年出版《药材学》，收载中药 634 种；1959—1961 年出版《中药志》，收药 528 种；自 1953 年起颁行《中华人民共和国药典》。1963 年版始分一、二部，收药 1310 种，其中常用中药材 446 种、中药成方制剂 197 种；1977 年版共收 1925 种，其中中草药材（包括少数民族药）、中草药提取物、植物油脂及单味药材制剂等 882 种，成方制剂（包括少数民族药成方）270 种；1985 年版共收药 1489 种，其中中药材、植物油脂及单味制剂 506 种，中药成方 207 种；1990 年版共收药 1751 种，其中中药材、植物油脂等 509 种，中药成方及单味制剂 275 种；1995 年版共收载 2375 种，其中中药材、植物油脂等 522 种，中药成方及单味制剂 398 种;2000 年版共收载 2691 种,其中中药材与饮片 569 种、植物油脂和提取物 31 种,成方制剂和单独制剂 423 种;2005 年版共收药 3214 种,其中药材及饮片 524 种,植物油脂和提取物 31 种,中药成方制剂 591 种;2010 年版《中华人民共和国药典临床用药须知》中药饮片卷详述饮片 547 种、中药成方制剂卷介绍中成药 1565 种。《中华人民共和国药典》2015 年版一部收载药材和饮片、植物油脂和提取物、成方制剂和单味制剂,品种共计 2158 种。

从 1975 年起,先后出版《全国中草药汇编》上、下册,收载中草药近 4000 种;1977 年出版《中药大辞典》上、下卷及附篇,收载中草药 5767 种,2006 年修订版增收至 6008 种;1999 年出版《中华本草》,收载中草药 8980 种,集当代中药研究之大成;同时,自 50 年代中期至近年内先后推出的各版《中药学》教材,所列品种逐渐有所增加,如 2012 年第 3 版各论即收载全国各地常用中药 557 种;各地炮制规范包括 1988 年推出的全国中药炮制规范,所载品种多在 500~600 种左右;进入 21 世纪之后,有关部门报告称,具有药用价值资源的品种达 12 807 种。以上引述表明:历代发现或引用的药物品种数量是不断扩展和增加的。

随着时代的变迁、生态环境的变异,以及人口的增加、用药需求和习惯的不同,用药知识和经验的积累,亦更替、淘汰了许多被认为不适宜和难以寻觅的品种。事实上,文献所载品种,药市上不一定有售,临床医家不一定都用。战国时期上市的商品药材有 80 余种,如丹砂、砒石、碉石、雄黄、胆矾、磁石、水银、硝石、戎盐、铁落、伏龙肝;甘草、乌头、续断、黄芩、白术、苍术、菖蒲、牛膝、芍药、芎䓖、蒺藜、青蒿、兰草、冬葵子、景天、石韦、当归、茜草、防风、艾叶、白蔹、黄芪、葶苈、蛇床子、柴胡、白芷、半夏、麦冬、赤小豆、生姜、干姜、薤白、芥子、山药、肉桂、辛夷、蜀椒、皂荚、吴茱萸、厚朴、芜荑、桑白皮、枸杞根、枸杞、芫花、杏仁、郁李仁、大枣、芡实、桔梗、泽泻、连翘、鹿衔草、细辛、杜衡、独活、桂心、紫菀、车前子;鹿角、牡蛎、乌贼骨、蜂蜜、豕脂;茯苓、猪苓、雷丸;神曲、血余炭、百草霜、阿胶。西汉初年,上市的中药品种仅180种左右;张骞出使西域后,胡药、番药品种增加,市售中药可见200余种,并出现第一部药材商品学著作《范子计然》,记叙87种药材规格,故成书于东汉末年的《神农本草经》记到了300余种药物;东汉后群雄割据,三国鼎立,两晋南北朝、五胡十六国,三百余年战争频仍,药市虽有发展,但品种并未见增多;大唐鼎盛时,药市品种、规模亦不很大,官方下令全国征集药物与药图,也仅收800余种;宋代文化、科技、医药较发达,官药局、民间药铺如雨后春笋兴起,药市、品种虽有发展,但未形成大的规模;明代药业形成较大规模药市,并逐渐成帮,营销品种达400~500种;清代药市拓展,并先后出现了北京同仁堂等三十余家传统名店。当代,不仅药材生产、药材市场得到了极大发展,药品经营业也有快速发展,大型药品连锁店和超市已遍布全国,中医医疗机构的中药房更是得到了健康稳步发展。医院分级建设开展以来,国家中医药管理部门规定,三级甲等以上中医医院单味中药使用品种应在500种以上,实际上有的已达600种左右,综合全国各地医院所用到过的单味药(包括部分民族药),约达1200种,药市普遍有售的品种约在600种左右。《全国中药炮制规范》1988年版和《中华人民共和国药典》2015年版一部所载品种(详见附录一、附录二),可作为各地医院选用品种的参考。

近20多年来,用药品种的更替、拓展逐渐加快。以某省为例,20世纪80年代尚稳定在600种左右,除相沿使用的常规品种外,仅引入了"文革"时期大搞中草药群众运动中启用的一些草药,如十大功劳、功劳叶、三颗针、山苦瓜、千斤拔、牛皮冻、毛冬青、朱砂根、竹节香附、南五味子根、穿破石、铁包金、秤钩风、雪上一枝蒿、猫爪草、婆罗子、梧桐子、水灯心、六月雪、石见穿、龙葵、白英、叶下珠、仙桃草、半枝莲、鸡骨草、虎刺、金牛草、茅菜、鸭跖草、铁扫帚、铁苋菜、臭牡丹、矮地茶、芙蓉叶、罗布麻、藤杜仲、枫香脂、苍耳虫、石木耳、地栗粉等40余种。但至2010年左右，又增加350余种，达到900余种，并被收入省炮制规范，如金荞麦、金莲花、树舌、云芝、千屈菜、金盏银盘、贯叶金丝桃、冬凌草、黑骨头、香叶、乌骨藤、钻地风、冬葵果、肾茶、冰凉花、黄蜀葵花、九牛造、暴马子皮、龙脷叶、毛大丁草、蝉花、三七花、手参、蓝布正、五指毛桃根、榼藤子、乌多年、人参花、雏菊、翼首草、人参果、藤三七、紫金花、罗锅底(雪胆)、玛卡、黑枸杞等等。

另应说及的是品种来源即基原的扩展，据统计，在临床常用药中，虽70%以上的植物来源只有一科一属一种，但有27%以上的药物有多种植物来源，大多虽同属但不同种，其性状和化学成分与含量等均有差异。如《中国药典》1995年版收两种及其以上来源的为120余种;2005年版收多原品种108种;2010年版收多原品种159种，如党参、大黄、山慈菇、小通草、天南星、木通、五倍子、瓦楞子、升麻、水蛭、甘草、石韦、石斛、老鹳草、百合、百部、竹茹、牡蛎、吴茱萸、辛夷、青黛、松花粉、郁李仁、细辛、威灵仙、砂仁、莪术、娑罗子、海龙、桑螵蛸、预知子、黄连、黄精、蛇蜕、麻黄、蒲公英、蒲黄、豨莶草、麝香、三颗针、龙胆、地龙、苦杏仁、郁金、秦艽、秦皮、淫羊藿、钩藤、海马、川贝母、石决明等。

对各地及规模、等级不同的医院药房或社会药房，其入选品种范围和数量，理应参照国家药典及临床用药须知、全国及各省炮制规范，以及临床用药实际与药材市场供应状况，相对稳定，适时调整。

二、品规等级与质量标示

品规等级，即中药材商品规格与等级的简称。质量标示，亦称品质标示，即中药经验鉴别中认定的最佳品质的特点，亦包括少数现代科学方法研究得出的药材品质评价。无论是品规等级,还是质量标示,均是传统习惯和现代标准分别制定或认定的品质外观标志,是用以控制中药质量、贯彻执行"等价交换"和"按质论价"政策的重要依据,而规格等级划分的依据则是国家或地方颁布的有关标准、品质标示则主要依据传统用药和鉴别经验确立的最佳质量特征。

中药材商品规格划分的依据,一是按加工净度和方法,如山药带有表皮者称"毛山药",除去表皮并搓圆加工成商品的称"光山药",再如毛香附与光香附、个茯苓与茯苓块、生晒参与红参、毛壳麝香与麝香仁等;二是依采收时间分,如三七有"春七"和"冬七"不同;三是按生长期分,如连翘根据采摘早、晚不同时间的果实,将色黄者称"老翘",色青者称"青翘";四是按产地不同分,如白芍有"杭白芍"和"川白芍"之分,厚朴有"川朴""温朴"之分;五是按药用部位形态分,如当归根据其根的不同部位分为"归头""归身""归尾"和"全当归"四种规格。"等级"是指同种规格或同一品名的药材,按加工部位、形态、色泽、大小等性质要求,制定若干标准,每一标准即为一个等级,通常以品质最优者为一等品,较佳者为二等品,然后依次为三等、四等……,最次者为末等。中药材的等级标准较规格标准更为具体,如一等白芷,规定每公斤 36 支以内;二等每公斤 60 支以内;三等每公斤 60 支以外。再如三七,一等每 500g 20 头以内,二等每 500g 30 头以内……。"统货",指有些全草、果实种子类药材,品质基本一致,或好、次差异不大,常不分规格和等级而列为"统货",如益母草、枇杷叶、柏子仁、补骨脂等均为统货。"品质标示",主要针对那些暂未明确列入规格标准的中药材,如麻黄以"茎色淡绿、手拉不脱节、折断时有细粉飞出,内心充实有朱砂点、味苦涩者为佳";白鲜皮以身干、条粗、肉厚、色灰白、无木心、有羊膻气者为佳;赤小豆以身干、粒饱满、色紫红发暗者为佳,近年出版的《常用中草药鉴别与应用》一书中已为 700 多种药作了"品质标示"。

我国历史上早已有"看货评级,分档议价"的经验,早期尚有《范子计然》一书,书中记述了87种药材,其中39种记有优质品的质量标准。新中国成立后,党和政府对药材质量给予了重视。早在1959年原卫生部即组织制订38种药材标准,1964年增加为54种,并由原卫生部和商业部联合下达,明确为部颁标准,以后又协助各地,统一制订了100种地方标准。1982年后,为了加快标准化工作的步伐,扩大全国统一标准的范围,又确定在原来54种的基础上增加22种,总计76种,并于1984年3月由国家医药管理局和原卫生部,以国药联材字(84)第72号文"附件"的形式颁布执行。76种中药材为:当归、川芎、地黄、黄连、白术、甘草、白芍、茯苓、党参、麦冬、黄芪、贝母、金银花、麝香、枸杞子、泽泻、附子、酸枣仁、山药、牛黄、枳壳、槟榔、山茱萸、红花、菊花、牛膝、白芷、三七、郁金、使君子、延胡索、木香、玄参、北沙参、天麻、木瓜、牡丹皮、羌活、款冬花、杜仲、五味子、细辛、僵蚕、龙骨、黄柏、广藿香、桔梗、肉苁蓉、砂仁、吴茱萸、厚朴、防风、龙胆、人参、鹿茸、丹参、大黄、半夏、天花粉、紫菀、板蓝根、天冬、牛蒡子、益智仁、栀子、连翘、黄芩、知母、赤芍、远志、葛根、柴胡、苍术、香附、秦艽、陈皮。由张万福主编、中国中医药出版社1998年出版的《现代中药材商品手册》载中药材353种,其中注明有规格等级的97种。在97种中有21种是上述76种中没有的,即川乌、三棱、川木香、升麻、怀牛膝、何首乌、茜草、高良姜、莪术、辛夷、芡实、茺蔚子、枳实、牵牛子、莲子、钩藤、桑白皮、夜明沙、哈蟆油、穿山甲、蛤蚧。现以76种中所列红参、黄芪、甘草、当归、白芍、白术、菊花等7种药材规格标准为例摘记如下:

1. 红参 系园参的加工品,规格标准有16支、25支、35支、45支、55支、80支及小货边条红参之分,每种规格下再分1～3等。如16支边条红参规格标准,一等:干货,根呈长圆柱形,芦长、身长、腿长、体长18.3cm(5.5寸)以上,有分枝2～3个,表面棕红色,有光泽。上部色较淡,有皮有肉。质坚实,断面角质样。气香,味苦,每500g(一市斤)16 支以内,每支31.3g 以上。无中尾、黄皮、破疤、虫蛀、霉变、杂质;二等:干货。根呈长圆柱形、芦长、身长、腿长、体长18.3cm(5.5 寸)以上。有分枝2～3 个。表面棕红色或淡棕色,有光泽。稍有黄皮、抽沟、干疤、断面角质样。每500g(一市斤)16 支以内,每支31.3g 以上。无中尾、虫蛀、霉变、杂质;三等:干货。根呈长圆柱形,芦长、身长、腿长、体长18.3cm(5.5 寸)以上,有分枝2～3 个。色泽较差。有黄皮、抽沟、破疤、腿红。断面角质样。每500g(一市斤)16 支以内,每支31.3g 以上。无中尾、虫蛀、霉变、杂质。

2. 黄芪 有黄芪、红芪之分。黄芪分特等、一等、二等、三等。特等:干货,呈圆柱形的单条,斩去疙瘩头或喇叭头,顶端间有空心,表面灰白色或淡褐色,质硬而韧。断面外层白色,中间淡黄色或黄色,有粉性。味甘、有生豆腥气。长70cm 以上,上部直径2cm 以上,末端直径不小于0.6cm。无须根、老皮、虫蛀、霉变。一等:干货,呈圆柱形的单条,斩去疙瘩头或喇叭头,顶端有空心,表面灰白色或淡褐色,质硬而韧。断面外层白色,中间淡黄色或黄色,有粉性。味甘、有生豆腥气。长50cm 以上,上中部直径1.5cm 以上,末端直径不少于0.5cm。无须根、老皮、虫蛀、霉变。二等:干货,呈圆柱形的单条,斩去疙瘩头或喇叭头,顶端间有空心。表面灰白色或淡褐色,质硬而韧。断面外层白色,中间淡黄色或黄色,有粉性。味甘、有生豆腥气。长40cm 以上,上部直径1cm 以上,末端直径不小于0.4cm,间有老皮。无须根、虫蛀、霉变。三等:干货,呈圆柱形单条,斩去疙瘩头或喇叭头,顶端间有空心,表面灰白色或淡褐色,质硬而韧。断面外层白色,中间淡黄色或黄色,有粉性。味甘、有生豆腥气。不分长短,上中部直径0.7cm 以上,末端直径不小于0.3cm,间有破短节子。无须根、虫蛀、霉变。

红芪:一等:干货,呈圆柱形、单条,斩去疙瘩头或喇叭头,表面红褐色,断面外层白色,中间黄白色;质坚、粉足、味甜;上中部直径 1.3cm 以上,长 33cm 以上,无须根、虫蛀、霉变。二等:干货,呈圆柱形、单条,斩去疙瘩头,表面红褐色,断面外层白色;质坚、粉足、味甜;上中部直径 1cm 以上,长 23cm 以上;无须尾、杂质、虫蛀、霉变。三等:干货,呈圆柱形、单条,斩去疙瘩头,表面红褐色,断面外层白色,中间黄白色;质坚、粉足、味甜;上中部直径 0.7cm 以上;长短不分,间有破短节子;无须尾、杂质、虫蛀、霉变。

3. 甘草 有西草、东草之分。西草系指内蒙古西部及陕西、甘肃、青海、新疆等地所产,大多皮细、色红、粉足,其规格标准有大草、条草、毛草、草节、疙瘩头之分。东草系指内蒙古东部及东北、河北、山西等地所产,其规格标准有条草、毛草之分。例如西草中的"条草"下分一、二、三等。一等:干货。呈圆柱形,单枝顺直。表面红棕色、棕黄色或灰棕色,皮拉紧,有纵纹,斩去头尾,口面整齐。质坚实、体重。断面黄白色,粉性足。味甜。长 25 ~ 50cm,顶端直径 1.5cm 以上。间有黑心。无须根、杂质、虫蛀、霉变。二等:干货。呈圆柱形,单枝顺直。表面红棕色、棕黄色或灰棕色,皮细紧,有纵纹,斩去头尾,口面整齐。质坚实、体重。断面黄白色,粉性足。味甜。长 25 ~ 50cm,顶端直径 1cm 以上,间有黑心。无须根、杂质、虫蛀、霉变。三等:干货。呈圆柱形,单枝顺直。表面红棕色、棕黄色或灰棕色,皮细紧,有纵纹,斩去头尾,口面整齐。质坚实、体重。断面黄白色,粉性足。味甜。长 25 ~ 50cm。顶端直径 0.7cm 以上。无须根、杂质、虫蛀、霉变。

4. 当归 有全当归、归头之分。"全当归"分 1 ~ 5 等。一等:干货。上部主根圆柱形,下部有多条支根,根梢不细于 0.2cm。表面棕黄色或黄褐色。断面黄白色或淡黄色,具油性。气芳香,味甘微苦。每公斤 40 支以内。无须根、杂质、虫蛀、霉变。二等:干货。上部主根圆柱形,下部有多条支根,根梢不细于 0.2cm。表面棕黄色或黄褐色。断面黄白色或淡黄色,具油性。气芳香,味甘微苦。每公斤 70 支以内。无须根、杂质、虫蛀、霉变。三等:每公斤 110 支以内,其余特征、要求同一、二等。四等:每公斤 110 支以外,其余特征、要求同一、二、三等。五等:干货。凡不符合以上分等的小货,全归占 30% ,腿渣占 70% ,具油性。无须根、杂质、虫蛀、霉变。"归头"分 1 ~ 4 等。一等:干货。纯主根,呈长圆形或拳状。表面棕黄色或黄褐色。断面黄白色或淡黄色,具油性。气芳香,味甘微苦。每公斤 40 支以内。无油个、枯干、杂质、虫蛀、霉变。二等:每公斤 80 支以内。其余特征、要求同一等。三等:每公斤 120 支以内。其余同一等。四等:每公斤 160 支以内。其余同一等。

5. 白芍　有白芍、杭白芍之分。白芍分 1 ~ 4 等。一等:干货。呈圆柱形,直或稍弯,去净栓皮,两端整齐。表面类白色或淡红棕色。质坚实体重。断面类白色或白色。味微苦酸。长 8cm 以上,中部直径 1. 7cm 以上。无芦头、花麻点、破皮、裂口、夹生、杂质、虫蛀、霉变。二等:长 6cm 以上,中部直径 1. 3cm 以上。间有花麻点。其余同一等。三等:长 4cm 以上,中部直径 0. 8cm 以上。间有花麻点。其余同一等。四等:长短粗细不分,兼有夹生、破皮、裂条、花麻点、头尾、碎节或未去净栓皮者。其余特征、要求同一等。

杭白芍分 1 ~ 7 等。一等:干货。呈圆柱形,条直,两端切平。表面红棕色或微黄色。质坚体重。断面米黄色。味微苦酸。长 8cm 以上,中部直径 2. 2cm 以上。无枯芍、芦头、栓皮、空心、杂质、虫蛀、霉变。二等:长 8cm 以上,中部直径 1. 8cm 以上。其余同一等。三等:长 8cm 以上,中部直径 1. 5cm 以上。其余同一等。四等:长 7cm 以上,中部直径 1. 2cm 以上。其余同一等。五等:长 7cm 以上,中部直径 0. 9cm 以上。其余同一等。六等:长短不分。中部直径 0. 8cm 以上。其余同一等。七等:长短不分。直径 0. 5cm 以上。间有夹生、伤疤。无稍尾、枯心、芦头、栓皮、虫蛀、霉变。

6. 白术　分 1 ~ 4 等。一等:干货。呈不规则团块,体形完整。表面灰棕色或黄褐色。断面黄白色或灰白色。味甘微辛。每公斤 40 只以内。无焦枯、油个、炕泡、杂质、虫蛀、霉变。二等:每公斤 100 只以内。其余同一等。三等:每公斤 200 只以内。其余同一等。四等:干货。体形不计,但需全体是肉(包括武子、花子)。每公斤 200 只以外,间有程度不严重的碎块、油个、焦枯、炕泡。无杂质、虫蛀、霉变。

7. 菊花　包括亳菊花、滁菊花、贡菊花、药菊(怀菊、川菊、资菊)、杭白菊、汤菊花。亳菊分 1 ~ 3 等。一等:干货。呈圆盘或扁扇形。花朵大、瓣密、肥厚、不露心、花瓣长、宽,白色,近基部微带红色。体轻,质柔软。气清香,味甘微苦。无散朵、枝叶、杂质、虫蛀、霉变。二等:花朵中个、色微黄。其余特征、要求同一等。三等:花朵小,色黄或暗。间有散朵。叶棒不超过 5%。无杂质、虫蛀、霉变。其余同一等。

滁菊分 1 ~ 3 等。一等:干货。呈绒球状或圆形(多为头花),朵大色粉白、花心较大、黄色。质柔。气芳香,味甘微苦,不散瓣。无枝叶、杂质、虫蛀、霉变。二等:呈绒球状或圆形(即二水花)。色粉白。朵均匀,不散瓣。无枝叶、杂质、虫蛀、霉变。三等:呈绒球状,朵小、色次(即尾花)。间有散瓣、并条。无杂质、虫蛀、霉变。

贡菊分 1 ~ 3 等。一等:干货。花头较小,圆形,花瓣密、白色。花蒂绿色,花心小、淡黄、均匀不散朵,体轻、质柔软。气芳香,味甘微苦。无枝叶、杂质、虫蛀、霉变。二等:花头较小,圆形色白、花心淡黄色,花朵均匀。气芳香,味甘微苦。无枝叶、杂质、虫蛀、霉变。三等:花头小,圆形白色,花心淡黄色,花朵不均匀。气芳香,味甘微苦,间有散瓣。无枝叶、杂质、虫蛀、霉变。

药菊(怀菊、川菊、资菊)分 1 ~ 2 等。一等:干货。呈圆盘状或扁扇形。朵大、瓣长、肥厚。花黄白色,间有淡红或棕红色。质松而柔。气芳香,味微苦。无散朵、枝叶、杂质、虫蛀、霉变。

二等:花朵较瘦小,色泽较暗。味微苦。间有散朵。无杂质、虫蛀、霉变。

杭白菊分1~2等。一等:干货。蒸花呈压缩状。朵大肥厚,玉白色。花心较大、黄色。气清香,味甘微苦。无霜打花、浦汤花、生花、枝叶、杂质、虫蛀、霉变。二等:蒸花呈压缩状。花朵小、玉白色、心黄色。气清香,味甘微苦。间有不严重的霜打花和浦汤花。无枝叶、杂质、虫蛀、霉变。

汤菊花分1~2等。一等:干货。蒸花呈压缩状。朵大肥厚,色黄亮。气清香,味甘微苦。无严重的霜打花和浦汤花、生花、枝叶、杂质、虫蛀、霉变。二等:蒸花呈压缩状。花朵小、较瘦薄、黄色。气清香,味甘微苦。间有霜打花和浦汤花。无黑花、枝叶、杂质、虫蛀、霉变。

上述规格标准,为20世纪80年代或90年代中期所定,大多一直在遵行,少数已有调整,对白参、冬虫夏草等极少数品种亦订出了新的品规标准。如冬虫夏草:西藏那曲冬虫夏草等级的确定主要依据每公斤、每市斤或者每克所含的冬虫夏草条数,兼顾货色、产地、精选程度等因素。原则上每公斤冬虫夏草相差99条时即为不同的级别,也就是100条浮动范围。按克计算,同一等级规格虫草每10克可以上下浮动1条。①王中王虫草:按市斤论为900条/斤,按克论则为1.8条/克,是极品中的极品,市场上非常少,价格奇贵。单斤条数范围在850~950条之间,每10克虫草条数为17~19条。②虫草王·王级虫草:条数1000~1400条,其中1000、1100、1200、1300、1400为五个不同级别。按克论则为2条/克、2.2条/克、2.4条/克、2.6条/克、2.8条/克。此等级虫草单斤条数范围上下浮动50条,每10克虫草条数上下浮动1条。③特级虫草:按斤论,每斤虫草条数为1500~1900条,其中1500、1600、1700、1800、1900为五个不同级别。按克论为3条/克、3.2条/克、3.4条/克、3.6条/克、3.8条/克。此等级虫草单斤条数范围上下浮动50条,每10克虫草条数上下浮动1条。④一级虫草:按斤论,每斤冬虫夏草条数为2000～2400条,其中2000、2100、2200、2300、2400为五个不同级别。按克论为4条/克、4.2条/克、4.4条/克、4.6条/克、4.8条/克。此等级虫草单斤条数范围上下浮动50条,每10克虫草条数上下浮动1条。⑤二级虫草:每斤冬虫夏草条数2500条以上,按克论为5条/克以上,虫体较小,草头比重较大,药用价值略低。

三、贵重药品

贵重药品也称贵稀药品,一般是指某些疗效显著,来源特殊或生长年限长、产品稀少、价格昂贵和市场紧缺的药物,同时也是质量上乘的药物,故将其列入中药质量特征的内容加以介绍。

贵重药品没有确切的品种范围,在市场管理方面,国家有关部门曾确定麝香、牛黄等34种中药材为贵重药材,吕侠卿主编的《中药鉴别大全》中提出的贵重药材为59种。笔者认为,根据历史沿革形成的传统认识和现阶段使用状况,一般应将人参类(包括野山参、林下参、移山参、高丽参、各种红参、白参、生晒参、全须生晒参、白糖参、红参须、白参须等及其不同品规)、洋参类(包括多种进口西洋参、多种国产洋参及不同品规)、鹿茸、鹿鞭、鹿筋、鹿胎、鹿血、鹿尾、鹿胶、犀角(已禁用)、羚羊角、麝香、熊胆、牛黄(含人工牛黄、培植牛黄、天然牛黄)、珍珠、马宝、玛瑙、猴枣、猴骨、穿山甲、蛤蚧、哈士蟆油、海狗肾、燕窝、虎骨(已禁用)、虎膝、虎鞭、豹骨、海龙、海马、海星、海燕、蕲蛇、金钱白花蛇、蟾酥、水獭肝、玳瑁、龟甲胶、鳖甲胶、黄明胶、川贝母、天麻、冬虫夏草、西红花、沉香、檀香、朱砂、琥珀、冰片、白木耳、血竭、三七、竹节参、珠儿参、天竺黄、安息香、苏合香、龙涎香、砂仁、豆蔻、肉桂、龟甲、鳖甲、熊掌、太子参、鱼鳔胶、驴鞭、紫河车、枸杞子、龙眼肉、核桃仁、白莲子、灵芝、铁皮石斛等列入贵重药品管理。这些品种中有的价位虽不是很高,但属营养补益药和药食皆宜品种,管理有难度,质量多变。有的贵稀难得,图利空间大;有的业内人员见识少,假冒伪劣品出现频率高,质量辨识难度大,亟须予以警惕。

四、中药质量控制与经验辨识

"质量"二字从字义分析,应包括品质和用量双重含义。在正常情况下,"品质"的优劣可以决定"用量"的多寡。现阶段认定和应用的中药质量控制方法主要有三种:一为性状鉴定,亦称经验鉴别,或辨状论质;二为化学成分控制,即找成分、测含量,以成分或含量的多少或有无作为质量标示;三为生物效价检测。但以性状鉴定使用历史悠久、普遍,且较便捷、经济、适用,虽有缺陷,却很难弃之不用。传统经验对于中药质量优劣的评判主要有三:一是形质、品规等级、固有的形、色、气、味及其修治合法合度;二是安全、有效,疗效好即质量好,配伍使用无明显毒副作用;三是用量少,特别是上述稀缺、昂贵品种,用少而贵显。

中药性状鉴定的基本内容在现阶段大致有"十辨":

一辨品种。有的药材来源自古以来即不止一个品种,而有两个或两个以上品种,如《新修本草》注"蓝实有三种",《本草纲目》云:"蓝有五种",《本草拾遗》曰:"麦冬大小有三、四种""三棱有三、四种"。据统计:《中国药典》近几版收载多原品种比例约27%左右,如1995年版药典载两原的为80余种,三原的30余种,四原以上的10余种;2010年版药典收两原的100种,三原的46种,四原至六原的13种;2015年版药典两原的89种,三原的41种,四原的9种,五原和六原的各2种。此外,还有地方药材标准规定的品种。现代一般把药典规定的正品、地方标准所载称为习用品,不是药典和地方标准规定的即为伪品。故一定要辨品种,做到正品入药。但正品中两个或三个品种,其性状、质量、疗效甚至价格差异很大,如关黄柏与川黄柏,山龙胆与坚龙胆,平术与于术,宁夏枸杞与河北枸杞,软紫草与硬紫草,川连与云连、雅连,川木香与广木香,松贝与青贝、炉贝,内蒙黄芪与河北黄芪,建泽泻与川泽泻,平车前与江车前,藿香与广藿香等等,各有差异,不可不辨。

二辨真伪,即辨真假。以假乱真,自有药材商业行为以来即已存在,特别是贵稀药材和价差图利空间大的药材,其出现几率更高。如冬虫夏草,价比黄金,掺伪常见的有产于湖南、江西、广西、安徽等地的亚香棒虫草,还有凉山虫草、古尼虫草、蛹草、新疆虫草等。

三辨野生与家种。随着用药需求量的不断增大,乱采乱挖的破坏,农耕、造林和造城建筑面积的拓展,许多野生药物资源几近枯竭。故引种栽培和繁殖逐年扩大,加之近年来各地均想通过种植养殖或加工药材盈利,故栽培、养殖品种的大量引用已成燎原之势,如丹参、黄芪、甘草、天麻、知母、猫爪草等,已基本见不到野生品种。但有的栽培品的质量与野生品的质量却有明显差异,外观性状亦有变异。

四辨新陈。由于中药市场时有起落,药材种植的盲目发展,目前市场上有很多药材供大于求,造成积压。有的药物因贮存过久,出现色泽变异或变质,但商家出于利益考虑,或经过增色处理,或将变质陈货掺入新货中反复推销销售。如经常所见大黄颜色变为暗黑或黑黄色;木瓜变为棕黑色;山楂变为暗黑色;前胡与羌活、独活变色且气味变淡;厚朴与威灵仙变脆;桃仁、杏仁走油等。或见秦艽中掺入已可捏成粉末的陈货、太子参中掺入已变色之品;山茱萸的新货紫红色、具酸味,而陈货多为棕褐色,气微弱,味酸涩苦等。需在掌握正品正常色泽、质量的基础上,细心注意成色辨识。

五辨老嫩。中药材的采收,特别讲究时限,"三月茵陈四月蒿,五月茵陈当柴烧"。"九月中旬采麻黄,十月山区五味找,知母、黄芩全年采,唯独春秋质量高"等大量叙述。其实,药物的成分不仅受采收时限的影响,甚至与早晚昼夜都有很大关系,有的同一药材的不同有效成分,对采收也有不同要求。如大家熟知的洋地黄,其有效成分夜间分解的较多,所以在日落后采收的洋地黄,效力仅及其白昼采收的一半左右;知母的水不溶性皂苷在六月开花时采含量较高,而其所含的水溶性皂苷则在十二月地上部分枯萎时采含量较高。可当前很多地方的药农、药商为卖个好价钱,抢占市场,不讲季节时限,不顾质量,不到采收时节即予采收,有的未到生长年限即予采挖,有的老嫩一起收,以致出现很多药材与过去比已面目全非,味淡气薄不堪入药。如女贞子、刺蒺藜、菟丝子、桑椹、杜仲、黄柏、白术、连翘等,常常与传统要求和药典标准规定的性状、色泽、质地有较大差异。

六辨掺杂。即检查灰屑、杂质含量是否超标,辨有无非药用部位,辨有无人为掺入砂石、铁屑等其他物体。掺杂是不法商人的惯用伎俩,历来有之,但近年来越来越严重,掺杂品种范围越来越大,出现频率越来越高。如山药片、粉葛丁中掺入滑石粉;草红花中掺入细砂或食盐粉、石粉;山茱萸中留存大量果核、果柄或夹入泥沙,或掺入葡萄皮、樱桃皮等。柴胡、秦艽、威灵仙、桔梗、前胡、龙胆、茜草、乌药等带入的茎枝比根还长。冬虫夏草虫体中插入竹签、细铁丝,甚至在子座中灌入水银、铅粉、铁粉,或用浓盐水、饱和的白矾水浸、糖水浸等手法掺伪。木香中掺入牛蒡根,桔梗中混入南沙参。乌梢蛇中灌铅,并不除去内脏,等等。此类现象已司空见惯,有的甚至“理直气壮”,认为是市场的普遍作法。以金银花为例,其加工方法一般分两种:一种为采后及时烘干,花蕾呈绿白色或绿色,称“烘干花”,颜色好,质量佳;一种为采后直接晾干,花呈黄白色或淡黄色,叫“生晒花”。这两种药均呈细棒状,表面密被短柔毛、蓬松、舒展自然,手握有弹性,不顶手,质轻。掺假的金银花,多在其未完全干燥时,在表面喷上或拌入与其颜色相近的面粉、细砂等,或以糖水、蜂蜜水与泥沙、石粉拌和后揉入银花内,以增重谋利。这种银花抓在手里,手摸有滞涩感,手感较重,体积相对较小,短柔毛已被覆盖或不明显，花蕾僵硬、呆板、不自然、手握无弹性，"顶手"或易碎，但在含水量超标时则无法发现僵硬、顶手感。如用泡水试验，未作假银花水液澄清，容器底部无沉淀；掺伪者水液混浊，容器底部多有沉淀。

七辨清水与非清水。"清水货"与"非清水货"是近年来药材市场出现的新的行话，是掺伪作假的一种变异手段及其掩盖用语。"清水货"似乎是未掺伪作假的或比较正宗的品种（实际上有的清水货也并不是没有问题），"非清水货"即是明白告诉你已掺假作伪或非正品和有质量问题的次品，其价格明显低于所谓的清水货。如用明矾水处理的苦杏仁、桃仁、炮山甲等，不仅色泽有变异，手感重量明显增强。

八辨含水量。即辨干燥程度是否得当。因为药物干燥度达不到要求，是加速腐烂变质的重要原因之一，故以往一直规定中药饮片含水量一般应控制在7%左右，少数特殊品种最高不应超过13%。干燥药物，如山药、泽泻、白芷等放在手中摆弄有清脆的响声，如不干燥或已潮湿则无响声或声音重浊；有的花类、叶类药物虽无明显响声，但如过于柔软或濡润亦可判断为含水量过高。含水量的合理规定本是一项必须遵行的法定质量标准，但现实中却发现有时天麻、百合等的含水量达35%以上；山药、粉葛、天花粉、茯苓的含水量达30%以上；党参、桔梗、牡丹皮等达25%以上，有的公然以湿货上市销售，故尤须加强辨识、监管。

九辨生熟。按照传统用药经验，多数药物均应用"熟药"，即经过必要的加工炮制后入药，或在产地加工的基础上再经炮制后入药。但目前有的药农和商家，为了减少损耗，赚取更大利益，常以生品充"熟品"。如白术趁鲜切片后直接上市；僵蚕不用薄荷水制；黄连不经酒制或姜制；许多动物药不用酒酥；许多矿石、贝壳类药物不经煅烧直接碾粉；白芍、枳实、枳壳不经炒制；山茱萸、五味子不经蒸制等。亦有乱炮乱制者，如本应经反复蒸制而成的熟地黄,则改用生地黄直接水煮后晒干冒充;生地黄本应经"发汗"处理后直接晒干,其断面90%以上应为灰黄带淡紫色或黑黄色,但时下有的改用烘烤法,由于温度火候掌握不好,大多烤过,切断面可见大小不一的蜂窝状孔眼,显油润具黏性,与熟地黄无异。还有一些药物,如党参、天麻、山药、当归、贝母、百合等,为了防止虫蛀、质量变异,过去在产地加工时曾允许用硫黄熏一下,属于一种限制性使用的处理方法,但有的商人为了防蛀、保色、增重,则广泛的或反复使用硫黄熏的方法,如莲子、银耳、枸杞子、天麻、党参等,使其不堪入药。近期内国家药事管理部门虽已禁止,但仍常有见。

十辨等级。中药入药虽不允许次品或不合格品存在,但品规等级差异历代是存在的,依一般常识而言,特等品、一等品与末等品的质量差异和疗效差异肯定是存在的,价格相差是悬殊的,但只要不是变质的药,在规定等级范围内亦允许使用。有的商家为了逐利,则会抬级抬价,以次充好,把一等品甚至二等品当作特等品销售,或在一等品中掺入二等、三等品变卖,这在人参、党参、枸杞子、甘草、三七、当归、黄连等药物购销中经常出现,如三七有20头、30头、40头、60头、80头等十三等之分,常有将80头混充60头者,甚至有用无数头的小三七粘结成大个的"优质30头"三七变卖者。

中药性状鉴定的基本方法:即运用眼看、手摸、鼻闻、口尝、水试、火试等方法,鉴别药材或饮片的外观性状,如形状、大小、颜色、表面特征、质地、折断面、气味等。

1. 眼看　即细微观察药材或饮片外形的全貌、长短、大小、厚薄、颜色、纹路、花瓣、质地、折断面等特征。如防风的根茎部分称为"蚯蚓头";何首乌外侧皮部呈云锦状花纹;广防己有明显的车轮纹;黄芪断面有"菊花心";海马呈"马头、蛇尾、瓦楞身"。在观察某些干燥的叶、花药材外形时,须用热水浸泡,然后摊开观看。若鉴别某些果实和种子药物,亦可用热水浸软,以便剥去外皮或种皮,观察内部特征。

2. 手捏 又称手摸,即用手触摸或揉捻的办法观察药物,根据软硬程度,分为"糯"和"软","糙"与"硬"。"糯"像冷却后的糯米粑,以手触之表面似硬,用力捏之,觉有软感,如宣木瓜、杭白芷等。"软"即柔软或绵软之意,如南沙参软而空泡,内蒙黄芪软而绵韧。"糙"是软中带硬的意思,某些药材看似柔软,而用手捏之有触手之感,似有硬意,如羚羊角片、水牛角片、犀角片望之薄而软,捏之糙手。"硬"是坚硬的意思,击之有声,捏之不变,如石决明、苏木之类的药材。同时,用手触摸和揉捻药材,还可确定某些药物的科属,如大戟科大戟的叶和桑科、桔梗科、罂粟科、瑞香科、薯蓣科等大多数植物均具有乳汁。

3. 鼻闻 即揉碎叶子、剥开果实或切开根茎来闻,利用嗅觉来辨别药材的香气、浊气,或某些特有的气味。如当归香而清,独活香而浊,新木香之香气芳烈,老木香之香气幽雅,冰片香而带凉,没药香而微臭,白鲜皮嗅之有羊膻气,鱼腥草有鱼腥味,鸡矢藤有鸡屎气,阿魏有蒜样臭气。

4. 口尝 即用嘴舌来尝药,放在口里咀嚼后品尝药味,根据舌喉的感觉辨别药物的酸、甜、苦、辣(辛)、涩、咸、淡,或数味相兼;嚼之有渣无渣,黏性大小,有无刺激感或灼热感。如黄芪嚼之味甜渣少,具豆腥味;党参嚼之味甜无渣;熊胆苦而后甘,其气清与牛羊胆有别;牛黄虽苦而具有清凉感,且质脆不粘牙;生半夏麻而刺喉;荜茇辣而刺鼻;五味子酸多辛少;海藻咸而腥;玄明粉咸而涩;薄荷辛而凉;肉桂以甜辣为优;乌梅、木瓜、山茱萸以酸为好;厚朴以辛辣为好。这些鉴别与药物所含成分及含量有密切关系,如味有差异,则应考虑其存在质量问题,绝不能轻视。但对具有强烈刺激和毒性的药物,如生川乌、雪上一枝蒿、生半夏等口尝时要特别注意,取样不能太多,尝后一定要吐出来并用水漱口、洗手,以免中毒。

5. 水试 即取少量样品放入洁净的冷水或温水中,或用水湿润,观察颜色变化。如红花用水泡后,水变金黄色,花不褪色;苏木投入热水中,呈鲜艳的桃红色透明药液,加酸(如醋)则药液变为黄色,加碱(如石灰水)则药液变为猩红色;秦皮用热水浸泡,浸泡液在日光下可见碧蓝色荧光;丁香坚实而重,入水则萼管垂直下沉直立水中,花蕾则浮于水面,如果去油后,丁香则不垂直下沉而浮于水面;西红花水浸后柱头膨胀,呈长喇叭状,水被染成黄色;熊胆粉末投入清水杯中可逐渐溶解而盘旋,有黄线下沉至杯底不扩散;小通草、南天仙子、菟丝子遇水有黏性;麝香入水,水不变色,去水后仍有麝香气味。

6.火试　即用火烧或火烤,从产生的气味、颜色、烟雾、响声、灰烬等以资区别。如降香微有香气,点燃则香气浓烈有油流出,燃烧完后留有白灰。血竭放在纸上,下面用火烤,熔化后色鲜红如血而透明,无残渣者为真品。牛黄,取一小针烧红刺牛黄,牛黄破裂呈层状,内心有白点,气清香。而刺入伪品中,不破裂剖开,内部不起层纹,内心无白点,并微有臭浊气味。麝香,取少许放入坩埚中或锡纸上燃烧有轻微爆鸣声,起油点如珠,香气四溢,燃透后灰呈白色或灰白色,但伪品燃烧时无此现象。如掺有矿物则不起油珠,灰烬砖红色。如掺有植物类组织,则不起油泡,起黑烟,灰烬灰黑色,如掺有动物类组织则有焦臭味,不起油泡,灰黑色。熊胆,取熊胆粉末少许置于铁皮上或坩埚内用火烧之,起白色泡而无明显腥气。伪品烧之不起泡而着火,或浊液下滴,或起白泡,但发出令人不快的臭气(如猪、羊胆)。马宝,取马宝粉末少许于锡皮纸上或坩埚内,下面用火烧其粉末,迅速聚合在一起并发出马粪臭,伪品则无。珍珠,用火烧之有爆裂声,呈层状破碎,内外色泽一致,烧时无气味。而伪品经火烧后,表面光泽消失,呈灰黑色,少数爆裂,破碎后表面洁白,无臭无味。蜂蜜,取光滑铁丝烧红插入蜂蜜中,及时取出,铁丝上应保持光滑,否则为掺假。琥珀与松香,琥珀烧之易溶,稍冒黑烟,熄则冒白烟,微香。松香易点燃而发出爆鸣声,冒浓烟,有较浓的松香气。海金沙,燃烧时发出闪光,同时冒黑烟而不留灰烬,而松花粉、蒲黄却无此现象。雄黄与雌黄,取少许粉末置于纯洁薄铝片上烧之,雄黄的烟雾浓而持久,以橙色或黄色为主。雌黄则不及其雄黄浓,却以青烟白烟为主。生石膏与砒石,生石膏烧之先熔化起泡而失去结晶水,凝固成块,烧时无气味;而砒石则无此现象,烧时有蒜臭。芒硝与火硝,两者外观相似,但火硝易燃,具有爆炸声;而芒硝燃烧无爆炸声,有黄色火焰,且易风化为白色粉末;沉香,取少许用火烧之,其香浓烈,有油渗出,青烟直上。苏合香,烧之呈黏胶状,挑之起丝。

上述方法,是前人在长期实践中总结提出的性状鉴定的基本方法和宝贵经验,现阶段仍具有广泛适用性,值得认真学习,继承掌握。

部分常用中药的经验鉴别:中药鉴别,是中药从业人员的基本功,但搞好中药鉴别并非一件易事,要求所有中药人员准确辨识几千种药物也不现实,不过掌握300~400种常用中药的性状特征或基本辨识经验是必需的。下面仅介绍70余种常用中药的主要性状特征,作为例证。

（1）天麻:一应有密环纹,二应有肚脐眼,三应有鸡屎臭,四应断面平坦、角质样、半透明,五是有的冬季采挖的天麻保留有鹦哥嘴。

（2）西洋参:有长枝、短枝之分。无芦头、无须根及支根,未去皮者表面糙米色,去皮者白色,表面细横纹密集,顶端纹更密集成环状,断面平坦,淡黄白色,有暗色形成层环,俗称"菊花心"。质硬,体轻,气微香,味甘苦,含口中能生津者为佳。

（3）当归:外皮细密,棕灰色至棕褐色,主根粗短,支根3~10条,上粗下细。质柔韧,断面黄白色或淡黄色,皮部厚,有裂隙和黄棕色环纹,并有棕色油点,中心色淡,根头断面的中心有髓和空腔。气清香浓厚,味甘、微苦、辛。

（4）独活:呈长圆锥形,根头部肥大,有横纵纹,顶部留有残茎,向下逐渐转细成牛尾状,外表灰黄色或棕褐色,断面黄白色或鲜黄色,有棕色或黄棕色油点,形成层明显,皮部疏松,质轻坚脆,气微香而浊,味苦、辛,微麻舌。

（5）藁本:根茎呈不规则的结节状圆锥形。表面黑褐色,有纵皱纹。顶端留有茎基。根头及结节膨大,节间中空而扁。皮部粗糙有皱缩的沟纹。横切面黄白色,形成层环明显,显棕色。气香,味辛。

（6）川芎:呈不整齐结节状拳形团块。外表深黄棕色,粗糙皱缩,顶端有类圆的窝状茎痕,下侧及轮节上有众多的瘤状根痕。饮片边缘不整齐,形似蝴蝶,黄白色或灰黄色,中有错纵纹理,散见棕黄色小油点。有特异浓郁的香气。味苦、辛,稍有麻舌感,后微甜。

（7）松贝:呈卵圆形。顶端钝圆或稍尖,闭口,底部平,微凹入,中央有灰褐色的根蒂,一般可直立放稳。外层鳞片大小不一。粒粒含苞牙,俗称"怀中抱月"。色多纯白,有光泽,质坚实而脆,折断面白色,粉性。气弱,味微苦。

（8）青贝:呈扁球形或圆锥形,两鳞片大小相近,顶端多开口,内有小鳞片数枚。底部平整不一,颗粒多歪斜。外表色白或呈浅黄棕色,也有光泽。质地较松贝略疏松,折断面粉白色。气微,味微苦。

（9）炉贝:呈梭状圆锥形或椭圆形。粒大,外面两瓣大小相近,顶端多开口。内有鳞片数片。底端多呈锥形。外表白色或棕色,且间有棕色斑点,无光泽。有的形似马牙状,故有"马牙嘴""虎皮斑"的俗称。质较脆,断面粗糙,色白,粉性,气微,味微苦。

（10）灵芝:有赤芝、紫芝之分。正品灵芝多有柄,菌盖木栓质,半圆形或肾形,有漆样光泽,具环状棱纹及辐射状皱纹,体轻泡。

（11）重楼:百合科植物。其根茎短而肥大,呈结节状扁圆形,外表黄褐色或灰褐色,有环节。一面有茎脱落后呈密集的半圆形深陷的疤痕,另一面有多数须根痕,粗糙。顶端具鳞叶或芽的残痕。质坚实而脆,断面白色或黄白色,有粉性。味微苦、辛,有小毒。

(12)拳参:蓼科植物。呈扁圆柱形,多数卷曲。表面暗棕色,具密生层状凸起的环形排列节痕,周围有纤细的须根,须根脱落处留有圆点状疤痕,质坚硬,不易折断,断面红棕色,粉状,并有环列的黄白色圆点。味苦、极涩,有毒。

(13)肉桂:常为槽状或卷成筒状的块片。外表呈灰棕色或暗红棕色,有不规则细皱纹及横向突起的皮孔,有时见灰白色地衣斑。内表面红棕色,较平滑,有细纵纹,用指甲刻划可见油痕。质硬而脆,易折断,断面不平坦,外侧呈棕红色较粗糙,内侧红棕色而油润,中间有一条黄棕色的浅纹。皮细、肉厚、油性大,香气浓厚,嚼之渣少,味微甘、辛。

(14)个青皮:呈类球形,外表灰绿色至黑绿色,表面粗糙,有的有较大疣状突起,顶端见小尖状突起,另端有果柄痕。质坚硬,切断面黄白色。气浓清香,味苦、微酸。

(15)厚朴:常卷成单筒状或筒状。外表粗糙不平,作鳞片状,内表面较平滑。质坚硬,断面不平整,暗灰棕色,呈纤维性。有香气,味苦、辛。

(16)枳实:呈半球形,少数为球形。外表灰绿色或黑绿色,有颗粒状突起和皱纹及果柄痕迹。切断面中果皮略现隆起,光滑,黄白色或黄褐色,边缘有油点,果皮不易剥落,中央有紫黑色的瓤,呈车轮形。质坚硬,气清香,味苦、微酸。

(17)益智仁:呈纺锤形或椭圆形,两端稍尖。表面棕色或灰棕色,有维管束13~20条,形成纵面断续状棱线。果皮薄而韧,与种子紧贴。种子团分三瓣,中有薄膜,每瓣种子6~11粒,成2~3行纵行排列。种子略呈扁圆形不规则块状,略有钝棱,棕色,具淡黄色假种皮,腹面中央有凹陷的种脐。破开面白色,粉性。气芳香、刺鼻,味辛、微苦。

(18)缩砂仁:为长卵圆形或椭圆形。果皮暗棕色,有柔刺。内分三室,每室种子 12～18 粒,常聚集成团。种子多呈三角形,显灰棕色至棕色,外皮一层白霜,不易擦落。质坚,咬之,有特异芳香及辛味。

(19)豆蔻:果实圆球形,有浅纵槽纹 3 条,有不明显的 3 条钝棱及若干脉纹。外表淡白色至淡黄色。内有三室,每室集结种子 7～10 粒。种子呈不规则的多面体,背面略呈弓状隆起,浅灰棕色至暗棕色。种皮有微细的皱缩纹,并披有残留的浅色膜状假种皮。种脐位于腹面呈圆形,窝点较为明显。质较坚硬,内面白色,有油性。气芳香,味辛、苦,略似樟脑。

(20)紫苏子:呈卵形,棕色或带红黄色,表面有突起的网状花纹及圆形小点,基部果柄痕。除去果皮及种皮,可见类白色的种仁,含油质。手搓之有紫苏香气。牙咬之易碎,而发出响声。味辛。

(21)菟丝子:呈扁圆形或卵圆形,种皮黄棕色至棕黑色,表面有细密的小点,且微凹陷,手搓之无气味。质硬,牙咬之不易碎而被压扁,沸水浸泡有黏性,浸至种皮开裂时,可见白色卷旋的芽胚伸出种皮外,状如吐丝。

(22)硼砂:为不规则的长块圆状,棱形或柱形结晶。质脆,色白,也有淡黄、淡灰等色。味咸而微寒。火烧极易熔化,初则体积膨大,酥松如絮状,继则熔化成透明的紫红色玻璃状。

(23)白矾:为无色透明质坚硬的八面结晶或结晶块。质脆,具酸涩味。火烧之易熔,火焰呈紫色,亦能膨大酥松如絮状,但再烧也不熔化。

(24)蛤蚧:头大如蛤蟆,眼大深陷如窟窿,口内角质细齿密生于颚之边缘,无大牙。背部灰黑色或银灰色,且有灰棕色或灰绿色的斑点。中间脊椎骨及两侧肋骨微呈棱状突起,四肢及尾多皱缩,五趾卷曲具吸盘。雄者皮粗、口大、身小、尾粗;雌者口尖、身大、尾小。

（25）鸡内金：呈不规则的壳状或片状。金黄色或黄色，有的微显绿。外表有明显的纵棱状皱纹，似波浪状，断面具光泽。

（26）鸭内金：呈蝶形片状或圆片状，暗绿色或黑绿色。纵纹较少，且不明显，无光泽。

（27）天南星：根茎扁球形、类白色或淡棕色。顶端有凹陷的茎痕，周围有根痕，有的周边有扁球形侧芽。质坚，断面白色，粉性。气微、味辛而麻舌。虎掌南星块茎呈扁球形而不规则，由主块茎多数附着的侧块茎组合而成，形似"虎掌"。每个块茎中心均有一茎痕，周围有麻点状根痕。制南星为黄白色或黄棕色片，半透明，质脆易碎，味涩微麻。

（28）禹白附：多为卵圆形，表面白色，略平滑，顶端具环纹及点状根痕，断面白色，粉质，微臭，味辛辣麻舌。制禹白附，为类圆形或椭圆形横切片或切厚片，周边淡棕色，切面黄色，角质。味淡，微有麻舌感。

（29）关白附：母根呈长圆锥形，形似草乌头，略弯曲，顶端有地上茎残基，表面暗棕色。子根呈卵形、椭圆形或长圆形。干品具皱及节。质坚硬，难折断，断面类白色。气微，味辛辣而麻舌。有剧毒。

（30）川乌：生川乌呈不规则圆锥形，稍弯曲，顶端常有残茎，中部多向一侧膨大，表面棕褐色或灰棕色，有小瘤状侧根及子根脱离后的痕迹。质坚实，断面类白色或浅灰黄色，形成层环纹呈多角形。气微，味辛辣、麻舌。制川乌为不规则或长三角形的片，表面黑褐色或黄褐色，有灰棕色形成层环纹。体轻质脆，断面有光泽。气微，微有麻舌感。

（31）草乌：生草乌呈不规则长圆锥形，略弯曲，顶端常有残茎和少数不定根残基，有的顶端一侧有一枯萎的芽，一侧有一圆形或扁圆形不定根残基。表面灰褐色或黑棕褐色，皱缩，有纵皱纹，点状须根痕和数个瘤状侧根。质硬，断面灰白色或暗灰色,有裂隙,形成层环纹多角形或类圆形,髓部较大或中空。气微,味辛辣、麻舌。制草乌为不规则圆形或近三角形的片,表面黑褐色,有灰白色多角形成层环及点状维管束,并有空隙,周边皱缩或弯曲。质脆,气微,味微,辛辣,稍有麻舌感。

(32)泽兰:为不规则的茎、叶、花混合小段。茎呈方柱形,少分枝,四面均有浅纵沟,表面黄绿色或略带紫色,节处紫色明显,有白色茸毛。质脆,断面黄白色,髓部中空。叶对生,有短柄。叶片多皱缩,完整的叶片展平后呈披针形或长圆形,上表面黑绿色,下表面灰绿色,密具腺点,两面均有短毛。先端尖,边缘有锯齿。花簇生叶腋成轮状。气微,味淡。

(33)佩兰:为不规则的茎、叶、花混合小段。茎呈圆柱形。表面黄棕色或黄绿色,有的带紫色,有明显的节及纵棱线。质脆,切面髓部白色或中空。叶对生、有柄,叶片多皱缩、破碎,绿褐色,完整叶片分裂或不分裂,分裂者中间裂片较大,展平后呈披针形或长圆披针形,基部狭窄,边缘有锯齿。不分裂者展平后呈卵圆形、卵状披针形或椭圆形。气芳香,味微苦。

(34)苏木:为圆柱形,或锯劈成条块状,红黄色或棕红色,横(锯)断面有年轮纹,质致密坚重,略具光泽,味微涩。投入热水中染成桃红色,加酸则变为黄色,再加碱又变为红色。

(35)降香:为不规则条状、块状,或为镑片。表面紫红色或红褐色,切面有致密的纹理,质硬,有油性。气微香,味微苦。

(36)沉香:为丝条段或不规则块片状,表面凹凸不平,有刀痕,偶有孔洞,可见黑褐色树脂与黄白色木部相间形成的斑纹,孔洞及凹窝表面多呈朽木状,质较坚实,断面刺状。气芳香、味苦。沉香过去多为进口,分迦南沉香和沉水香等多种规格。现分国产与进口两类,国产沉香分1~4个等级、5个规格,进口沉香分全沉、落水沉、特等沉香及1~4等多种规格。

(37)檀香:为条段、镑片或小碎块,表面灰黄色或黄褐色,光滑细腻,显油性。纵向劈开纹理顺直,质坚实,不易折断。气清香,燃烧时香气更浓。味淡,嚼之微有辛辣感。

(38)木香:为类圆形厚片或长椭圆形斜片。外表面黄棕色至灰褐色,质坚,不易折断,断面灰褐色至暗褐色,形成层环棕色,有明显菊花心状的放射状纹理,油点(油室)褐色散在。有特异香气,味微香。

(39)川木香:为类圆形厚片或斜片,体较轻、质硬脆、易折断。切面黄白色或黄色,散有棕黄色稀疏油点及裂隙,有的中心呈枯朽状,木部呈菊花心放射状纹,周边有一明显的环纹,外皮黄褐色或棕黑色。

(40)五加皮:根皮呈不规则卷筒状,较薄。外表具皱纹及横长皮孔,气微香,味微辛而苦。饮片为卷筒状短片,外表面灰褐色,内表面淡黄色或灰黄色。体轻、质脆、易折断、断面不整齐,灰白色。

(41)香加皮:根皮卷筒状或块片状,较厚,外表呈黄棕色,栓皮松软,可鳞片状剥落,体轻、质脆,具有特殊浓香,味苦。

(42)玫瑰花:略呈半球形或不规则团状,残留花梗上被细柔毛,花托半球形,与花萼基部合生,萼片5,披针形,黄绿色或棕绿色,被有细柔毛。花瓣多皱缩,展平后宽卵形,呈覆瓦状排列,紫红色,有的黄棕色。雄蕊多数,黄褐色;花柱多数,柱头在花托口集成头状,略突出,短于雄蕊。体轻,质脆,气芳香浓郁,味微苦、涩。

(43)月季花:呈球形,花托长圆形,萼片5,暗绿色,先端尾尖。花瓣呈覆瓦状排列,有的散落,长圆形,紫红色或淡紫红色。雄蕊多数,黄色。体轻,质脆。气清香,味淡微苦。

(44)川楝子:为类球形或不规则的厚片、碎块,直径2.0~3.2cm。表面金黄色至棕黄色,微有光泽,少数凹陷或皱缩,具深棕色小点。顶端有花柱残痕,基部凹陷,有果梗痕。外果皮革质,与果肉间常成空隙,果肉松软,淡黄色,遇水湿润显黏性。果核球形或卵圆形,质坚硬,两端平截,有6~8条纵棱,内分6~8

室,每室含黑棕色长圆形的种子1粒,气特异,味酸、苦。

(45)苦楝子:呈椭圆形,直径约1cm。表面棕黄色,皱缩极明显,隆起部分似雕刻样网纹,无明显的深棕色小点。顶端有凸起的棕黑色花柱残痕,基部有微凹陷的果梗痕。外果皮革质,微显光泽,果肉极薄,淡黄色,遇水湿润微黏性。果核长椭圆形,质坚硬,一端平截,另一端略尖,具5～6条纵棱,内分5～6室,每室含黑色菱形种子1枚,种仁乳白色,富油性。气微,味苦。

(46)麦冬:呈纺锤形,两端略尖,长1.5～3.0cm,直径0.3～0.6cm。表面黄白色或淡黄色,有细纵纹。质柔韧,断面黄白色,半透明,中柱细小。气微香,味甘、微苦。

(47)天冬:呈长纺锤形,略弯曲,长5～18cm,直径0.5～2.0cm。表面黄白色至淡黄棕色,半透明,光滑或具深浅不等的皱纹,质硬或柔软,具黏性。断面角质样,中柱黄白色。气微,味甜、微苦。

(48)生地黄:为不规则类圆形片或斜片,表面棕黑色或乌黑色,具光泽,油润,有黏性,中间隐显"菊花心"纹理。周边灰黑色或棕灰色,皱缩。质柔软,坚实,气特异,味微甜。

(49)熟地黄:形似生地黄片,表面乌黑发亮,质柔软而滋润,易黏连。味甜,或微有酒气。

(50)生何首乌片:为不规则的纵横块片,切面浅黄棕色或浅红棕色,凹凸不平,显粉性,皮部有4～11个类圆形异型维管束环列,形成"云锦状"花纹,中央木部较大,有的呈木心。周边红棕色,皱缩不平。体重,质坚实。气微,味微苦而甘涩。

(51)制何首乌:为不规则皱缩状的块片,表面乌褐色或棕褐色,有光泽,微粗糙,凹凸不平,断面角质样,质坚硬。气微,味微甘而苦涩。

(52)黄精:为不规则厚片或段块,大黄精表面淡黄色至黄棕色,鸡头黄精表面黄白色或灰黄色,姜形黄精表面灰黄色或黄褐色。有的可见圆盘状茎痕。切面半透明、角质,周边黄白色或淡黄白色。质稍硬而韧。气微,味甜。

(53)制黄精:形似黄精,表面棕黑色,有光泽。质柔软,味甜。

(54)粉防己:为圆柱形或半圆柱形,两侧稍尖,中部肥厚,弯曲不直,弯曲处有横沟而呈结节状,长约5~10cm,直径1~2cm。未刮栓皮者表面呈灰棕色,粗糙,多细皱及横向突起的皮孔。已刮栓皮者表面灰白色,较平滑。切开面呈浅黄棕色或黄白色,可见不规则纵走的木质条纹。质坚体重,粉性大,断面黄白色,有明显浅棕色导管群,呈放射状排列,习称"车轮纹"。气微,味苦。纵切片"猪大肠"特征明显,横切面灰白色。

(55)广防己:为圆柱形或半圆柱形,两侧稍尖,全体略弯曲,弯曲处有横沟,长约8~20cm,直径约3~6cm。未刮栓皮的表面灰棕色,粗糙多纵皱。刮去栓皮的表面呈灰黄色,比较光滑。切开面呈灰白色或浅棕黄色,缺乏粉质,可见纵向及横向或弯曲排列的维管束,顺维管束的方向容易呈刺片剥下。质坚硬,不易折断,横切面可见细密的灰棕色与类白色相间连续排列的放射状纹理。气微香,味微苦而涩。

(56)海马:有线纹海马、刺海马、大海马、三斑海马等的分别。线纹海马,呈扁长形而弯曲,体长约30cm。表面黄白色,头略似马头,有冠状突起,具管状长吻,口小,无牙,两眼深陷,躯干部七棱形,尾部四棱形,体上有瓦楞形的节纹并具短棘。习称"马头、蛇尾、瓦楞身"。体轻,骨质,坚硬。气微腥,味微咸。刺海马,体长15~20cm,头部及体上环节间的棘细而尖。大海马,体长20~30cm,黑褐色。三斑海马,体侧背部第1、4、7节的短棘基部各有一块黑斑。

(57)海龙:有刁海龙、拟海龙、尖海龙之分。刁海龙,体狭长侧扁,全长30~50cm,表面黄白色或灰褐色。头部具管状长吻、口小、无牙、两眼圆而深陷,头部与体轴略呈钝角,躯干部宽3cm,五棱形,尾部前方六棱形,后方渐细、四棱形、尾端卷曲。

背部两侧各有 1 列灰黑色斑点状色带。全体被以具花纹的骨环及细横纹,各骨环内有突起的粒状棘,胸鳍短宽,背鳍较长,有的不明显,无尾鳍。骨质,坚硬。气微腥、味微咸。拟海龙,体长平扁,躯干部略呈四棱形,全长 20~22cm。表面灰黄色,头部常与体轴成一直线,无尾鳍。尖海龙,体细长,呈鞭状,全长 10~30cm,未去皮膜。表面黄褐色,有的腹面可见育儿囊,有尾鳍。质较脆弱,易撕裂。

(58) 龙骨:有龙骨、五花龙骨之分,尚有炮制品煅龙骨。龙骨,呈骨骼状,或已破碎呈不规则的块状,大小不一。表面白色、灰白色或浅棕色,多较平滑,有的具纹理或裂隙,或具棕色条状和斑点。质硬,断面不平坦,色白,细腻如粉质,关节处有多处蜂窝状小孔。吸湿性强。气微,味淡。五花龙骨,呈不规则块片、圆柱状或破开的圆柱状,大小不一,直径 6~25cm。全体呈淡灰白色、淡黄白色或淡棕黄色,夹有蓝灰色及红棕色深浅粗细不等的花纹,偶有不具花纹者。表面平滑或略有光泽。时有小裂隙,质硬,较酥脆,易片状剥落。吸湿性强,以舌舔之有吸力。粉末灰白色至灰黄白色,有的略带浅棕红色。气微,味淡。煅龙骨,多为粉末状,灰黄色至淡棕黄色,并杂有多数白色至类白色小颗粒。气微或略具醋气,味淡,吸湿性弱。

(59) 牡蛎:为不规则的碎块或粗粉,表面淡紫色、灰白色、黄色或黄褐色,内面瓷白色。质硬,断面层状或层纹状排列、洁白。粉末灰白色、淡紫灰色或米黄色。气微、味微咸。煅牡蛎,青灰色,质松脆。

(60) 石决明:呈不规则块状物或粗粉,外表面粗糙,灰棕色或淡绿色,偶见暗红色或砖红色者。质坚硬,断面灰白色,内表面光滑,具珍珠样彩色光泽。粗粉灰白色,质硬。气微,味微咸。

(61) 煅石决明:为不规则块状或细粉状,灰白色或白色,无珍珠样彩色光泽,质酥脆。

（62）珍珠母：为不规则碎块状或粗粉状,乳白色、白色或灰白色,碎片具美丽光泽及云片状纹理。质硬而重。气微腥,味淡。

（63）煅珍珠母：为不规则碎块状或粉末状,青灰色微显光泽,质酥脆易碎,气微,味微咸。

（64）葛根(野葛)：为纵切的厚片,骨牌状或小方块状。类白色或淡棕色,切断面粗糙,纤维性强。质硬而重,具粉性,横断面可见由纤维所形成的同心性环纹,纵切面可见纤维与粉质相间的纵纹。气微,味微甜。

（65）粉葛(甘葛藤)：呈圆柱形、类纺锤形或半圆柱形,有的切成纵切片或斜切厚片,有的切成立方体丁块。横切面可见由纤维形成的同心形环纹,纵切面可见由纤维形成的纵纹与粉质部分相间排列。质硬色白,粉性足。气微,味微甜。

（66）丹参(野生品)：表面红棕色或暗棕色,粗糙,老的外皮多为紫红色,质地硬而脆,皮部棕红色,木部灰黄色或紫褐色。

（67）丹参(栽培品)：根较粗壮,表面红色或红棕色,具纵皱,外皮紧贴不易剥落,断面平坦,略呈角质样。

（68）黄芩(野生品)：有枯芩、子芩之分。枯芩为老根,内部暗棕色,中心枯朽。子根,系新根,色鲜黄,中部充实。

（69）黄芩(栽培品)：呈长圆锥形,顺直,无分枝,长20～30cm,个别可达50cm,表面灰棕黄色,纵皱明显,质地坚硬,不易折断。断面木部黄棕色,皮部淡黄色。

（70）石菖蒲：扁圆柱形,有分枝,长3～20cm,直径0.3～1.0cm。表面棕褐色或灰棕色,粗糙,有疏密不匀的环节,节间长2～8mm。质硬,断面纤维性,类白色或微红色,可见多数筋脉小点及棕色油点,气芳香。

（71）水菖蒲：表面多呈灰色,纵皱明显,节间多长于1cm,残留叶柄痕较大。质地略显松泡,掐之有内陷的感觉(石菖蒲掐之则较硬)。气浓烈而浊。

（72）软紫草：根呈扭曲圆柱状，皮部疏松易成薄片状剥落。表面紫红色或紫褐色，断面木部黄白色至黄色。气特异而较浓。

（73）硬紫草：呈圆锥形或纺锤形，有分枝。表面粗糙，紫红色或紫黑色，皮部甚薄易成鳞片状剥离。木质部发达，断面灰黄色，具放射状纹理。

（74）银柴胡（野生品）："珍珠盘""砂眼"均十分明显，断面疏松裂隙多，木部有黄白相间的放射状纹理。味甜。

（75）银柴胡（栽培品）："珍珠盘""砂眼"均不明显。断面质地紧密，几无裂隙，木部放射状纹理不明显，味不甚甜。

第三章　中药调剂与处方应付

"调"者和也,"剂"指药剂,调剂是伴随着医疗活动而出现的,有研究认为自商代宰相伊尹发明汤液,创造《汤液经法》始,即已有之,并具备了调剂学的雏形,宋代盛行的"和剂局"有人认为也可称为"调剂局"。几千年以来,不仅相沿形成了传统的执业模式、完备而娴熟的操作技能,而且形成了独特、深厚的调剂学理论,成为独立的专业学科和中医药学宝库中的一部分。

广义的调剂涵盖中西成药,以及社会药房和医院药房,被认为是一项法规性、专业性、技术性、服务性很强的工作,是医药商业重要的组成部分,是药品供应和投入使用的终端环节,是药学服务的前沿阵地和实现医药与医患联系的桥梁。是药学服务的基础工作之一。其工作质量和服务水平的高低,直接关系着临床用药的安全、有效、经济、合理,是衡量药事单位综合服务水平、专业技术水平、管理水平的一个极为重要的方面,具有极端重要性。

上已述及,中药调剂理应包括成药调剂,但本篇重点阐述的是中药饮片调剂,即指按照中医临证时所开写处方的要求,将药物通过加工、炮制、调配成供煎服饮用的药剂。

第一节　饮片形态变异与调剂

饮片形态的变异与调剂作业方式、内容、技术及其质量要求有一定差异。传统中药饮片在制作上主要分为四种类型:即以原药材经过净选加工直接入药的花、花粉、果实、种子等;原植物药材或动物药材经软化处理并切制成片、丝、段、块等形态入药者,这类饮片称为生片;将生片采用炒、炙、蒸、煮、煅等加热处理方法,变成熟片;或将部分矿物药采取捣研粉碎、升华提炼等方法制成粉末状入药者。

中药饮片中的生片,既利于调配、制剂,又利于进一步加工炮制。将生片制成熟片,可对中药的药性进行调整,保证临床用药的安全性和有效性。运用传统的生、熟饮片,具有组方灵活、随证加减的特点,能反映中医药特色和医生专长,可根据患者的情况选用适当的炮制品种,提高临床疗效。另外,通过配方后合煎,有利于发挥群药的共同作用,更易于吸收,起效较快,故古往今来被长期相沿采用。其缺点是处方调配方式原始、繁杂、劳动强度大;药物体积大,运转、库存难,质量变异快;煎煮费时,且煎出率低;包装落后,携带不便;部分急诊患者难以应用;质量控制检测难度大,难以被国际市场接受。

中药饮片形态的变异,应该说历史上早已发生过,如最早的咬咀、煮散,至饮片的出现即经过了几次变革。近代和现代出现的饮片变异主要有以下几种:

一、中药颗粒饮片

是在传统中药饮片的基础上产生的,即在净选、切制、炮制、干燥后,制成粗颗粒,经灭菌后单味定量包装而成。其体积较小、表面积增大、有效成分煎出率高、方便贮存,且能节省药材、剂量准确、易于调剂,减少了再污染,提高了洁净度。但打碎时易产生细粉、损耗大、成本较高,打成细粉缺乏鉴别特征易于掺假,所含挥发性成分易损失,煎煮时易糊化,药液混浊,过滤困难,质地坚硬的颗粒煎出率差异大,推广较困难。

二、粉末型饮片

即将中药饮片打成粉末使用,但这种粉末型饮片煎煮时易焦糊,不易过滤,推广应用亦较困难。但某些医院和医生为避免患者辨认出所用药物,防止处方外流,常将处方中所用药物均粉碎成细粉,以保持独家经营。

三、中药煮散

即将药物打成粗颗粒,调配后加水煎煮制成汤液。煮散在历史上沿用已久,《伤寒论》中载四逆散、半夏散,《金匮要略》所载抵当汤,可谓是早期的煮散制剂。《千金要方》中出现"煮散"一词,至南北两宋时才被广泛应用。在《太平圣惠方》《太平惠民和剂局方》《圣济总录》《济生方》及《小儿药证直诀》等著作中均有大量煮散记载。特别是《太平惠民和剂局方》所载788方中,竟有237个煮散。明、清以后,由于中草药逐渐增多,并崇尚药物外形美观,故以饮片煎汤代替了煮散,但也不乏医药名家主张采用煮散。在1960年南京中医学院主编的《方剂学》中,介绍汤方172个,煮散即有52个;《蒲辅周医案》中还记载了煮散的制作方法。进入70年代后,恢复、发展煮散的呼声日高,其研究亦日趋深入,并进行了多种饮片汤剂的对比试验。近年来又有人撰文推崇煮散,并列举出六大优势:①有利于有效成分煎出;②能较多地保留挥发性成分;③可缩短煎煮时间;④有利于慢性病的急性期治疗;⑤有利于糖尿病等患者选择应用;⑥可节省药物资源。可以肯定的是,煮散基本保留了饮片汤剂特点,符合中医特色用药要求,值得恢复、发展,并以采用袋泡煮散为宜,但担心的是被不法商人利用鉴别特征破坏而以售其奸,掺杂、使假或混入低劣品质药材。

四、中药配方颗粒

即根据单味中药性能,采用水提、醇提、水蒸气蒸馏、喷雾干燥、干法制粒等不同制备方法制备而成的颗粒剂,严格讲已不属饮片范畴,实际上属于一种可供临床配方使用的纯中药制品。

优点是采用真空包装、体积小,仅为原饮片量的1/10,携带、储运、调配方便,可直接冲服。但有人质疑:单煎浓缩后再配方冲服能否达到合煎的效果。

五、中药超微颗粒

有时也称超微饮片,即采用超微粉碎技术制成的一种微细颗粒,增加了表面积。多数植物药材的细胞壁已破碎,增加了吸收速率和吸收量,有利于提高疗效,可直接用于配方,使用时不需煎煮,只需开水冲泡即可。对贵重药材具有较实用价值。但由于这种颗粒系一种微细粉末型饮片,故亦具有上述颗粒饮片的缺陷,同时尚有部分矿物类等药物不宜制成微细颗粒或冲泡饮服。

六、传统饮片的单剂量分装

随着科学技术和市场经济的发展,我国各类商品的包装逐渐趋向定量化、单一化、规范化、科学化和艺术化,作为“特殊商品”的中药材及其饮片的包装,理所当然地引起了业界和监管部门的重视,笔者从1993年起开始研究,1998年以“浅议中药饮片的单剂量分装”为题,从“六个有利于”对其进行了阐述,即:有利于促进中药饮片的现代化,扩大出口;有利于促进中药饮片加工产业的发展;有利于加速中药调配方式的改革,改善中药人员的工作条件和“窗口”服务形象;有利于中药贮存和运输,提高和保证中药饮片质量;有利于医生辨证用药,克服用药中的随意性,保证用药安全有效;有利于促进中药饮片销售,使中药行业出现新的经济增长点。指出此举,既可促使厂商提高质量,又可增加用药“透明度”,使医生用上“放心药”,患者吃上“放心药”,满足人们在新形势下的用药需求。此文率先在“南方医药经济报”头版头条发表,并加有编者按:指出是“迫在眉睫之举”,随后在《中国药业》杂志发表,后在上海等地试行。

2006年以后，国家中医药管理局加以推广，并以精包装成名。以上所述，充分说明饮片形态变异及包装变化，是顺应时代发展和用药需求的必然，对推动中医药学术和事业发展，促进药学服务具有"革命"性意义，对医生处方用药、用法用量，及其药物储存保管、运输、处方调配、煎服方法、药事管理等均会造成较大变革。

第二节　中药处方调剂的基本程序与技术要求

尽管饮片形态多有变异，各地用药习惯和执业操作模式略有不同，加之电子处方普遍采用，其程序会有变化。但至目前为止，有的地方传统调配方式仍然存在，有的程序虽有调整，却未有根本性改变：如收方→审方→计价、收费→调剂→复核→包装→发药等环节。

一、收方

有两种情况：①利用计算机网络系统，采用电子处方的，即由医生利用统一制定的软件，在电脑上开具处方，进入系统，患者凭挂号卡到计价、收费部门，由该部门工作人员调出处方，进行审方、计价、收费后，传至调剂终端，电脑自动按顺序打印成纸质处方，由专人分送至调剂人员。②暂未采用电子处方的，即由调剂人员直接从患者或医药消费者手上接过具有执业资格的坐堂医生或医院医生开出的正规处方，先行审方，随即计价、收费。无执业资格人员开写的购药便条或从寺庙求取的"神签"不能称为处方，不宜收取。

二、审方

是调配工作的重要环节，是确保用药安全有效、防止医疗用

54

药差错事故的第一关,应由具有药师以上水平的人员担任。审方又称检查处方。审方的内容包括:①处方前记的审查。包括医疗单位名称、门诊或处方编号、科别、患者姓名、性别、年龄、处方日期、患者家庭住址或工作单位的书写是否完整,以便了解处方来源、处方开出时间及患者的基本情况。不了解处方前记,就无法判别是本单位医生处方还是外来处方,是当日新开处方还是过时处方,药品选用与配伍是否合理,剂量是否符合治疗要求,故处方前记的审查是处方审查的前提内容。②处方概貌的审查。包括处方书写是否整洁清楚,有无涂改不清或其他不符合处方规则的情况。处方正文有无笔误,药品名称、剂型、规格、数量、剂量,以及中药质量、炮制、煎服方法与用法等是否书写完整,药品用名是否规范,疾病诊断是否明确书写。③药品品规等级的审查。许多中药材和饮片具有不同规格、等级,是否与药房现有的品种等级一致,不一致时需加以纠正或说明,否则会造成剂量计算、费用和使用差错。④药物剂量与用法的审查。剂量与药物作用强度有密切关系,而剂量中又有无效量、最小有效量、常用量、极量、中毒量、致死量、一日常用量、一日极量、疗程总量、突击量与维持量之分,同时还有老幼剂量的折算及毒性药品、麻醉药品的处方限量等。煎服法中有先煎、后下、包煎、冲服、烊化等不同要求,故需认真审查核实,以确保用药安全有效。⑤用药禁忌及其他不合理用药审查。中药的用药禁忌包括配伍禁忌、病证禁忌、妊娠禁忌、药食宜忌,这些均应详细审查。还有儿童、老人、孕妇及妇女哺乳期、月经期等特殊人群的用药审查。⑥对医生签字的审查,包括处方下角医生签名处是否签名,超剂量用药和某些特殊情况用药是否注明病情诊断,是否重新签名并注明时间。

　　在处方审查中,如发现上述方面的问题或疑问,一方面应主动与医生联系,稳妥地退回处方,让其自行修改纠正或重新开具处方。对配伍用药方面的问题,应了解医生用药意图,恳切提出自己的意见。另一方面对明显错误处方或严重缺项处方应逐一登记，以便了解和分析处方用药中的问题。对于严重药品滥用和用药失误的处方，应按规定向上报告。使用网络联网的单位，虽将中药配伍禁忌、常用炮制品等已纳入软件内容，但医生在开写处方时仍可能出错，加之病证禁忌、妊娠禁忌等内容不一定全部进入软件。计价、收费人员大多为非药学人员，即使是药学人员，在业务高峰期亦难以承担审方任务，故在调剂终端接收电子处方的专门工作人员和承担调剂的人员，均应对处方再行审查，防止出错。

三、处方计价与收费

处方计价有的地方称划价。传统的计价方法为人工记忆、珠算计价法，要求划价人员熟记药品规格、等级和每种药品的价格，具有熟练的计算技能，做到快速准确。但随着计算机的普遍使用，各地药房均已采用计算机计价或电子处方，设定制作软件后由人工输入信息，即可快速显示价格、生成处方，并传至调剂终端，准确完成划价和收费程序，无须工作人员死记硬背各种药品价格。不但速度快而且准确程度高，便于快速查询。药品价格变动时，只要改动程序中的价格数据即可。但价格设定必须要有依据，不可随意乱改。

四、处方调剂

应由取得药学专业技术人员资格的人员担任，非药学专业技术人员不得从事处方调剂。中药处方调剂的基本步骤，因不同饮片类型有所不同：

1. 传统散装饮片（汤剂）的调剂　调剂步骤为：备药→核校称量用具→再次审方→依序称量、分戥→核对（包括自对和他人复核）→包装。即首先应充分做好药物准备，包括清理药品櫃斗、补充药品，协定处方的包扎，布包、先煎、后下等药物的预先称量包装等;第二是要按处方剂数要求,摆好药物存放盘或承接纸,校准戥称或电子天平等称量器具;第三应仔细阅读每张处方,即再次审方,把握调剂内容和要求,尤其应认准剂量和特殊处理要求;第四是称取药物时要按处方所列药物顺序依次进行,顺序摆放,以便核对。如方中有体轻松泡且量大的灯心草、通草、夏枯草之类,应先称取摆放于另外的纸上,以免压盖其他药物。对熟地黄、瓜蒌、青黛等黏软、带色的药物可放于他药之上,以免黏于底部。对某些易于滚动的细小果实种子类药物,可放在承接纸的中心部位。鲜药应另行处理或另包,以免干湿相混,发霉变质。某些要求临方炒制、捣碎的应按方进行。第五对毒性中药,如处方中未注明生用的应一律配以炮制品。第六对处方中的每一味药物均应坚持准确称量,严禁用手抓药。饮片总量分帖应按称量减重法进行,如每剂中有当归 10g,5 剂共 50g,一次称取后,然后逐一按每剂 10g 递减称量,均匀地分布在 5 个药盘或 5 张承接纸上,应将总量误差控制在 3% 以内,分帖误差控制在 5% 以内。见彩图 1。

2. 单剂量分装饮片　亦称精包饮片,即将药物按 5g、10g、15g、20g 或 3g、6g、9g 分别采用已事先印制有药品、装量、批号、厂家等内容的塑料薄膜或袋泡纸,采用专用分包机定量分装成包。摆放在专用樻斗或容器内,供调剂配方使用。此种单包饮片无需称量。调剂人员接到处方,通过审方,查看剂数后,按剂数准备药袋,并将药袋一侧边缘上方用订书机订在一起。先用手撑开药袋口,按方依顺序逐一从樻斗或容器中取出药物,分别装入每一药袋中。对方中需要先煎、后下、冲服、蒸兑等特殊处理的药物,另用一纸袋包好,一并提供给专事复核的人员,按方逐一核对,由复核人员扎口包装。业务量小、用房宽敞、工作人员少的单位,也可直接在调剂台上按剂数摆放承接盘,按顺序逐一检视完毕后,再行复核,分别用纸袋包扎后,送到发药窗口。要严防漏配、错配,或对单包规格剂量计算不准多配或少配的现象发生。见彩图 2。

3. 单味浓缩颗粒与单味超微饮片的调配　二者虽一为单味提取浓缩的制品,一为饮片直接粉碎的极细粉,但二者均不需入煎,只需要将包装袋剪开,药粉混合后直接冲服。故其调剂程序和方法与单包饮片相似,即在接收处方后,先审方,查看剂数和用量,按剂数准备好药袋或承放器具,依照顺序,逐一从橱斗中取出药物,放入药袋中,自核、签名后交复核员核对。见彩图 3。

4. 智能中药房的调配　智能中药房是在"中药配方颗粒自动发药机"的基础上研制的较新型的配方发药系统,可以按照医生处方,完成取杯、抓药、计量、分包的动作,首先是接受或收集医生处方信息,点击确认,并在药物存储柜上显示后,自动选药,并自动将处方上的饮片量转化为颗粒量,扫描确认,即行配药、封口,并将药物发给患者,交代服用方法及其有关事宜。见彩图 4。

五、核对

二级医院药房应由具有药师以上专业技术职务的人员担任,三级医院应由具有主管药师以上专业技术职务的人员担任,商业连锁大药房应由执业药师担任。核对一般可采用两种办法:或统一安排专人核对,或由调剂人员互相核对。但单独值班人员在无法实现互相核对的情况下,也可自行核对。核对的内容为:①所配药物与处方药物是否一致,有无错配、漏配情况。②所配药物的品规、等级与数量是否相符,实际调配数与处方开写数是否一致,处方总量是否超过有关规定,特别是有毒药品、麻醉药品应加倍注意。③核对用法用量及其注意事项是否书写完整、正确,防止漏写、错写及其书写不清或用词不明的情况。临方炮制、特殊煎服法等要求,是否按方进行。④核对患者的性别、年龄,严防"张冠李戴"。

六、包装与贴签

为了防止丢失、便于携带、方便煎服,在调剂、核对完毕后,须及时包装或包扎,并将事先写好的药袋或标签贴于药袋上,然后一并放入塑料薄膜袋中或其他携带容器内。

七、发药交代

发药交代是药品交付使用的最后一关,是防范用药安全事故、体现药学人员人性化服务、提升药房服务品位、与广大医药消费者直面交流、促进药学人员业务水平提高的一项重要工作。业务量大、调剂人员多的单位,可设专门从事发药交代的人员;业务量小、调剂人员少的单位,也可由调剂人员自行兼任。其所要交代的主要内容为:①应再次核对患者姓名,即发药人员应先呼叫患者的姓名,得到呼应后核对清楚基本情况,才能将药品逐一交付给患者或其家属,严防甲患者的药被乙患者取走。目前,许多单位多采用电子显示屏幕,对已调配、复核、包扎好的药,将患者姓名显示出来,并告知在哪个窗口取药。②明确交代煎煮法或服用法、服用量及其用药注意事项。药物的煎服法、用法用量及用药注意事项皆在药品包装或投药袋上标明,但缺乏医药知识的患者或文化水平偏低的患者仍难完全理解、掌握,需要发药人员耐心、详细、简短明了地向患者交代清楚,特别是对传统饮片汤剂中常有一味或多味需要采用特殊煎服法的,更应注意。③正确交代用药期间内的饮食宜忌,如寒性病证使用温经散寒药物时不宜食生冷饮食;热性病证使用清热泻火、解毒药物时不宜食辛辣、油腻食物;肝阳上亢者使用平肝潜阳、息风止痉药物时不宜食辛热助阳之品;疮疡及皮肤病患者在使用药物时,应避免食用鱼、虾、蟹等腥膻或有刺激性的食品;外感表证和脾胃虚弱、消化不良的患者忌食油炸、黏腻不易消化的食物。④进行用药知识教育,告知患者不要自行应用并不需要的药物,不要因为

"症状相似"就应用他人的药物,也不要把自己的药物随便给他人使用。在怀孕或哺乳时不要自行应用任何药物,只应该用绝对必需的药物。如同时应用多种药物或盲目的中西药联用,发生不良反应的可能性更大。求诊时应主动告诉医生,你对哪些药物过敏及过去患过的主要疾病。如对药物的用法用量尚不明确时一定要询问清楚,并要了解用药期间的一般注意事项和控制饮食情况。对医生给你在处方中规定的用法用量和服用时间不要随意改变,如发生不良反应则应及时告诉医生,由医生作出相应处置和变更。并应告知:一般不要躺着服药;药液应摇匀后服用,取回家的药应妥善保存,以免小孩误服中毒;已经变色、潮解、发霉、过期的药物不要使用。

第三节　中药饮片处方调剂中应临时处置的事宜

传统中药汤剂处方调剂中,除需要认真执行特殊煎服法的要求外,在备药过程中还应对下列情况预先作出相应处置。

1. 需要临时捣、研、打碎的药物　①未经切片的坚硬的根或根茎类,如土贝母、三七、黄连、山慈菇、延胡索等;②种子果实类,如郁李仁、白豆蔻、草果、苦杏仁、桃仁、蕤仁、益智仁、砂仁、白胡椒、鸦胆子、酸枣仁、蓖麻子、川楝子、莱菔子等;③骨甲贝壳类,如穿山甲、龟甲、鳖甲、生龙骨、生牡蛎等;④矿石类,如阳起石、白矾、生石膏、磁石、赭石等;⑤贵重细料药物,如天麻、白参、红参、豹骨、猴骨等。

2. 需要除掉非药用部位的药物　①"去毛",如枇杷叶、石韦等;②"去芦",如人参、党参等;③"去心",如麦冬、远志、巴戟天等;④"去核",如山茱萸、乌梅、山楂、诃子、大枣等;⑤"去头足翅",如斑蝥、红娘子、蝉蜕等;⑥"去头尾",如蕲蛇、金钱白花蛇、乌梢蛇等。

3. 处方中常标明"道地药材"者　医生在处方中常标明道地要求的药物很多，如怀牛膝、怀山药、怀生地、怀菊花、川黄连、川贝母、川附子、川芎、浙贝母、亳菊、杭麦冬、川麦冬、杭菊花、建泽泻、建曲、湘曲、秦归、宁夏枸杞、台乌药等等，均应提前准备，尽力满足其不同用药要求。

第四节　中药处方调剂应付与分类名录

处方应付，又称处方应配、处方给付，即药师接到处方后，根据医生开写的药味，按照约定俗成的用药习惯或区域性规定，应该发放什么样的药品，是生品还是熟品，是哪一地域出产的药物，是哪一种炮制方法、炮制辅料炮制后的成品，品规等级是否符合要求，别名、俗名、处方用名与正品是否相符。如开川乌是发生川乌还是发制川乌；开半夏是发生半夏还是发法半夏、姜半夏、清半夏；开狗脊是发生片还是发熟片；开秦归、西归发什么；开西芎发什么；开石膏发什么；开坤草发什么；开玉果发什么；开洋谷珠、戴星草各发什么；开蕺菜、肺形草发什么；开一见喜、榄核莲怎么配；开劳伟、象胆配什么；开紫金牛、平地木配什么；开蠡实发什么；开云皮配什么；开土子配什么；开耳环石斛、霍山石斛配什么；开龙骨、牡蛎是配生品还是配煅制品；开土元、䗪虫配什么；开二丑配什么，如此等等，均需要恰当、准确处置。

一、处方应付的意义

1. 处方应付具有丰富的中医药文化内涵，是中医药发展历史长河中的经验积淀，是伴随中医药和药学实践出现的，源远流长。如人们熟知的人参，后世本草方药书中多以人参是因其根如人形而得名，但《说文解字》中称人参为"蔘"，释为"药草出上党，蔘者也"。《吴普本草》称人参为"土精""地精"，因人参得地之精灵，在吴普的《吴氏本草》中又将人参称为"黄参""玉精""神草"等。《春秋说题辞》释:"摇光星散而为参"。《礼斗威仪》称:"下有人参,上有紫气",以此证明"人参乃神草也"。《名医别录》载人参名"人衔""鬼盖",并解释说:"衔乃薆字之讹,其成有阶级,故曰人衔";"其草背阳向阴,故曰鬼盖,其在五参,色黄属土,而补脾胃,生阴血,故有黄参、血参之名"。清朝初年,为了禁止老百姓上山采挖人参,将人参讳称:"棒锤""放山"等。

除此之外,人参还有许多趣名,如"老山""大山""扒山""移山""石柱""秧参"。所谓"老山",是长于长白山者,年代在200年以上,能补将绝之元气,为参类最佳品;凡生于山中,在数十年者,无论大小,统名之曰"大山",功力比"老山"较薄;"扒山"为山野所生,在苗将出未出之际,被猎人或禽兽踩踏,参苗陷入土内,数十年后复苗,为采参人所得,故名"扒山参",功力与"大山"同,惟形态略差而已;"移山"亦野生,有三、五、十年不等,为采参者所见,明知年限尚少,又恐被人采去,将其掘起,栽于家园或植于山野者,故名"移山",其功力次于"大山""扒山";"石柱参"俗名石柱子,产于石柱沟,其功力更次于大山。人参药用历史久远,西汉元帝《急就章》中即有记录,《本经》中将其列为上品。

再如黄芪,原名黄耆。李时珍释名谓:"耆者长也,黄耆色黄为补药之长"。《本草原始》谓:"耆者年高有德之称,……历年多而性不燥,此药性缓如之,故得以耆称"。黄芪的别名繁多,"蜀脂""戴糁""羊肉"亦为其名,所谓"蜀脂"者乃"耆"的假借;所谓"戴糁"者,因其开出的浅黄色小花,簇簇成丛,似戴饭糁之状;所谓"羊肉"者,乃《大明日华本草》所言,称其"药中补益,呼为羊肉"。黄芪之名清代始见。

山药本名薯蓣,为避唐代宗之讳,改名薯药,明代以后才以山药作为正名,因以河南古怀庆府地区产之有名,故又称怀山药、淮药。党参因形状似人参、产于上党郡(今山西长治),故名党参。巴戟天,因产于巴蜀(今四川、重庆一带),植物形态似戟,藤蔓攀附他物而上,功用很强,故而得名。似乎可以这样认为:坚持作好处方应付,是传承发展中医药文化,提高中药处方调剂质量的一项重要内容或重要举措。

2. 坚持作好处方应付既是中药调剂工作的优良传统,也是当代药事管理法规的要求。我们知道,合药调剂,在《神农本草经》《神农本草经集注》《千金要方》等许多医药名著中均有论述。配方错误,致命错误,在古代药事管理中是要追究法律责任的,这在引言中即已述及。建国以后,在制剂学、调剂学等著作中对处方应付亦进行了叙述。近年来,国家中医药管理局还专门发文,要求以省市地区或医院制定中药处方应付的规定,许多省市和医院均相应制定了各自的文件。

3. 规范统一中药处方应付,是提高处方调剂质量,确保准确安全用药的现实需要。由于中药应用历史久远,取材范围广泛,我国幅员辽阔,各地文化、生活习俗不同,药物命名有异,加之历代临床医家和医药经营商家又不断创用了许多名称,致使药物的别名、俗名、处方用名、商行用名日益增多,许多药物除了正名之外,出现了几个、十几个、二十几个、三十几个,甚至四十几个不同的名称。如天麻,则有赤箭、离母、鬼督邮、神草、独摇、自动草、水洋芋、白龙皮、定风草根、冬彭等别名,还有明天麻、川天麻、冬天麻、春天麻、煨天麻等常见的处方用名;钩藤有钓钩藤、钓藤、倒挂金钩、吊藤、吊钩藤、金钩藤、金钩草、吊风根、那勾、倒钩藤、资夺阿能等别名,还有双勾、勾耳、勾行、双勾行、勾屯、钩丁等俗名,更有处方多见的双钩、双钩藤、嫩钩藤等处方用名;重楼,则有蚤休、七叶一枝花、枝花头、七叶一盏灯、双层楼、灯台七、灯台、螺丝七、海螺七、草河车、白蚤休、净水莲、重台、重台车、独脚莲、石前重楼、牙赶庄、铁灯台等别名、俗名和处方用名,一般人根本无法记忆。加之,自20世纪90年代以来,许多医药商店、中小医院、个体医务人员,为了防止处方外流或招揽商机,除了大量从文献中寻取一些极为少见的别名、俗名外,尚随意自造了许多所谓的药名,有的甚至不惜使用代码和隐语,使其无法辨识和查询,迫使医药消费者在场就范消费。这些现象如不加以整治,逐步统一规范,先以省市地区统一应付名称,将会严重影响配方质量,危害用药安全。

二、中药通用名与别名、俗名与处方用名

药物的通用名,又称正名,即通常使用的正规名称。这类名称理应以当代药典及其省市规范为主要依据,以中药学教材、中药志、中药大辞典、中华本草为次要依据。但由于这些著作的编纂者前后书写不一,也未能做到完全统一。如旱莲草与墨旱莲、乌头与川乌、杏仁与苦杏仁、栝楼与瓜蒌等常互为出现,不够一致和严谨。

药物的别名,即别称,如当归,又名薜、山蕲、文无;何首乌藤,又名夜交藤;天冬,又名天棘、管松;车前,又名苤苢、当道、车轮菜、蛤蟆衣等。

药物的俗名,即通俗之名,如北沙参,呼为条参;槟榔片,呼为大白、花片;狗脊,呼为犬片等。

药物的处方用名:除使用通用名之外,尚摘取了较常见的别名和俗名,有的则系医生为了明确产地、规格等级、质地、老嫩使然,如西党、潞党、秦归、西归、川连、杭麦冬、天台乌药、明天麻、桂枝尖、嫩钩藤、上桂、紫油厚朴等等。

三、处方应付设定的依据

中药调剂处方应付的科学设定,对规范医生的处方行为、指导中药调剂、保证用药品种的准确供应具有重要意义,不可随意杜撰和设定。无论是通用名,还是别名、俗名、处方用名,或确定用生用熟均应取之有据,符合区域性用药和用名实际。既要尊重传统用药习惯,又要坚持科学性和较广泛的应用性,尽可能摒

弃一些怪癖、少见的用名。尽可能以中国药典及其饮片用药须知、省市规范等所记正名为据。

四、处方应付分类名录

为了便于查询应用,特对近千个品种按药物功用,分为以下21类,以供参考。

1. 解表药

麻黄:净麻黄、生麻黄、西麻黄,配生麻黄。

麻黄绒:麻绒,配捣研后的麻黄,如无麻绒可配生麻黄。

炙麻黄:配蜜炙麻黄。

桂枝:嫩桂枝、桂枝尖、桂梢、桂尖,配桂枝咀段片。

炒桂枝:配炒桂枝。

桂木:桂心,配桂木。

紫苏叶:苏叶、嫩苏叶、苏子,配紫苏叶。

紫苏梗:苏梗,配紫苏梗。

全紫苏:紫苏,配紫苏叶与紫苏梗混切片。

紫苏兜:苏兜,配紫苏兜。

紫苏花:苏花,配紫苏花。

生姜:鲜生姜、鲜姜、生姜片,配生姜片。

煨姜:煨生姜,配煨生姜。

生姜皮:姜皮,配生姜皮。

香薷:香茹、细香薷、西香薷、小叶香薷、细叶香薷、大叶香薷、青香薷,配香薷。

荆芥:香荆芥、细荆芥、荆芥尾,配荆芥咀段片。

炒荆芥:配清炒过的荆芥。

荆芥炭:黑荆芥,配荆芥炭。

荆芥穗:芥穗,配荆芥穗。

芥穗炭:配荆芥穗炭。

防风:北防风、关防风、口防风、苏防风、防丰、屏风,配防风片。

炒防风:配炒防风。

防风炭:配防风炭。

羌活:西羌活、西羌、川羌、蚕羌、条羌,配羌活(咀段)。

白芷:香白芷、杭白芷、川白芷、祁白芷、禹白芷、会白芷,配白芷(片)。

藁本:西芎、川藁本、辽藁本、香藁本、净藁本,配藁本(片)。

细辛:北细辛、辽细辛、华细辛,配细辛段片。

苍耳子:苍耳、苍耳实、炒苍耳、菜耳子,配炒苍耳子(有毒)。

辛夷:辛夷花、木笔花,配辛夷。

鹅不食草:石胡荽、鹅不食、鸡肠草、野园荽,配鹅不食草。

胡荽:芫荽、香菜、延妥菜、香荽,配胡荽。

芫荽子:胡荽子,配芫荽子。

葱白:葱白头、葱茎白、香葱、香葱白,配葱白。

罗勒:九层塔、香花草、千层塔、药佩兰、香草,配罗勒。

地椒:地花椒、山胡椒、百里香、千里香,配地椒(有小毒)。

芸香草:云香草、诸葛草、香茅草、麝香草,配芸香草。

搜山虎:新莨菪,配搜山虎(极毒)。

淡豆豉:香豆豉、豆豉、黑豆豉、香豉,配淡豆豉。

灯盏细辛:灯盏花、灯盏菊、地朝阳、东菊、短葶飞蓬,配灯盏细辛。

零陵香:铃铃香、铃子香、熏草、广灵香、灵香草、熏香、陵香,配零陵香。

血人参:三叶青、绿叶胡枝子、三头草、宝腰带,配血人参。

薄荷:苏薄荷、鸡苏、仁丹草,配薄荷。

牛蒡子:牛子、炒牛子、大力子、关大力、恶实、鼠粘子,配炒牛蒡子。

蝉蜕:蝉退、蝉衣、虫退、虫蜕、虫衣、蝉壳、蝉退壳,配蝉蜕

（去头足）。

桑叶:冬桑叶、霜桑叶,配桑叶。

炙桑叶:配蜜炙桑叶。

菊花:白菊花、甘菊花、亳菊花、怀菊花、黄菊花、节华,配菊花。

杭菊花:杭菊,配杭菊花。

贡菊花:贡菊,配贡菊花。

柴胡:北柴胡,配北柴胡;红柴胡、南柴胡,配南柴胡。

醋柴胡:醋炒柴胡,配醋炙柴胡;酒柴胡:配酒炙柴胡。

鳖血炒柴胡:配鳖血炒柴胡。

蔓荆子:蔓京子、蔓荆实、炒蔓荆子,配炒蔓荆子。

蔓荆子炭:配蔓荆子炭。

粉葛:粉葛根、甘葛、甘葛根,配粉葛。

葛根:野葛,配葛根;煨葛根:配煨葛根。

升麻:绿升麻、关升麻、北升麻、鬼脸升麻,配升麻(片)。

炙升麻:配蜜炙升麻;酒升麻:配酒炙升麻。

西河柳:柽柳、观音柳、山川柳、三春柳,配西河柳段片。

浮萍:紫背浮萍、紫浮萍、水萍、田萍,配浮萍。

木贼:配木贼草(咀段)。

一枝黄花:黄花一枝香、一枝香、朝天一柱香,配一枝黄花段片。

大叶桉叶:桉叶,配大叶桉叶。

落新妇:小升麻、红升麻、大落新妇,配落新妇。

大头陈:黑头草、神曲草、千捶草,配大头陈。

天青地白:清明草、乌云盖雪,配天青地白。

草石蚕:地蚕、螺丝菜、地纽,配草石蚕(唇形科)。

地蚕:土石蚕、白冬虫草、土虫草、肺痨草,配地蚕(唇形科)。

石蚕(石蛾科):沙虱、石蠹虫,配石蚕。

鸭脚木皮:鸭脚皮、鹅掌柴皮,配鸭脚木皮。

2. 清热药

石膏:生石膏、石羔、细理石,配生石膏。

熟石膏:煅石膏,配熟石膏。

寒水石:凝水石、方解石,北寒水石、南寒水石,配寒水石。

煅寒水石:配煅寒水石。

知母:肥知母、光知母、肉知母、配知母(片)。

盐知母:配盐炙知母;酒知母:配酒炙知母。

芦根:苇根、苇茎、干芦根,配芦根(段片)。

鲜芦根:配鲜芦根。

芦竹根:芦荻头、荻芦竹,配芦竹根。

天花粉:花粉、瓜蒌根、栝楼根、蒌根,配天花粉(片)。

淡竹叶:竹叶,配淡竹叶(咀段)。

栀子:山栀子、山栀仁、栀仁、山栀、净栀仁、黄栀子、生栀仁、卮子,配生栀子。

炒栀子:炒栀仁,配炒栀子。

焦栀子:焦栀仁,配焦栀子。

姜栀子:配姜汁炙栀子。

栀子炭:黑栀子,配栀子炭。

决明子:草决明、马蹄决明、决明,配决明子。

炒决明子,配炒决明子。

青葙子:野鸡冠花子,配青葙子。

密蒙花:蒙花、蒙花珠,配密蒙花。

谷精草:戴星草、翳子草、流星草、鱼眼草、文星草,配谷精草。

谷精珠:洋谷珠,配谷精珠。

夏枯草:夏枯球、夏枯头,配夏枯草。

蕤仁:芮仁、蕤核、蕤核仁、美仁子,配蕤仁。

夜明砂:蝙蝠粪、黑沙星、天鼠屎,配炒夜明砂。

望月砂:明月砂、玩月砂,配望月砂。

茺蔚子:茺玉子、益母子、冲玉子,配茺蔚子。

炒茺蔚子:配炒茺蔚子。

西瓜皮:西瓜翠衣、西瓜青,配西瓜皮。

西瓜霜:西瓜硝,配西瓜霜。

苦瓜霜:配苦瓜霜。

王瓜根:土瓜根,配王瓜根片。

绿豆:青小豆,配绿豆。

竹叶卷心:竹卷心、竹心,配竹叶卷心。

鸭跖草:鸭舌草、鸭脚草、竹叶菜、兰花竹叶、碧竹草,配鸭跖草。

熊胆粉:配熊胆粉。

蛇胆汁:蛇胆,配蛇胆汁(有小毒)。

黄芩:枯芩、子芩、条芩、片黄芩、片芩,配黄芩片。

酒黄芩:酒芩、炙黄芩,配酒炙黄芩片。

黄芩炭:配黄芩炭。

黄连:川连、味连、雅连、云连、鸡爪黄连,配黄连片。

酒黄连:配酒炙黄连。

姜黄连:配姜汁炙黄连。

萸黄连:配吴萸汁炙黄连。

胆汁炙黄连:配胆汁炙黄连。

洪连:配洪连。

黄柏:川黄柏、柏皮、黄檗,配川黄柏(丝片)。

关黄柏:配关黄柏。

盐黄柏:配盐炙黄柏;酒黄柏:配酒炙黄柏。

黄柏炭:配黄柏炭。

龙胆:胆草、龙胆草、草龙胆、苦龙胆、坚龙胆、川龙胆、关龙胆,配龙胆(咀段)。

酒龙胆:配酒炙龙胆。

苦参:苦参片,配苦参(片)。

三颗针:小檗、刺黄连,配三颗针(片)。

马尾连:唐松草,配马尾连。

功劳木:十大功劳,配功劳木(块片)。

十大功劳根:配十大功劳根片。

菊苣:蓝菊,配菊苣。

水牛角:水牛角片、牛角片、水牛角粉,配水牛角片或粉。

地黄:生地黄、干地黄、干生地、生地、怀地黄、淮生地、怀生地、细生地、大生地,配地黄(片)。

酒地黄:酒生地,配酒炙地黄。

生地炭:地黄炭,配生地炭。

玄参:乌玄参、浙玄参、元参、黑参,配玄参(片)。

苦玄参:配苦玄参。

牡丹皮:丹皮、刮丹皮、粉丹皮、原丹皮、花王皮,配牡丹皮(咀段)。

酒丹皮:炒丹皮,配酒炙牡丹皮。

丹皮炭:配牡丹皮炭。

赤芍:赤芍药、京赤芍、川赤芍、红芍药、草芍药,配赤芍(片)。

紫草:紫草根、软紫草、老紫草、野紫草,配紫草。

木芙蓉花:配木芙蓉花。

猪胆粉:配猪胆粉。

香榧草:顺顺草、鲫鱼草,配香榧草。

蛇泡簕:茅莓根、三月泡、红梅消,配蛇泡簕片。

金银花:银花、忍冬花、双花、二宝花、二花、济银花、东银花、密银花,配金银花。

山银花:配山银花。

金银花炭:配金银花炭或山银花炭。

连翘:连轺、老翘、黄翘,配连翘。

青翘:配青翘。

朱砂拌连翘:配朱砂拌连翘。

大青叶:蓝叶、蓝靛叶、大青,配大青叶。

蓼大青叶:蓼蓝,配蓼大青叶。

青黛:建青黛、青黛粉,配青黛。

板蓝根:蓝根、蓝靛根,配板蓝根片。

千里光:九里光、七里光、千里及、千里明,配千里光段片。

野菊花:野菊、野黄菊、苦薏,配野菊花。

四季青:冬青,配四季青片。

三丫苦:三叉苦、三桠苦、三权苦、三丫虎、三叉虎、三都虎、三孖苔,配三丫苦。

白头翁:白头公、老翁花,配白头翁段片。

秦皮:岑皮、秦白皮、北秦皮、苦枥皮,配秦皮(块片)。

鸦胆子:鸭胆子、鸦胆、鸭旦子,配鸦胆子(有毒)。

马齿苋:马齿菜、马苋、长寿菜、安乐菜,配马齿苋。

委陵菜:配委陵菜。

辣蓼草:水蓼、辣蓼,配辣蓼草。

地锦草:铺地锦、斑地锦、扑地锦、乳汁草,配地锦草。

三白草:水木通、白花照水莲,配三白草。

山香圆叶:山香圆,配山香圆叶。

红药子:毛脉蓼、朱砂七、红药、薯良、赭魁、血三七,配红药子片(有小毒)。

黄药子:黄独根、黄独、黄药根,配黄药子片(有毒)。

拳参:草河车,配拳参片。

朱砂莲:一点血,配朱砂莲片。

紫花地丁:地丁草、地丁、紫地丁,配紫花地丁。

苦地丁:配苦地丁。

蒲公英:卜公英、公英,配蒲公英。

重楼:蚤休、七叶一枝花、金钱重楼、灯台七、铁灯台、灯台、七叶一盏灯,配重楼片(有小毒)。

　　木芙蓉叶:木莲、木芙蓉,配木芙蓉叶。

　　白蔹:山地瓜、野红薯,配白蔹片。

　　白鲜皮:白藓皮、北鲜皮、藓皮、白羊鲜,配白鲜皮(咀段)。

　　紫荆皮:紫荆木皮,配紫荆皮片。

　　漏芦:祁州漏芦,配漏芦。

　　禹州漏芦:配禹州漏芦。

　　羊蹄:土大黄、牛舌根、东方宿,配羊蹄根。

　　杠板归:穿叶蓼、拦蛇风、河白草、刺犁头、蛇不过、扛板归,配杠板归。

　　土茯苓:冷饭团、仙遗粮、仙余粮、土苓、红土茯苓、白土茯苓,配土茯苓片。

　　鱼腥草:蕺菜、肺形草,配鱼腥草。

　　大血藤:红藤、活血藤、血藤、红血藤、大活血、省藤,配大血藤片。

　　败酱草:败酱、苦职,配败酱草。

　　草乌叶:配草乌叶(有小毒)。

　　白英:蜀羊泉、白毛藤,配白英段片(有小毒)。

　　半枝莲:半支莲、韩信草、牙刷草,配半枝莲(段片)。

　　山慈菇:山茨菇、毛慈菇,配山慈菇片(有小毒)。

　　金荞麦:荞麦三七、野荞麦根、金锁银开、野荞麦、苦荞麦根、荞当归、开金锁,配金荞麦片。

　　水飞蓟:配水飞蓟。

　　半边莲:急解素、半边旗、半边菊,配半边莲。

　　马蔺子:蠡实,配马蔺子。

　　天葵子:天去子、紫背天葵子、紫背天葵、千年老鼠屎,配天葵子。

　　马鞭草:铁马鞭、铁扫帚,配马鞭草段片。

　　六月雪:路边荆、路边金、白马骨,配六月雪段片。

龙葵:天茄子、天泡草,配龙葵(有小毒)。

丝瓜络:丝瓜瓤、瓜络、千层楼,配丝瓜络。

山豆根:豆根、广豆根、苦豆根、南豆根,配山豆根片(有毒)。

北豆根:北山豆根、蝙蝠葛根,配北豆根片(有小毒)。

苦甘草:西豆根、甘草豆根,配苦甘草。

射干:乌扇、扁竹根,配射干片。

马勃:净马勃、大马勃,配马勃。

橄榄:橄榄子、青果、甘榄,配橄榄。

金果榄:金苦榄、九牛胆、金牛胆,配金果榄片。

臭灵丹草:配臭灵丹草。

朱砂根:开喉箭、大罗伞、凉伞遮珍珠,配朱砂根片。

木蝴蝶:云故纸、白故纸、千张纸、玉蝴蝶、洋故纸,配木蝴蝶。

土牛膝:杜牛膝,配土牛膝(咀段)。

无花果:映日果、文仙果,配无花果。

大青根:淡婆婆根、路边青,配大青根(块片)。

苘麻子:苘实、白麻子,配苘麻子。

穿心莲:一见喜、榄核莲,配穿心莲。

白花蛇舌草:蛇舌草、二叶葎、蛇舌癀,配白花蛇舌草。

紫背天葵:红水葵、红天葵,配紫背天葵叶。

垂盆草:佛指甲、鼠牙半支,配垂盆草。

鸡骨草:配鸡骨草段片。

凤尾草:井边草、凤凰草、金鸡尾,配凤尾草段片。

猫爪草:小毛茛,配猫爪草(有小毒)。

人中黄:甘草黄,配人中黄。

白药子:白药、白药根、山乌龟,配白药子(有小毒)。

翻白草:鸡脚爪,配翻白草。

青叶胆:肝炎草、青鱼草,配青叶胆。

岗梅根:秤星树根、百解茶、点秤星、岗梅,配岗梅根片。

高山辣根菜:配高山辣根菜。

锦灯笼:灯笼草、酸浆,配锦灯笼。

马兰:田边菊、马兰草、蟛蜞菊,配马兰(咀段)。

水杨梅:水杨柳、串鱼木,配水杨梅。

荠菜:地菜子,配荠菜。

诃子:毛诃子、毗黎勒,配诃子。

苦木:苦胆树、苦树、苦皮树,配苦木(有小毒)。

了歌王根:地樟根、地锦根、地谷根,配了哥王根或根皮(有毒)。

大驳骨丹:大还魂、大驳骨,配大驳骨丹。

大飞扬草:神仙对座草、大飞草、大奶浆草,配大飞扬草。

万年青根:万年青、白河车、千年润,配万年青根(有小毒)。

小飞扬草:小飞扬、小飞羊草、乳汁草、千根草,配小飞扬草。

小驳骨:配小驳骨。

桦木皮:白桦皮、桦皮、桦树皮,配桦木皮。

长春花:雁来红,配长春花(有毒)。

鬼针草:一包针、婆婆针、金盏银盘,配鬼针草。

虎耳草:石荷叶,配虎耳草(有小毒)。

仙人掌:神仙掌、观音刺,配仙人掌。

铁苋:海蚌含珠、人苋、血见愁、撮斗装珍珠,配铁苋。

胆木:黄胆木、黄心木、药乌檀,配胆木片。

葫芦茶:金腰带,配葫芦茶。

苎麻根:苎麻兜、苎根,配苎麻根。

蓍草:配蓍草。

黄藤:藤黄连、黄藤根、土黄连,配黄藤。

金莲花:旱地莲、金芙蓉,配金莲花。

菥蓂:苏败酱,配菥蓂。

救必应:消瘅药、白皮冬青,配救必应。

千屈菜:对叶莲、水槟榔、败毒草,配千屈菜。

瓦松:瓦花、流苏瓦松、岩如意,配瓦松。

金丝桃:配金丝桃。

贯叶金丝桃:配贯叶金丝桃。

扶桑叶:朱槿叶,配扶桑叶。

树舌:老母菌、扁芝、树耳朵,配树舌(片)。

罗锅底:金盆、金银盘、雪胆,配罗锅底片(有毒)。

青蒿:草蒿、黄花蒿,配青蒿。

地骨皮:全皮、枸杞根皮,配地骨皮。

白薇:配白薇。

炙白薇:配蜜炙白薇。

银柴胡:银胡,配银柴胡。

胡黄连:胡连,配胡黄连。

枸骨叶:功劳叶、枸骨刺,配枸骨叶。

冬凌草:配冬凌草。

3. 泻下药

火麻仁:麻子仁、麻仁、火麻子、大麻仁,配火麻仁(捣碎)。

炒火麻仁,配炒火麻仁。

郁李仁:李仁肉,配郁李仁;炒郁李仁,配炒郁李仁。

大黄:生大黄、生军、庄黄、西大黄、川军、将军、锦纹,配生大黄。

酒大黄:酒军,配酒炙大黄。

熟大黄:熟军,配蒸制过的大黄。

大黄炭:配大黄炭。

芒硝:盆硝、盐硝,配芒硝。

朴硝:配朴硝。

玄明粉:风化硝,配玄明粉(即风化失水的芒硝)。

番泻叶:泻叶、泡竹叶,配番泻叶。

芦荟:卢会、劳伟、奴会、象胆,配芦荟。

甘遂:醋甘遂、制甘遂,配醋炙甘遂(有毒)。

煨甘遂:配煨甘遂。

京大戟:大戟、醋大戟,配醋制京大戟(有毒)。

绵大戟:配醋炙绵大戟(有毒)。

红大戟:红芽大戟、红毛大戟、红牙戟,配醋炙红大戟(有小毒)。

芫花:去水、闷头花、闹鱼花,配醋炙芫花(有毒)。

牵牛子:丑牛子、黑丑、白丑、二丑,配炒牵牛子(有毒)。

巴豆:江子、刚子,配生巴豆(大毒,捣碎)。

巴豆霜:配巴豆霜(大毒)。

千金子:续随子,配生千金子(有毒,捣碎)。

千金子霜:配千金子霜(有毒)。

商陆:配醋炙商陆(有毒)。

蝼蛄:土狗子,配蝼蛄。

蓖麻子:蓖麻仁、草麻子,配蓖麻子(有毒,捣碎)。

石龙子:配炒制过的石龙子(有小毒)。

4. 祛风湿药

独活:香独活、川独活、肉独活、大活,配独活(片)。

威灵仙:灵仙、铁脚威灵仙,配威灵仙咀段(有小毒)。

酒威灵仙:配酒炙威灵仙。

防己:粉防己、汉防己,配防己科防己片。

秦艽:左秦艽、西秦艽,配秦艽(咀段)。

酒秦艽:配酒炙秦艽。

海桐皮:刺桐皮、钉桐皮,配海桐皮。

油松节:黄松节、松节,配油松节(块片)。

松香:松脂、松脂香、白松香,配松香。

徐长卿:摇竹消、寮刁竹、石下长卿、逍遥竹,配徐长卿段片。

香加皮:北五加皮、杠柳皮、香五加皮,配香加皮(有毒)。

寻骨风:寻谷风、清骨风,配寻骨风。

两面针:入地金牛、两边针、上山虎、花椒刺,配两面针(有小毒)。

石楠藤:石南藤、山蒟,配石楠藤。

雪莲花:雪莲、雪荷花、大木花,配雪莲花(有小毒)。

天山雪莲:配天山雪莲(维吾尔族习用药,有毒)。

千年健:年健、千年见、年见,配千年健(有小毒)。

生川乌:乌头、川乌头、生川乌,配生川乌(大毒)。

制川乌:川乌,配制川乌(有毒)。

生草乌:草乌头、北乌头、生草乌,配生草乌(大毒)。

制草乌:草乌,配制草乌(有毒)。

雪上一枝蒿:铁棒锤、短柄乌头,配雪上一枝蒿(大毒)。

马钱子:番木鳖、马前子、伏水子、制马钱子、配制马钱子(大毒)。

马钱子粉:配马钱子粉(大毒)。

生马钱子:配生马钱子(大毒)。

闹羊花:羊踯躅,配闹羊花(大毒)。

丁公藤:包公藤、麻辣子,配丁公藤片(有毒)。

艾纳香:大风艾、冰片艾、牛耳艾,配艾纳香。

楤木根:鸟不宿根、鸟不宿、鸟不站、楤木,配楤木根片。

黑骨头:滇杠柳、黑骨藤,配黑骨头(有毒)。

四块瓦:四片瓦,配四块瓦。

走马胎:大发药、走马风,配走马胎。

黄杨木:千年矮、乌龙木,配黄杨木。

七叶莲:汉桃叶、小叶鸭脚木、七叶藤、七加皮,配七叶莲。

香叶:香艾,配香叶。

茵芋:茵蓣,配茵芋(有毒)。

接骨木:接骨丹、接骨草、续骨木,配接骨木片。

女萎:蔓楚,配女萎(有小毒)。

马桑根:乌龙须、黑龙须,配马桑根片(有毒)。

金铁锁:配金铁锁(有小毒)。

安痛藤:配安痛藤(咀段)。

文冠果:文冠木,配文冠果。

合掌消:合掌草、抱茎白前,配合掌消。

清风藤:寻风藤,配清风藤片。

桃儿七:配桃儿七(有毒)。

一扫光:榆古兴噶尔布,配一扫光。

忍冬藤:金银花藤、银花藤,配忍冬藤段片。

勾儿茶:配勾儿茶。

买麻藤:买子藤,配买麻藤。

乌梢蛇:乌蛇、乌风蛇,配乌梢蛇段片。

酒乌梢蛇:配酒炙乌梢蛇。

蕲蛇:祁蛇、五步蛇、大白花蛇、棋盘蛇、蕲蛇肉、酒蕲蛇,配酒制蕲蛇(段片,有毒)。

金钱白花蛇:小白花蛇、金钱蛇、银环蛇,配金钱白花蛇(有毒,以"条"计)。

蛇蜕:蛇退、龙衣,配蛇蜕。

酒蛇蜕:配酒炙蛇蜕。

木瓜:宣木瓜、酸木瓜、川木瓜,配木瓜片。

蚕沙:原蚕沙、晚蚕沙,配蚕沙。

豨莶草:豨莶、猪冠麻叶,配豨莶草(咀段,有小毒)。

酒豨莶草:配酒豨莶草。

臭梧桐:海州常山,配臭梧桐(段片)。

络石藤:络石、络石草,配络石藤(咀段)。

桑枝:嫩桑枝,配桑枝片。

酒桑枝:配酒炙桑枝片。

炙桑枝:配蜜炙桑枝片。

伸筋草:石松、小伸筋、绿毛伸筋,配伸筋草。

大伸筋:牛尾菜、牛尾伸筋、马尾伸筋,配大伸筋(片)。

老鹳草:老官草、老贯草,配老鹳草段片。

舒筋草:配舒筋草。

独一味:巴拉努努、吉布孜、哈吾巴拉,配独一味片(有小毒)。

雷公藤:黄藤根、震龙根,配雷公藤片(大毒)。

路路通:枫球子、枫实、枫香果,配路路通。

肿节风:草珊瑚、观音茶、接骨金粟兰、九节风,配肿节风片。

红毛七:红毛细辛、金丝七,配红毛七(有小毒)。

丢了棒:追风棒、咸鱼头、追风棍、刁了棒,配丢了棒片(有小毒)。

荨麻:焮麻、蝎子草,配荨麻片(有毒)。

祖师麻:祖司麻,配祖师麻片(有毒)。

荭草:荭蓼、水红花,配荭草(有毒)。

透骨草:凤仙透骨草,配凤仙透骨草(咀段)。

珍珠透骨草:地构菜,配珍珠透骨草(咀段)。

南蛇藤:南蛇风、大南蛇,配南蛇藤片。

穿破石:川破石、柘根、奴柘、拉牛入石、黄龙脱壳,配穿破石片。

地枫皮:地风皮、地丰皮,配地枫皮。

过山龙:秤钩风、华防己、湘防己,配过山龙片。

过江龙:扁叶石松,配过江龙片。

麻口皮子药:皮子药、总管皮,配麻口皮子药段片(有小毒)。

藤杜仲:刺果卫矛,配藤杜仲。

千金拔:吊马墩、老鼠尾、牛大力,配千金拔片。

三分三:野旱烟,配三分三(大毒)。

野木瓜:配野木瓜。

茅膏菜:地下明珠、珍珠草、山胡椒,配茅膏菜(有毒)。

扶芳藤:滂藤,配扶芳藤片。

海风藤:风藤、巴岩香,配海风藤段片。

青风藤:青藤、大青藤,配青风藤片(防己科,有毒)。

两头尖:竹节香附,配两头尖(有毒)。

梵天花:三角枫、三合枫、野木棉,配梵天花。

梵天花根:配梵天花根。

眼镜蛇:吹风蛇、五毒蛇、膨颈蛇,配酒制眼镜蛇(有毒)。

穿山龙:竹根薯、穿地龙、黄姜、野山药,配穿山龙片。

常春藤:三角藤、风藤草,配常春藤段片。

半枫荷根:白背枫、半边枫荷、翻白叶树根、半枫荷、枫荷桂,
配半枫荷根。

枫香树叶:配枫香树叶。

松根:配松根片。

宽筋藤:伸筋藤,配宽筋藤片。

牛大力:甜牛大力、山莲藕、大力薯、山葛,配牛大力片。

钻地风:追地风、利筋藤,配钻地风。

透骨香:满山香、透骨消、万里香,配透骨香。

陆英:蒴藋、接骨草、八棱麻,配陆英。

大麻药:大豆荚、麻里麻,配大麻药(有毒)。

昆明山海棠:火把花、火把花根,配昆明山海棠根片(大
毒)。

香茅:茅香、香麻、香巴茅、香茅草,配香茅。

五加皮:南五加皮、刺五加皮、细柱五加,配五加皮(咀段)。

桑寄生:桑上寄生、广寄生,配桑寄生(段片)。

槲寄生:北寄生、柳寄生,配槲寄生(咀段)。

酒寄生:配酒炙过的桑寄生或槲寄生。

狗脊:金毛狗脊、制狗脊、犬片,配炒制过的狗脊片。

鹿衔草:破血丹、鹿安茶、纸背金牛草,配鹿衔草。

狗骨:犬骨,配狗骨。

猴骨:申骨,配猴骨。

月见草:山芝麻、夜来香,配月见草。

横经席:跌打将军、碎骨莲,配横经席。

5. 芳香化湿药

苍术:漂苍术、茅苍术、北苍术、关苍术,配米泔水制苍术;焦苍术:配炒焦的苍术;制苍术:配经米泔水漂,并以麦麸炒过的苍术。

厚朴:川朴、紫油厚朴、温朴、姜朴,配姜炙厚朴片。

厚朴花:配厚朴花。

广藿香:海藿香,配广藿香(咀段)。

藿香:土藿香,配藿香(咀段)。

佩兰:佩兰叶、省头草、兰草,配佩兰(咀段)。

豆蔻:白豆蔻、白蔻、波蔻、蔻仁,配豆蔻仁。

豆蔻壳:配豆蔻壳。

砂仁:缩砂仁、阳春砂、缩砂密、西砂仁,配砂仁。

盐砂仁:配盐炙砂仁。

草豆蔻:草蔻、草蔻仁、草扣仁,配草豆蔻。

草果:草果仁,配草果;姜草果:配姜汁炙草果。

荷叶:莲叶,配荷叶(丝片)。

荷叶蒂:配荷叶蒂。

扁豆花:配扁豆花。

枳椇子:拐枣、枳枣,配枳椇子。

排草:排香草,配排草。

大豆黄卷:豆卷、大豆卷、豆黄卷,配大豆黄卷。

苦石莲:石莲子、老鸦枕头,配苦石莲。

甜石莲:配甜石莲。

葛花:配葛花。

郁金香:郁香、红蓝花、紫述香,配郁金香。

6. 利湿药

茯苓:茯灵、云苓、白茯苓、赤茯苓、松苓,配茯苓(片或块

:

片)。

朱茯苓:配朱砂粉拌过的茯苓。

茯神:配茯神(片)。

茯苓皮:苓皮,配茯苓皮。

猪苓:猪茯苓,配猪苓片。

泽泻:川泽泻、建泽泻,配盐炙泽泻(片)。

麸炒泽泻:配麸炒泽泻。

薏苡仁:苡仁、薏仁、薏仁米、薏米、米仁、苡仁米,配薏苡仁。

炒薏苡仁:配炒薏苡仁。

赤小豆:赤豆、红豆、红小豆,配赤小豆。

玉米须:玉麦须、棒子毛、玉蜀黍蕊,配玉米须。

冬瓜皮:白瓜皮、东瓜皮,配冬瓜皮。

冬瓜子:白瓜子,配冬瓜子;炒冬瓜子,配炒冬瓜子。

楮白皮:楮皮、构树皮、楮树皮,配楮白皮。

椒目:川椒目,配椒目(有小毒)。

泽漆:乳浆草,配泽漆(有毒)。

木棉花:配木棉花。

布渣叶:破布叶、瓜布木叶,配布渣叶。

甲香:水云母、催生子,配甲香。

车前子:前仁、车前仁、江车前、平车前,配盐水炒车前子。

车前草:车前、牛舌草、车轮菜,配车前草。

滑石粉:滑石、脱石、活石、画石,配滑石粉。

川木通:小木通、木通、绣球藤,配川木通。

通草:通脱木、大通草、白通草,配通草。

小通草:配小通草。

灯心草:灯草、灯心、水灯心,配灯心草。

萹蓄:萹竹、百节草、萹蓄蓼,配萹蓄(咀段)。

瞿麦:去麦、山瞿麦、石竹、句麦,配瞿麦(咀段)。

石韦:配石韦(丝片)。

苘麻子：配苘麻子(锦葵科苘麻)。

冬葵子：葵菜子、葵子，配冬葵子(药典未载，河南等地用，锦葵科冬葵)。

冬葵果(蒙药)：配冬葵果。

粉草薢：粉草薢、绵草薢、川草薢，配粉草薢(药典分2种单列)。

绵草薢：配绵草薢。

海金砂：配海金砂。

地肤子：配地肤子。

鱼脑石：鱼首石、鱼头石、石首鱼魫，配鱼脑石。

煅鱼脑石：配煅鱼脑石。

萱草根：黄花菜根、金针菜根，配萱草根(有小毒)。

紫茉莉根：胭脂花根，配紫茉莉根。

苜蓿：紫苜蓿，配苜蓿。

积雪草：破铜钱、落得打、崩大碗，配积雪草。

黄蜀葵花：侧金盏花，配黄蜀葵花。

石龙刍：龙须、龙珠、龙华，配石龙刍。

茵陈：茵陈蒿、绵茵陈、西茵陈，配茵陈。

金钱草：过路黄、大金钱草，配金钱草。

北刘寄奴：黄花茵陈、金钟茵陈、罐子茵陈、阴行草，配北刘寄奴。

刘寄奴：南刘寄奴、黄花刘寄奴、奇蒿、金寄奴，配刘寄奴段片。

元宝草：红旱莲、宝塔草、叶抱枝，配元宝草段片。

牛至：土茵陈、白花茵陈，配牛至。

广金钱草：落地金钱、铜钱草，配广金钱草。

连钱草：活血丹、苏金钱草、金钱薄荷，配连钱草。

虎杖：酸筒杆、斑杖、号筒草，配虎杖片。

猕猴桃根：藤梨根，配猕猴桃根片。

溪黄草:熊胆草、溪沟草、香茶菜,配溪黄草。

当药:獐牙菜,配当药。

7. 温里药

附子:附片、制附片、熟附片、雄片、盐附片、白附片、明附片、黄附片、煨附片、烤附片(本附片)、黑附片、炮附片、淡附片,配经过炮制的附子(有毒);但白附片、明附片、应付白附片;黑附片、黑顺片,应付黑顺片。

肉桂:紫油桂、上桂、玉桂、企边桂、清化桂、中安桂,配肉桂。

干姜:北姜、均姜、白姜、川姜、干生姜,配干姜。

吴茱萸:吴萸、吴芋、制吴萸、炒吴萸,配制吴茱萸(有小毒)。

姜吴萸:配姜汁炙吴茱萸。

盐吴萸:配盐炙吴茱萸。

醋吴萸:配醋炙吴茱萸。

丁香:公丁香、公丁、丁子香,配丁香。

小茴香:谷茴、小茴、茴香、盐茴香,配盐炒小茴香。

八角茴香:大茴香、大茴、八角茴,配八角茴香。

花椒:秦椒、蜀椒、川椒、巴椒、红椒、青椒,配花椒;炒花椒:配炒过的花椒。

胡椒:白胡椒、古月,配白胡椒;黑胡椒,配黑胡椒。

荜茇:荜拔、毕勃,配荜茇。

荜澄茄:澄茄子、荜呈茄、呈茄子、澄茄,配荜澄茄。

高良姜:良姜,配高良姜片。

红豆蔻:红蔻、良姜子,配红豆蔻。

山奈:沙姜、三奈子,配山奈片。

辣椒:番椒、辣子,配辣椒。

母丁香:鸡舌香、母丁,配母丁香。

莳萝子:时美中、土茴香,配莳萝子。

桂子:桂实,配桂子。

桂皮:山桂、月桂、阴香、川桂,配桂皮。

藏菖蒲:配藏菖蒲(藏药)。

8. 行气药

枳实:鸡眼枳实、江枳实、炒枳实,配麸炒过的枳实。

枳壳:江枳壳、炒枳壳,配麸炒枳壳(丝片)。

陈皮:橘皮、广橘皮、新会皮、广皮、广陈皮,配陈皮丝片;陈皮炭:配陈皮炭;蜜陈皮:配蜜炙陈皮。

青皮:广青皮、个青、四花青皮,配青皮;醋青皮:配醋炙青皮。

麸炒青皮:配麸炒青皮。

佛手:佛手片、佛手柑、福寿柑,配佛手片。

佛手花:配佛手花。

香橼:香橼片、香橼皮、香圆皮、陈皮香橼,配香橼片。

橘红:芸皮、芸红,配橘红片。

化橘红:化皮、毛化、绿毛化、尖化,配化橘红。

木香:云木香、广木香,配木香片。

煨木香:配煨制的木香片。

川木香:南木香,配川木香片。

乌药:天台乌药、台乌药、台乌,配乌药片。

酒乌药:配酒炙乌药。

盐乌药:配盐炙乌药。

麸炒乌药:配麸炒乌药。

檀香:老山檀香、檀香木,配檀香片。

沉香:沉水香、白木香、迦南香、角沉、迦沉,配沉香。

大腹皮:大腹毛、腹毛、伏毛,配加工成绒状的大腹皮。

薤白:薤白头、薤根,配薤白。

香附:香附子、制香附、醋香附、香附米,配醋炙香附。

四制香附:配姜、盐、酒、醋炙过的香附。

七制香附:配七种辅料炙的香附。

玫瑰花:红玫瑰、刺玫花、徘徊花,配玫瑰花。

梅花:绿梅花、白梅花、绿萼梅,配梅花。

茉莉花:配茉莉花。

玳玳花:酸橙花,配玳玳花。

九香虫:配清炒过的九香虫。

青木香:独行根、马兜铃根,配青木香片(药典未载)。

天仙藤:青木香藤、马兜铃藤,配天仙藤(咀段)。

鸡骨香:土沉香、黄牛香,配鸡骨香片。

橘核:桔核、炒橘核、盐橘核,配盐炙橘核。

川楝子:金铃子、楝实,配清炒过的川楝子(有小毒)。

盐川楝子:配盐炙川楝子。

醋炒川楝子:配醋炙川楝子。

荔枝核:荔核、荔仁、大荔核,配荔枝核。

盐荔枝核:配盐炙荔枝核。

柿蒂:柿钱、柿丁、柿萼,配柿蒂。

刀豆:刀豆子、大刀豆,配刀豆种子。

甘松:香松、甘松香、甘香松,配甘松。

预知子:八月札、羊开口、八月瓜、木通子,配预知子片。

娑罗子:天师栗、梭罗子、苏罗子,配娑罗子。

野鸦椿:鸭椿子、鸦椿子,配野鸦椿。

隔山香:满山香、过山香,配隔山香。

梧桐子:瓢儿果、凤眼果,配梧桐子。

九里香:千里香、七里香,配九里香(有小毒)。

土木香:祁木香、藏木香,配土木香。

夏天无:夏无踪、一粒金丹、伏地延胡索、野延胡,配夏天无。

素馨花:素馨针、耶悉茗花、玉芙蓉,配素馨花。

黑老虎:冷饭团、酒饭团、遍地珠、大叶南五味,配黑老虎根片。

颠茄草:配颠茄草。

蜘蛛香:配蜘蛛香片。

黄山药:配黄山药片。

地雷:配地雷片。

9. 消食药

山楂:北山楂、楂肉、楂片,配山楂片。

炒山楂:配炒山楂。

焦山楂:配炒焦的山楂。

山楂炭:配山楂炭。

南山楂:配南山楂。

南山楂炭:配南山楂炭。

沙枣:四味果、香柳果,配沙枣。

六神曲:神曲、六曲,配六神曲。

炒神曲:配炒六神曲。

焦神曲:配炒焦的六神曲。

湘曲:力曲,配湘曲。

建神曲:建曲,配建神曲。

麦芽:大麦芽、生麦芽,配生麦芽。

炒麦芽:配炒麦芽。

焦麦芽:配炒焦的麦芽。

稻芽:稻谷芽,配生稻芽。

炒稻芽:配炒稻芽。

谷芽:生谷芽、粟芽,配生谷芽(粟芽)。

炒谷芽:配炒谷芽(粟芽)。

焦谷芽:配炒焦的谷芽(粟芽)。

鸡内金:炒鸡内金、制鸡内金、内金、炒内金,配砂炒鸡内金。

醋鸡内金:配醋炙鸡内金。

莱菔子:萝卜子,配炒后捣碎的莱菔子。

隔山消:牛皮消、牛皮冻、一肿三消,配隔山消片。

鸡矢藤:鸡屎藤,配鸡矢藤(咀段)。

阿魏:臭阿魏,配阿魏。

五谷虫:水仙子、罗仙子、谷虫,配炒过的五谷虫。

九牛造:九牛七,配九牛造(有毒)。

杨梅:白蒂梅、朹子,配杨梅。

10. 驱虫药

槟榔:大腹子、花槟榔、花片、大白,配槟榔片。

焦槟榔:配炒焦的槟榔。

雷丸:竹苓芝、雷矢,配雷丸片或雷丸粉(有小毒)。

榧子:榧实、香榧子、大榧子、玉山果,配榧子(捣碎)。

炒榧子仁:配炒榧子仁。

使君子:使君肉、使君仁、使均子、均仁、均肉,配使君子仁。

炒使君子,配炒使君子仁(去壳)。

苦楝皮:苦楝根皮、楝根皮,配苦楝皮(有毒)。

鹤虱:鹄虱、北鹤虱,配鹤虱(有小毒)。

芜荑:无荑,配芜荑。

鹤草芽:狼牙草根、仙鹤草根,配鹤草芽。

南瓜子:南瓜仁、倭瓜子,配南瓜子。

贯众:贯仲、管仲、绵马贯众,配贯众片。

亚麻子:壁虱胡麻、胡麻子、亚麻仁,配亚麻子。

11. 活血化瘀药

川芎:芎䓖、抚芎、茶芎、大川芎,配川芎片。

酒川芎:配酒炙川芎片。

延胡索:延胡、元胡索、元胡、玄胡、玄胡索、醋延胡,配醋炙延胡索。

酒延胡索:配酒炙延胡索。

郁金:川郁金、温郁金、桂郁金、黑郁金、绿丝郁金、广郁金、玉金,配郁金片。

醋郁金:配醋炙郁金。

姜黄:黄姜、宝鼎香,配郁金。

片姜黄:片子姜黄,配片姜黄。

乳香:滴乳香、熏陆香、天泽香、炙乳香、制乳香、尔香,配醋制乳香。

没药:明没药、制没药、醋没药、末药,配醋制没药。

银杏叶:白果叶、公孙树叶,配银杏叶。

和血丹:胡枝子,配和血丹。

胃友:清香桂、观音柴,配胃友。

夜合花:夜香木兰,配夜合花。

土鳖虫:䗪虫、地鳖虫、土鳖、地鳖、土元、土别、地别虫,配土鳖虫(有小毒)。

炒土鳖虫:配炒土鳖虫。

自然铜:煅自然铜、醋自然铜,配经醋煅淬的自然铜。

苏木:苏枋木、苏方木、苏枋,配苏木。

骨碎补:毛姜、申姜、猴姜,配炒制过的骨碎补片。

丹参:紫丹参、赤丹参、会丹参,配丹参片。

酒丹参:配酒炙丹参片。

红花:红蓝花、草红花、刺红花,配红花。

西红花:番红花、藏红花,配西红花。

桃仁:净桃仁、光桃仁、大桃仁、桃核仁,配桃仁(蝉去皮)。

炒桃仁:配炒桃仁。

牛膝:怀牛膝、淮牛膝、杜牛膝、怀膝,配怀牛膝(寸段或咀段)。

酒牛膝:配酒炙牛膝;盐牛膝:配盐炙牛膝。

川牛膝:配川牛膝(咀段)。

益母草:坤草、茺蔚草,配益母草。

鸡血藤:血风藤,配鸡血藤片。

滇鸡血藤:配滇鸡血藤。

泽兰:地瓜儿苗、草泽兰、虎兰,配泽兰(咀段)。

王不留行:王不留、留行子、麦蓝子,配炒泡的王不留行。

生王不留行子:配生王不留行子。

月季花:月月红、月季红、四季花,配月季花。

凌霄花:紫葳花、陵霄花、紫葳华、杜灵霄花,配凌霄花。

内风消:内红消、红木香、钻骨风、南五味子根,配内风消片。

凤仙花:指甲花、金凤花,配凤仙花。

急性子:凤仙花子、凤仙子、金凤花子,配急性子(有小毒)。

桃枝:配桃树枝(切段)。

鬼箭羽:鬼见羽、卫茅、六月凌,配鬼箭羽。

杜鹃花:映山红、迎山红、艳山红、满山红、清明花,配杜鹃花。

瑞香花:雪冻花、雪里开花,配瑞香花。

降香:降真香、降真、紫藤香,配降香片。

石见穿:紫参、石打穿、石大川,配石见穿。

毛冬青:茶叶冬青、山冬青,配毛冬青片。

山海棠:一口血、野海棠,配山海棠。

鸢尾:乌园、扁竹兰、乌鸢,配鸢尾片。

芸苔子:芸薹子、油菜子、炒芸苔子,配炒芸苔子。

红曲:红曲米、赤曲,配红曲;炒红曲:配炒红曲。

三棱:京三棱、荆三棱、黑三棱、醋三棱,配醋炙过的三棱片。

莪术:蓬莪术、温莪术、文术、醋莪术,配醋炙过的莪术片。

水蛭:制水蛭、蚂蟥、马蜞,配滑石粉炒过的水蛭段片(有毒)。

虻虫:蜚虻、牛虻,配虻虫(有小毒);炒虻虫:配清炒或米炒虻虫。

穿山甲:炮穿山甲、炮山甲、炮甲、甲珠、甲片、川山甲,配油砂炒制的穿山甲片。

醋山甲:配醋制穿山甲片。

水红花子:配水红花子;炒水红花子:配炒水红花子。

五灵脂:溏灵脂、散灵脂、灵脂、灵脂米、灵脂块、醋灵脂,配醋炙过的五灵脂。

酒灵脂:配酒炙过的五灵脂。

麸炒灵脂:配麸炒灵脂。

蛴螂:铁角牛、推丸、铁甲将军,配米炒过的蛴螂(有毒)。

干漆:干漆炭,一般多配干漆炭(有毒)。

蛴螬:金龟子,配蛴螬(有毒)。

鼠妇虫:鼠妇、地虱婆,配鼠妇虫。

红娘虫:红娘子、樗鸡,配米炒过的红娘虫(有毒)。

青娘子:芜菁、青娘虫,配米炒过的青娘子(大毒)。

葛上亭长:亭长、豆芜菁,配米炒过的葛上亭长(有毒)。

马鞭草:铁马鞭,配马鞭草(段片)。

铁包金:乌龙根、乌口仔,配铁包金片。

山楂叶:配山楂叶。

广枣:配广枣。

12. 止血药

大蓟:大蓟草、大蓟根、刺蓟、虎蓟,配大蓟段片。

小蓟:刺儿草,配小蓟(咀段)。

大蓟炭:配大蓟炭。

小蓟炭:配小蓟炭。

地榆:配生地榆片。

地榆炭:配地榆炭。

槐花:配生槐花;炒槐花:配炒槐花;槐米、槐花米:配槐米。

槐花炭:配槐花炭。

侧柏叶:扁柏叶、柏树叶、柏叶,配生侧柏叶。

侧柏炭:配侧柏炭。

白茅根:茅根、白花茅根,配白茅根(咀段)。

鲜白茅根:鲜茅根,配鲜白茅根。

茅根炭:配白茅根炭。

景天三七:费菜,配景天三七。

瓦松:石莲花、向天草,配瓦松。

紫珠:紫珠草,配紫珠。

紫珠叶:配紫珠叶。

大叶紫珠:配大叶紫珠。

广东紫珠:配广东紫珠。

紫草茸:紫胶、虫胶,配紫草茸。

木耳:黑木耳,配黑木耳。

柿叶:柿树叶,配柿树叶。

木槿花;白槿花、木荆花、藩篱花,配木槿花。

蔷薇花:配蔷薇花。

断血流:荫风轮,配断血流。

鸡冠花:鸡公花,配鸡冠花;鸡冠花炭:配鸡冠花炭。

山茶花:红茶花,配山茶花。

仙鹤草:龙牙草、脱力草,配仙鹤草(咀段)。

白及:配白及片。

血余炭:发炭、血余,配血余炭。

棕榈炭:陈棕炭、败棕炭、棕皮炭,配棕榈炭。

百草霜:釜底墨、釜下墨,配百草霜。

五倍子:文蛤、百虫仓,配五倍子。

儿茶:孩儿菜、方儿菜、黑儿茶、儿茶膏,配儿茶。

檵木叶:红檵木,配檵木叶。

三七:滇三七、田三七、田七、三七粉、田三漆、参三七、盘龙七、山漆、金不换,配三七片或三七粉。

蒲黄:蒲黄粉、生蒲黄,配生蒲黄粉。

炒蒲黄:配炒蒲黄。

蒲黄炭:配蒲黄炭。

茜草:血见愁、茹藘、茜草根、茜根,配茜草(咀段)。

茜草炭:配茜草炭。

血竭:麒麟竭、麒麟血,配血竭。

龙血竭:配龙血竭。

卷柏:回阳草,配生卷柏。

卷柏炭:配卷柏炭。

藕节:光藕节,配藕节生品。

藕节炭:配藕节炭。

莲花:荷花,配莲花。

莲房:莲蓬壳、莲蓬、莲壳,配莲房生品。

莲房炭:配莲房炭。

槐角:槐实,配槐角;槐角炭:配槐角炭。

花蕊石:花乳石、花尔石,配花蕊石粉末。

煅花蕊石:配煅花蕊石粉末。

地蕊根:地稔、山地蕊、地茄根,配地蕊根。

枫香脂:白胶香、白云香,配枫香脂。

艾叶:艾蒿、蕲艾、祁艾、冰台、香艾、灸草,配艾叶。

醋艾叶:配醋炙艾叶。

艾绒:配艾绒。

艾叶炭:配艾叶炭。

炮姜:黑姜、姜炭,配炮姜。

伏龙肝:灶心土、釜下土、灶中土,配伏龙肝。

13. 化痰止咳平喘

生半夏:配生半夏(多供外用,不内服)(有毒)。

法半夏:法夏,配法半夏(有小毒)。

姜半夏:姜夏,配姜半夏(有小毒)。

清半夏:配清半夏(有小毒)。

半夏、制半夏、治半夏:配法半夏或姜半夏、清半夏(有小毒)。

半夏曲:配半夏曲。

天南星:南星、制南星,配制南星(有小毒)。

胆南星、胆星:配胆南星。

生天南星、生南星:配生天南星(多供外用,不内服)(大毒)。

白附子:牛奶白附、鸡心白附、禹白附、制白附,配制白附子(天南星科独角莲)(有毒)。

关白附:竹节白附,配关白附(毛茛科黄花乌头,有大毒)。

皂荚:皂角、长皂荚、长皂角、大皂荚、大皂角,配皂荚段片(有小毒)。

皂角炭:配皂角炭。

皂荚子:皂角子、皂子,配皂荚子(有小毒)。

猪牙皂:牙皂、小牙皂、眉皂,配猪牙皂。

皂角刺:天丁刺、天丁、皂刺,配皂角刺。

芥子:白芥子、黄芥子,配炒芥子。

紫菀:子元,配紫菀;炙紫菀:配蜜炙紫菀(咀段)。

白前:鹅管白前,配白前;炙白前:配蜜炙白前(咀段)。

旋覆花:旋复花、复花、伏花、金沸花,配旋覆花。

炙旋覆花:配蜜炙旋覆花。

苏子:紫苏子、黑苏子、杜苏子,配苏子。

炒紫苏子:配炒紫苏子。

炙苏子:配蜜炙苏子。

桔梗:苦桔梗、卢如、白药,配桔梗片。

炙桔梗:配蜜炙桔梗。

川贝母:川贝、尖贝、尖贝母、青贝、炉贝,配川贝母。

松贝母:配松贝母。

平贝母:配平贝母。

湖北贝母:奉节贝母,配湖北贝母。

浙贝母:象贝、贝母、大贝母、元宝贝、珠贝,配浙贝母(切片)。

土贝母:配土贝母。

瓜蒌皮:栝楼壳、瓜蒌壳、瓜壳,配瓜蒌皮;炙瓜蒌皮:配蜜炙瓜蒌皮。

　　瓜蒌:栝楼、全瓜蒌,即瓜蒌皮、瓜蒌子(捣碎)合配。

　　瓜蒌子:瓜蒌仁、栝楼仁、栝楼子,配已捣碎的瓜蒌子;开炒瓜蒌子:配炒瓜蒌子。

　　瓜蒌霜:配瓜蒌霜。

　　前胡:信前胡、白花前胡、紫花前胡,配前胡片(药典分列为前胡与紫花前胡两种)。

　　炙前胡:配蜜炙前胡。

　　葶苈子:葶苈、甜葶苈、苦葶苈、北葶苈、南葶苈,配葶苈子。

　　炒葶苈子:配炒葶苈子。

　　竹茹:淡竹茹、竹二青、姜炙竹茹,配姜汁炙竹茹。

　　竹黄:竹花、竹参、血三七、淡竹黄,配竹黄。

　　天竺黄:天竹黄,配天竺黄。

　　竹沥:竹油、淡竹沥,配竹沥。

　　浮海石:海浮石、苏海石、石花、浮水石,配浮海石。

　　浮石:广海石、煅浮石,配煅浮石。

　　海蛤壳:蛤壳、海蛤粉、蛤粉、文蛤粉,配海蛤粉。

　　煅海蛤壳:配煅海蛤壳粉。

　　金礞石:礞石,配金礞石。

　　煅金礞石:配煅金礞石。

　　青礞石:配青礞石。

　　煅青礞石:配煅青礞石。

　　海藻:配海藻。

　　蜀漆:配蜀漆(有毒)。

　　野马追:白鼓钉、轮叶泽兰,配野马追片。

　　松萝:老君须、云雾草,配松萝。

　　苦杏仁:光杏仁、杏仁,配焯去皮的苦杏仁(有小毒)。

　　甜杏仁:配甜杏仁。

　　百部:配百部生片。

炙百部:配蜜炙百部。

款冬花:冬花,配款冬花(生品)。

炙款冬花:炙冬花,配蜜炙款冬花。

矮地茶:矮茶、紫金牛、平地木、矮茶风,配矮地茶。

马兜铃:马蔸铃、马兜苓、兜铃、刁铃、北马兜铃,配马兜铃。

炙马兜铃:配蜜炙马兜铃。

桑白皮:桑皮、桑根白皮、桑根皮,配桑白皮片。

炙桑白皮:配蜜炙桑白皮。

枇杷叶:杷叶、巴叶,配枇杷叶(丝片)。

炙枇杷叶:配蜜炙枇杷叶。

鼠曲草:鼠耳、无心、黄花曲草、佛耳草、田艾,配鼠曲草。

岩白菜:呆白菜、岩壁菜、观音莲,配岩白菜。

罗汉果:拉汉果、光果木鳖,配罗汉果。

千日红:百日红、千年红、千日娇、吕宋菊,配千日红。

大肺经草:肺经草、脐风草,配大肺经草。

毛大丁草:小一枝箭、一枝香、毛耳风,配毛大丁草。

洋金花:风茄花、曼陀罗花、白曼陀罗花、羊惊花、酒醉花,配洋金花(有毒)。

华山参:热参、秦参,配华山参(有毒)(去壳)。

满山红:配满山红。

白果:白果仁、银杏,配白果(有毒)。

炒白果仁:配炒白果仁。

胖大海:通大海、大海子、安南子、大发,配胖大海。

金沸草:金佛草、旋覆梗,配金沸草段片。

水半夏:土半夏、广西半夏,配水半夏(有毒)。

钟乳石:石钟乳、钟乳、滴乳石,配钟乳石(打碎的颗粒或粉末)。

煅钟乳石:配煅钟乳石。

沙棘:沙棘果、醋柳果,配沙棘。

百药煎:配百药煎。

牡荆叶:配牡荆叶。

胡颓子根:牛奶根,配胡颓子根。

明党参:明党、牙党,配明党参。

凤凰衣:鸡子白皮、凤凰退、鸡蛋衣,配凤凰衣。

柿霜:配柿霜。

荸荠:地栗、红慈菇,配荸荠。

栀子花:山栀花、玉荷花,配栀子花。

无患子:木患子、洗手果、洗水果、油皂果,配无患子(有小毒)。

吉祥草:松寿兰、玉带草、观音草,配吉祥草。

百合花:卷丹花,配百合花。

白兰花:白木兰、白缅花,配白兰花。

文竹:配文竹。

暴马子皮:配暴马子皮。

龙涎香:龙涎、龙腹香、鲸涎香,配龙涎香。

龙脷叶:配龙脷叶。

14. 平肝息风药

牡蛎:左牡蛎、生牡蛎、蠔壳,配生牡蛎(粉末)。

煅牡蛎:配煅制过的牡蛎(粉末)。

龙骨:生龙骨、五花龙骨、青花龙骨、白龙骨,配生龙骨(粗颗粒或粉末)。

煅龙骨:配煅制过的龙骨(粉末)。

龙齿:配龙齿。

煅龙齿:配煅龙齿。

石决明:九孔决明、生石决、鲍鱼壳,配生石决明(粗末或粉末)。

煅石决明:煅石决,配煅石决明(粉末)。

珍珠母:真珠母、珠母、明珠母,配珍珠母粉。

煅珍珠母:配煅珍珠母粉。

紫贝齿:紫贝、贝齿,配紫贝齿(打成粗颗粒)。

煅紫贝齿:配煅紫贝齿颗粒或粉末。

磁石:灵磁石、活磁石、玄武石、吸铁石、玄石、慈石,配磁石粉。

醋磁石:配火煅醋淬过的磁石。

生铁落:铁落、铁花、铁屑,配铁落(铁屑)。

赭石:代赭石、煅赭石,配经醋煅淬且研成细粉的赭石。

玳瑁:制玳瑁,配经炮制过的玳瑁甲片。

象牙:象牙屑、象牙粉,配象牙的碎屑或象牙粉。

玛瑙:马脑、码瑙、文石,配水飞过的玛瑙细粉。

石蟹:蟹化石,配石蟹粉。

醋石蟹:配醋淬过的石蟹粉。

刺蒺藜:蒺藜、白蒺藜、杜蒺藜、蒺藜子,配清炒过的刺蒺藜。

盐蒺藜:配盐炙蒺藜。

罗布麻:配罗布麻(有小毒)。

羚羊角:羚羊角片、羚羊角粉、羚角,配羚羊角片或羚羊角粗粉。

山羊角:青羊角,配山羊角片或山羊角粉。

地龙:广地龙、苏地龙,配滑石粉烫炒过的地龙片。

酒地龙:配酒炙地龙片。

僵蚕:白僵蚕、僵虫、天虫,配麦麸炒过的僵蚕。

全蝎:全虫、蝎子,配用薄荷水制过的全蝎(有毒)。

蜈蚣:天龙,配蜈蚣(因蜈蚣有大小之分,且历代以条计量、计价)(有毒)。

焙蜈蚣:配焙制过的蜈蚣。

酒蜈蚣:配酒润并微火焙过的蜈蚣。

蝉花:虫花、蝉菌,配蝉花。

猴枣:申枣、猴子枣,配猴枣粉。

珊瑚:红珊瑚,配珊瑚粉。

天麻:明天麻、明麻、煨天麻、姜天麻,配天麻片。

钩藤:嫩钩藤、双钩藤、双勾、钩耳、勾耳,配钩藤。

穞豆衣:穞豆皮、黑豆衣、料豆皮,配穞豆皮。

15. 安神药

酸枣仁:枣仁、生枣仁、山枣仁,配生枣仁。

炒枣仁:配炒酸枣仁。

柏子仁:柏实、柏子、柏仁、侧柏子,配柏子仁。

炒柏子仁:配炒柏子仁。

柏子仁霜:配柏子仁霜。

灵芝:三秀、灵芝草、紫芝、赤芝、菌灵芝、灵芝菇,配灵芝片。

夜交藤:何首乌藤、首乌藤,配夜交藤(咀段)。

合欢皮:合欢、夜合皮、合昏皮,配合欢皮片。

远志:远志肉、志肉、志通、远志通,配制远志肉(多用甘草水制)。

炙远志:配蜜炙远志。

朱砂远志:配朱砂拌远志。

合欢花:夜合花、乌绒,配合欢花。

缬草:配缬草。

金箔:金薄,配金箔。

松针:松叶、松毛,配松叶。

含羞草:知羞草、感应草,配含羞草。

朱砂:丹砂、辰砂、光明砂、汞砂、飞朱砂,配水飞过的朱砂粉(有毒)。

琥珀:血珀、血琥珀、云珀、虎魄、虎珀,配琥珀(粗颗粒或粉末)。

珍珠:真珠、珍珠粉,配珍珠粉。

白石英:石英,配白石英(粉末)。

金精石:配金精石;煅金精石:配煅金精石。

紫石英：荧石、氟石，配紫石英（粉末）。

铁马鞭：配铁马鞭。

16. 开窍药

麝香：元寸、当门子、脐香、遗香，配麝香。

牛黄：西牛黄、金山黄、丑宝，配天然牛黄。

人工牛黄：配人工牛黄。

天然冰片：龙脑香、龙脑、梅片，配天然冰片（右旋龙脑）。

艾片：配艾片（左旋龙脑）。

冰片：机制冰片，配合成冰片（合成龙脑）。

苏合香：苏合油、苏合香油，配苏合香。

安息香：白花树脂，配安息香。

樟脑：台冰、洋冰、韶脑、潮脑、树脑，配樟脑（有毒）。

蟾酥：蟾蜍眉酥、酒蟾酥，配蟾酥（极毒）。

石菖蒲：昌阳、菖蒲，配石菖蒲片。

17. 补虚药

人参：配白参或生晒参。

白参：白人参，配白参（片）。

生晒参：晒参、全须生晒参，配生晒参。

红参：配红参（片，但有普通红参或边条红参、石柱参之分，等级、价格有差异）。

白糖参：糖参，配白糖参。

高丽参：力参，配高丽参。

活性人参：鲜人参，配活性人参。

参须：红参须、红直须、红弯参须、红混须，配红参须。

白参须：白直须、白混须，配白参须。

人参叶：参叶，配人参叶。

人参芦：参芦，配人参芦。

太子参：孩儿参、童参、米参，配太子参。

西洋参：花旗参、原皮西洋参、种光参、野山西洋参、国产西洋参,分别配不同品规的西洋参。

党参:西党参、西党、潞党、文党、条党、上党人参,配党参(寸段或咀段片)。

米炒党参:配米炒党参;蜜炙党参:配蜜炙党参。

黄芪:绵黄芪、绵芪、黄耆、北芪、晋芪、生黄芪,配生黄芪片。

红芪:配红芪。

炙黄芪:配蜜炙黄芪。

白术:漂白术,配白术片或漂白术片。

土炒白术:焦白术、配土炒白术。

麸炒白术:配麸炒白术。

蒸白术:配蒸白术。

山药:怀山药、淮山药、淮山、薯蓣,配山药片。

米炒山药:配粳米炒制的山药片。

土炒山药:配土炒山药片。

麸炒山药:配麸炒山药片。

五味子:辽五味、北五味,配醋炙过的北五味子。

南五味子:配南五味子。

五指毛桃:土黄芪、五指牛奶,配五指毛桃片。

榼藤子:配榼藤子粉(民族习用药,有小毒)。

刺五加:配刺五加(根、根茎或茎的切片)。

绞股蓝:七叶胆,配绞股蓝。

红景天:扫罗玛尔布、索罗玛宝,配红景天(段片)。

手参:佛手参、手掌参、掌参,配手参。

甘草:生甘草、国老,配生甘草片。

粉甘草:配刮去外皮的甘草片。

甘草梢:配甘草梢的切片。

炙甘草:配蜜炙甘草。

大枣:红枣、枣,配大枣。

蜂蜜:白蜜、蜜、蜜糖、炼蜜,配蜂蜜。

饴糖：麦芽糖，配饴糖。

白扁豆：扁豆、炒扁豆，配炒制的白扁豆。

生扁豆：配生扁豆。

扁豆衣：配扁豆衣。

棉花根：配棉花根（切成段片）。

峨参：配峨参。

山海螺：羊乳参、四叶参、奶参、奶党，配山海螺片。

竹节参：竹节三七、竹节人参、明三七、血参，配竹节参片。

蓝布正：头晕草，配蓝布正（段片）。

樱桃：含桃、朱果、莺桃，配樱桃（干品）。

粟米：陈粟米，配粟米。

冰糖：配冰糖。

盘龙参：配盘龙参。

鹿茸：马鹿茸，配马鹿茸片；花鹿茸：配梅花鹿茸片。

酥鹿茸、鹿茸粉：配经酒酥制过的鹿茸片或粉。

鹿筋：制鹿筋，配酒酥制或滑石粉炒制的鹿筋。

鹿角：花鹿角、马鹿角，配鹿角片或鹿角粉。

鹿角霜：鹿角白霜，配鹿角霜。

鹿肾：鹿鞭、鹿阴茎、制鹿肾，配经酒制过的鹿肾段片。

肉苁蓉：苁蓉、甜苁蓉、淡苁蓉、大芸、淡大芸、甜大芸，配肉苁蓉片。

盐苁蓉：盐大芸，配盐肉苁蓉。

酒苁蓉：配酒炙肉苁蓉。

锁阳：琐阳，配锁阳片。

鹿胶：鹿角胶、白胶，配鹿胶。

菟丝子：吐丝子、菟丝、盐菟丝子，配盐炙菟丝子。

酒菟丝子：配酒炙菟丝子。

沙苑子：沙苑蒺藜、潼蒺藜、沙蒺藜、关蒺藜，配盐沙苑子。

补骨脂:黑故子、破故子、婆固脂、怀故子、盐故纸,配盐炙补骨脂。

蛇床子:蛇米、蛇床实,配蛇床子。

韭菜子:韭子、炒韭菜子,配盐炙韭菜子。

紫河车:人胞、胎盘、胞衣、混沌衣,配紫河车粉。

蛤蚧:酥蛤蚧、酒蛤蚧,配酒酥制过的蛤蚧(切成小块,且已酥制者)。

冬虫夏草:冬虫草、夏草冬虫、虫草,配冬虫夏草。

核桃仁:胡桃仁、胡桃肉、胡桃、核桃肉,配核桃仁。

胡芦巴:葫芦巴、芦巴子、炒芦巴子,配盐炙胡芦巴。

海马:大海马、三斑海马、对海,配制海马(用时酒酥捣碎或研粉)。

海龙:小海龙、拟海龙、尖海龙,配海龙(用时捣碎或切段酒酥)。

原蚕蛾:雄蚕蛾、晚蚕蛾、家蚕蛾,配原蚕蛾。

黄狗肾:狗肾、狗鞭、广狗肾、制狗肾,配滑石粉炒过或酒酥制的黄狗肾段片。

海狗肾:腽肭脐,配滑石粉炒过或酒酥制的海狗肾段片。

杜仲:盐杜仲,配盐炙杜仲。

酒杜仲:配酒炙杜仲。

杜仲炭:配杜仲炭。

续断:川续断、川断,配生续断片。

酒续断:配酒炙续断片;盐续断:配盐炙续断片。

淫羊藿:仙灵脾、羊藿叶、羊合叶、三枝九叶草,配淫羊藿。

制淫羊藿:配羊油脂炙过的淫羊藿。

巴戟天:巴戟、巴吉天、巴戟肉,配蒸制过的巴戟肉。

盐巴戟:配盐炙的巴戟肉。

仙茅:仙毛、独茅根,配仙茅段片(有毒)。

酒仙茅:配酒炙仙茅。

阳起石:羊起石、透闪石,配阳起石(粉末)。

煅阳起石:配煅阳起石。

酒阳起石:配酒阳起石。

阴起石:配阴起石(粉末)。

酒阴起石,配酒酥制过的阴起石。

紫梢花:紫霄花,配紫梢花。

脐带:坎炁,配滑石粉炒制的脐带段片。

黑种草子:配黑种草子。

驴鞭:驴肾,配驴鞭(酒酥)。

羊外肾:羊肾,配羊外肾(酒酥)。

鹿尾:鹿尾巴、制鹿尾、光鹿尾,配去毛后经酒制过的鹿尾。

当归:秦归、西归、云归、川归、全当归、文元,配当归片。

酒当归:配酒炙当归片。

归头:配当归头的切片。

归尾:配当归尾的切片。

归身:配当归身的切片。

土炒当归:配土炒当归;当归炭:配当归炭。

熟地黄:熟地、大熟地、怀熟地、伏地,配熟地黄片。

砂仁拌熟地:配砂仁拌蒸过的熟地。

熟地炭:配熟地炭。

制何首乌:何首乌、首乌、首午,配蒸制过的何首乌片。

生何首乌:生首乌,配生何首乌(片)。

阿胶:驴皮胶、驴胶、傅致胶,配阿胶。

血驴胶:配血驴胶。

白芍:白芍药、芍药、杭白芍、毫芍药、京白芍、川白芍、金芍药、生白芍,配白芍生片。

炒白芍:配麸炒白芍片。

酒白芍:配酒炙白芍片;醋白芍:配醋炙白芍片。

黄明胶:牛皮胶,配黄明胶。

宁夏枸杞:枸杞子、西枸杞,配宁夏枸杞。

血枸杞:北枸杞、血杞子,配血枸杞子。

龙眼肉:龙眼、桂圆肉、元眼肉,配龙眼肉。

桑椹:桑椹子、桑葚子,配桑椹。

南沙参:沙参、泡参,配南沙参片。

炙沙参:配蜜炙沙参片。

北沙参:条参、北条参、莱阳参、辽沙参,配北沙参(咀段)。

米炒北沙参:配米炒北沙参。

麦冬:川麦冬、杭麦冬、麦门冬、大麦冬、寸冬,配麦冬。

朱麦冬:配飞朱砂拌麦冬(有小毒)。

天冬:天门冬、明天冬,配天冬段片。

玉竹:萎蕤、玉竹参、尾参,配玉竹段片。

百合:菜百合,配百合。

药百合:野百合,配药百合。

炙百合:配蜜炙百合。

石斛:金钗石斛、环草石斛、马鞭石斛、黄草石斛,配石斛。

铁皮石斛:铁皮枫斗、枫斗,配经加工炒制成的铁皮石斛。

黄精:熟黄精、制黄精,配蒸制成的黄精;酒黄精:配酒炙黄精。

银耳:白木耳、云耳,配银耳。

燕窝:官燕、边燕、燕盏、燕窝菜、燕菜,配燕窝。

龟甲:龟板、龟版、制龟板、酥龟板、败龟板、炒龟板,配油砂炒、醋制过的龟板。

龟甲胶:龟板胶、龟胶,配龟甲胶。

鳖甲:炒鳖甲、炙鳖甲、制鳖甲,配油砂炒醋制过的鳖甲。

女贞子:冬青子、冬青、女贞、酒女贞子、制女贞子,配酒炙女贞子。

墨旱莲:旱莲草、旱莲,配墨旱莲(咀段)。

黑芝麻:黑脂麻、胡麻仁、胡麻、乌麻子、巨胜子、巨胜,配黑芝麻。

珠子参:珠儿参、珠参、扣子七,配珠子参。

黑大豆:黑豆,配黑大豆。

楮实子:楮实、谷实,配楮实子。

哈蟆油:哈士蟆油、哈什蟆油,配哈蟆油(林蛙雌蛙的输卵管)。

鱼鳔胶:鱼鳔,配蛤粉炒制过的鱼鳔胶。

鸡子黄:鸡蛋黄、鸡卵黄,配鸡子黄(一般自备)。

18. 收涩药

麻黄根:配麻黄根(片)。

浮小麦:浮水麦、浮麦,配浮小麦。

糯稻根:糯稻根须,配糯稻根(段片)。

乌梅:熏梅、梅实、乌梅肉,配乌梅。

醋乌梅:配醋炙乌梅。

乌梅炭:配乌梅炭。

诃子:诃藜勒、诃子肉,配诃子。

煨诃子:配煨诃子。

石榴皮:石榴、安石榴、酸石榴,配石榴皮。

石榴皮炭:配石榴皮炭。

椿白皮:椿皮、椿根白皮、香椿皮,配椿白皮片(香椿皮)。

樗白皮:樗皮、臭椿皮、苦椿皮,配樗白皮片(臭椿皮)。

炒樗白皮:配麸炒樗白皮。

肉豆蔻:肉蔻、肉果、玉果、煨肉蔻,配煨制过的肉豆蔻。

肉蔻霜:配肉蔻霜。

罂粟壳:粟壳、御米壳、米壳,配罂粟壳(按麻醉药品管理规定配发,有毒)。

炙罂粟壳:配蜜炙罂粟壳。

赤石脂：石脂，配赤石脂（粉末）。

煅赤石脂：配煅赤石脂（粉末）。

白石脂：配白石脂。

煅白石脂：配煅白石脂。

禹余粮：太乙禹余粮、禹粮石、余粮石、白禹粮、太乙禹粮石、太一余粮，配煅禹余粮。

醋禹余粮：配醋制禹余粮。

桑螵蛸：桑蛸、螵蛸、桑上螳螂窝，配桑螵蛸（蒸制）。

盐桑螵蛸：配盐炙桑螵蛸。

益智仁：益智子、益智，配盐炙益智仁。

莲子：莲肉、白莲子、莲子肉、建莲子、湘莲子，配莲子肉。

炒莲肉：配炒莲肉。

莲须：莲花须、莲花蕊，配莲须。

莲子心：莲子芯、莲芯，配莲子心。

芡实：鸡头米、芡实米、鸡头实，配芡实（生品）。

炒芡实：配麸炒芡实。

山茱萸：枣皮、山萸肉、萸肉、酒萸肉，配拌酒蒸过的山茱萸。

覆盆子：覆盆、复盆子，配覆盆子。

盐覆盆子：配盐炙覆盆子。

金樱子：金罂子、金英子、糖罐子，配金樱子肉。

炙金樱子：配蜜炙金樱子。

分心木：胡桃衣、核桃隔、胡桃夹，配分心木。

碧桃干：桃干、阴桃子、瘪桃干，配碧桃干。

海螵蛸：乌贼骨、乌鲗骨、乌贼鱼骨，配海螵蛸。

炒海螵蛸：配炒海螵蛸。

刺猬皮：猬皮、仙人衣，配炒制过的刺猬皮（切成块片）。

19. 涌吐药

常山：恒山、黄常山、鸡骨常山，配常山（片，有毒）。

酒常山：配酒炙常山。

甜瓜蒂:瓜蒂、苦丁香、瓜丁,配甜瓜蒂(有毒)。

胆矾:翠胆矾、绿胆矾、蓝矾,配胆矾(五水硫酸铜,有毒)。

相思豆:相思子、鸳鸯豆,配相思豆(有大毒)。

藜芦:配藜芦(有大毒)。

20. 攻毒杀虫,收湿止痒药

雄黄:明雄黄、飞雄黄、天阳石、鸡冠石,配水飞过的雄黄粉(有大毒)。

雌黄:配水飞过的雌黄粉(有大毒)。

硫黄:石硫黄,配制硫黄(粉末或粗粒,多供外用,有毒)。

水银:汞、灵液、姹女,配水银(有大毒,只供外用)。

轻粉:汞粉、腻粉、扫粉,配经升华制得的轻粉(有毒,一般多外用)。

黑砂:配黑砂(有大毒)。

皂矾:绛矾、青矾、绿矾,配皂矾(含水硫酸亚铁)。

煅皂矾:配煅皂矾。

大蒜:配大蒜(捣碎)。

蜂房:露蜂房,配蜂房(块状,有毒)。

大枫子:麻风子、大风子、大风子仁,配大枫子(有毒,捣碎)。

大枫子霜:配大枫子霜(去油研成粗粒,有毒)。

狼毒:川狼毒、白狼毒、生狼毒,配狼毒生片(有毒)。

醋狼毒:配醋炙狼毒(有毒)。

土荆皮:荆树皮、金钱松皮,配土荆皮(有毒)。

木槿皮:川槿皮、槿皮,配木槿皮。

木鳖子:木蟹、土木鳖,配木鳖子(有毒)。

木鳖子霜:配木鳖子霜。

蟾皮:干蟾皮,配干蟾皮(有毒)。

斑蝥:斑猫、花斑猫、斑蚝、花斑毛,配米炒斑蝥(大毒)。

铜绿:铜青,配铜绿(有小毒,外用)。

银朱:配银朱(有毒,外用)。

藤黄:月黄,配制藤黄(极毒,外用)。

白矾:明矾、矾石、攀石,配白矾(打碎,多外用,少内服)。

硝石:火硝、牙硝、焰硝、土硝,配硝石(有毒,多外用)。

钩吻:野葛、断肠草、胡蔓草,配钩吻(大毒,只外用)。

霸王鞭:金刚杆,配霸王鞭(有毒,外用)。

21. 拔毒化腐生肌药及其他

红粉:小升丹、三仙丹、红升丹、升丹,配红粉(大毒,外用)。

砒霜:人言、信石、红砒、白砒,配砒霜(极毒,外用)。

硇砂:紫硇砂、醋硇砂,配醋制硇砂(有毒,外用)。

白硇砂:配白硇砂。

铅丹:黄丹、广丹、章丹、东丹,配铅丹(有毒,外用)。

密陀僧:陀僧、没多僧,配密陀僧(粉末,有毒,外用)。

铅粉:水粉、胡粉、宫粉,配铅粉(有毒,外用)。

硼砂:蓬砂、盆砂、月石、煅硼砂、煅月石,多配煅制后研成的碎粉。

白降丹:降丹、水火丹,配白降丹。

灵砂:平口砂、马牙砂,配灵砂。

炉甘石:甘石、卢甘石、制炉甘石、芦甘石,配煅制过并经水飞的炉甘石。

无名异:土子、铁砂,配无名异(煅制研粉,外用)。

虫白蜡:白蜡、树蜡、川白蜡、虫蜡,配虫白蜡(外用)。

枯矾:煅白矾,配枯矾(外用)。

瓦楞子:瓦垄子、瓦弄子,配瓦楞子粉。

煅瓦楞子:配煅制后的瓦楞子粉。

蛇含石:蛇黄、蛇黄石,配煅制后的蛇含石粉。

玄精:太阴玄精石、太乙玄精石、元精石、阴精石,配玄精石(粗粒)。

鹅管石:钟乳鹅管石,配鹅管石;煅鹅管石:配煅鹅管石。

秋石:咸秋石、盆秋石,配咸秋石(食盐加工品)。

淡秋石:配淡秋石(人中白的炼制品)。

青盐:戎盐、大青盐,配青盐。

针砂:钢砂、铁砂、铁针砂、醋针砂,配经醋煅制过的针砂。

石灰:配经煅烧、吸潮后的石灰(粉末)。

云母石:云母、白云母,配云母石(碎片状);煅云母石,配煅云母石。

没食子:无食子、没石子,配没食子。

壁虎:守宫、天龙、爬壁虎,配滑石粉炒过或酒酥的壁虎(有小毒)。

象皮:制象皮、象皮粉,配经滑石粉炒泡研成的象皮粉(外用)。

人中白:溺白垩、白秋霜,配人中白(粗末)。

天仙子:莨菪子、牙痛子,配天仙子(大毒,外用)。

南天仙子:水蓑衣、广天仙子,配南天仙子(外用)。

夹竹桃:配夹竹桃叶(有毒)。

松花粉:松黄、松花,配松花粉。

陈仓米:陈粳米、陈米,配陈仓米。

亚乎奴:亚乎鲁、金丝荷叶、锡生藤,配亚乎奴。

茶叶:苦茶、茗,配茶叶。

白屈菜:地黄连、山黄连,配白屈菜(有毒)。

人参果:人头七,配人参果。

石燕:配石燕;煅石燕:配煅石燕。

醋石燕,配醋淬过的石燕。

松香:制松香,配制松香。

白丁香:雄雀矢、麻雀粪,配白丁香。

藤三七:藤子三七,配藤三七。

翼首草:配翼首草(藏药,有小毒)。

紫金龙:配紫金龙(有毒)。

毛茛:配毛茛(有毒)。

甜叶菊:甜茶,配甜叶菊。

甜瓜子:甜瓜仁、甘瓜子,配甜瓜子。

黄瓜子:哈力苏,配黄瓜子。

云芝:配云芝。

霞天曲:配霞天曲(制半夏、焦冬术、白茯苓、党参、炙甘草、陈皮+霞天膏)。

蜂蜡:黄蜡、蜜蜡,配蜂蜡。

蜂胶:配蜂胶。

二冬:配天冬、麦冬等量。

二地:配生地、熟地等量。

乳没:配乳香、没药等量。

龙牡:配龙骨、牡蛎等量。

羌独活:二活,配羌活、独活等量。

知柏;配知母、黄柏等量。

焦三仙:三仙,配炒焦的山楂、麦芽、神曲等量。

焦四仙:四仙,配炒焦的山楂、麦芽、神曲、槟榔等量。

五、散装中药饮片的临方炮制

由于饮片形态的变异,单味浓缩颗粒、超微颗粒、袋泡煮散等无需再行炮制,单剂量分装饮片不便拆包炮制,故仅突出散装中药饮片的临方炮制。

所谓临方炮制,即临时炒制。指有些未按常规炮制的品种,医生在临床处方中根据特殊治疗要求,提出了不同的炮制需求。药学人员在处方调剂过程中应临时采用捣、研、炒、制等方法进行加工炮制。为便于了解和掌握,特将临方炮制的必备用具、常

用辅料、简要方法、炮制作用和主要品种简介如下:

1. 必备用具　由于临方炮制系依方而行的应急之作,无需批量生产和机器操作,多为手工进行,必备用具为:简易炉灶(亦可用液化气设施)、炒药锅及锅铲、铁丝筛、承接盘或碗筷、刷把之类。

2. 常用辅料　临方炮制的量虽不大,但涉及品种较多,炒法、炙法最为常用,故所需的固体辅料与液体辅料大多可以用到。固体辅料,如麦麸、油砂、滑石粉、土粉、蛤粉、蒲黄粉、面粉、粳米、糯米、朱砂粉等;液体辅料,如酒、醋、蜂蜜、姜汁、盐水、吴茱萸汁等。

3. 炒制方法、作用与主要品种

(1) 酒制,包括酒炙和用酒酥制。酒炙,也称酒炒,即将饮片加入适量黄酒或白酒,用文火拌炒的一种方法。具体操作方法有两种,一是先拌酒后炒药,即将适量酒与应炒药物拌匀,稍润,待酒被吸入药物后,置锅内炒干。此法适于质地较坚实的根和根茎类药物,如川芎、白芍、黄连、牛膝、当归、柴胡、丹参、续断、桑枝、威灵仙、仙茅之类,也有龙胆、益母草、大黄、蛇蜕等。二是先炒药后加酒,即将饮片置锅内加热炒至一定程度后,再喷洒适量的酒炒干,此法多适于质地疏松的药物,如五灵脂等。酒酥,即将药物切成块或段,放入适量酒中稍浸,沥干酒后摆放于铁丝筛内,置火上烤制,如此反复 3 ~ 4 次,至药物颜色变为微黄、质地酥脆为度,如酒酥蛤蚧、乌梢蛇、蕲蛇、金钱白花蛇、海龙、海马、海狗肾、鹿茸片等动物类药物。

由于酒的性味辛甘、温热、气味芳香,能升能散,宣行药势,具有活血通络、散寒、去腥的作用。故酒制可以改变药性、引药上行,增强活血通络作用,矫臭除腥。如黄连酒炙后可引药上行,清上焦头目之火;柴胡酒炒更增强升阳举陷之力;桑枝酒炒可增强舒利关节的作用;当归酒炙后调经活血、止痛的效力更显著;川牛膝酒炒可增强祛风利湿之效。

（2）醋制,包括用醋炙炒、醋煮、醋淬等。醋炙,也称醋炒,即将饮片加入定量米醋拌炒的方式。具体操作方法亦有两种,一是先拌醋后炒药,系将适量醋先拌入药物,稍润,待醋被吸收后置炒制容器内,用文火炒至一定程度后出锅。常用醋炙的药物,如甘遂、芫花、商陆、大戟、三棱、莪术、柴胡、香附、青皮、艾叶、郁金等。二是先炒药后加醋,即先将药物置炒制容器内,炒至表面熔化发亮(树脂类),或炒至表面颜色改变,有腥气溢出时,喷洒适量米醋,炒至微干即可。如乳香、没药、五灵脂等。醋煮,即以较多量的醋与药物同置锅内煮5~15分钟,如延胡索等。醋淬,即将煅烧红透的药物直接放入醋液中,使药物晶格解体,质变酥脆,如醋淬代赭石、磁石及砂烫龟板、鳖甲、穿山甲片等。

由于醋的性味酸、苦而温,主入肝经血分,具有收敛、解毒、散瘀止痛、矫味的作用。用醋制可引药入肝,增强活血止痛作用,降低毒性,缓和药性,矫臭矫味。如柴胡醋炒后既可缓和其升散之性,又能增强疏肝活血之功;甘遂、芫花、大戟、商陆等经醋炙后则可降低毒性;延胡索经醋煮则易于煎出有效成分;五灵脂、乳香、没药等经醋炙,则能增强散瘀止痛之功。

（3）盐炙,又称盐水炒。即取一定比例和定量的食盐水溶液,用文火与药物共同拌炒的方法。具体操作方法有两种:一是先将食盐水溶液拌入药物,稍润后再置入锅内用文火炒至所需程度。二是先炒药至烫或微黄,再喷入适量食盐水溶液,边炒边喷洒,炒至药干为度。用盐水炒制的药物主要有知母、泽泻、巴戟天、小茴香、益智仁、橘核、荔核、杜仲、补骨脂、黄柏、沙苑子、车前子、砂仁、菟丝子、韭菜子等。

由于食盐性味咸寒,有清热凉血、软坚散结、润燥之功。用盐炙药可引药下行,增强补肾、滋阴、降火作用,并能缓和药物的辛燥之性,故补肾固精、治疝、利尿和泻相火的药物常用盐炙。如盐炒知母可制肾阴虚损之热和相火内热;盐炙黄柏既可缓和苦寒之性,又加强了清泻肾火之功;盐炒沙苑子更添固肾益精之功;盐炒车前子可泻热利尿而不伤阴。但用盐比例一定要控制在百分之二左右;并应控制加水量,过多不易炒干,过少不易与药物拌匀;车前子、菟丝子、知母等含黏液质较多的药,应先炒药后加入含盐水溶液;同时应控制火力,若火力过大,加入盐水后,水分迅速蒸发,食盐则附在锅上,达不到盐炙目的。

（4）姜汁炙,又称姜汁炒,即以鲜姜捣汁或干姜煮汁后,取定量汁液加入药物拌炒的方法。常用姜汁炙的药物有厚朴、竹茹、草果、草豆蔻或黄连、栀子等。

由于生姜辛温,功能温中止呕、化痰止咳,用姜炙药多为制约寒性,免伤脾阳;缓和刺激性与副作用,为祛痰止咳、降逆止呕或刺激性较强的药物所常用。

（5）蜜炙,即取定量蜂蜜置锅内加热成炼蜜后投入药物拌炒的一种炮制方法。由于蜂蜜性味甘平,有甘缓益脾、润肺止咳、矫味之功。故用蜂蜜制药,多可协同增效、缓和药性、矫味和消除副作用。如蜜炙黄芪、甘草、党参等可增进其补脾益气之功;蜜炙百部、款冬花、紫菀、前胡、桑白皮、桑叶等,可增强其润肺止咳之力;蜜炙麻黄,既能缓解麻黄的发汗作用,又可增强其止咳平喘作用;蜜炙旋覆花、枇杷叶等,既可避免毛茸戟人咽喉,又能增强化痰止咳作用;蜜炙马兜铃,既可抑制对胃的刺激性,降低副作用,又能矫味、增强止咳作用。故蜜炙一法,适用较广。

（6）米炒,即用粳米或糯米作辅料,与药物共同加热同炒的一种炮制方法。具体操作为:先将锅烧热,撒上浸湿的米,使其平贴锅上,用中火加热炒至米冒烟时投入药物,轻轻翻动米上的药物,至所需程度取出,去米,放凉。亦有直接将米置热锅内,炒至米冒烟时投入药物,拌炒至所需程度,取出、去米,放凉的炒法。

由于粳米甘平,有益气、温中、和胃、止烦渴之功,糯米性味甘寒,有补中益气、止泻、解毒之功,故用粳米炒的目的主要是为了增进健胃之力。如米炒党参、山药、北沙参等。用糯米炒的目的主要是为了降低毒性,矫正不良气味,如糯米炒斑蝥、红娘子、青娘子等。

(7)麦麸炒,又称麸炒。即用蜂蜜制过的炙麦麸投入锅内,待麸皮冒烟时立即投入药物拌炒的炮制方法。由于麸皮性味甘平,具有和中作用,用其炒制药物,一可增强补脾作用和疗效;二可缓和药性;三可矫臭矫味,并可吸附部分油脂和毒素,故可用于苍术、枳实、枳壳、僵蚕等,或白芍、白术、山药的炒制。如苍术经炒后可除其燥性,增强健脾祛湿作用;枳实经炒后可缓和其峻烈之性,增强消积理气作用;僵蚕经炒后可起到矫臭、矫味作用。

(8)土炒,又称土粉炒。即用灶心土或陈壁土研粉,放入锅内加热炒至成灵活状态时,投入药物拌炒至表面挂土、透出香气时取出,筛去土粉、放凉。由于土性中和,有补脾和胃、止泻之功。用土炒药可增强补脾和胃、燥湿及止呕止泻的作用,故多用于补益脾胃药物的炒制,如白术、山药、党参之类。

(9)砂炒,又称砂烫。即用预先制好的"油砂"投入锅内加热,炒至油砂焐手、易于翻动时,投入药物共同翻炒至药物酥脆或鼓起,外表呈黄色或较原色加深时取出,筛去油砂,放凉,或趁热投入醋中略浸,取出,干燥。由于油砂质地坚硬、传热较快,用为中间传热体,与药物接触面积大,可使药物受热均匀,加之温度高,可致质地坚硬的药物质变酥脆,易于粉碎;可烫去茸毛;除去某些药物的腥臭气味,从而达到增强疗效、便于调剂和制剂、降低毒性、便于洁净和提高药物净度,以及矫臭矫味的目的。用油砂烫炒的药物较多,如龟板、鳖甲、虎骨、豹骨、猴骨、穿山甲、鸡内金、骨碎补、马钱子、狗脊、脐带等,均可用油砂炒制。但炒制中砂的用量应以掩盖所加药物为度;砂温度要保持适中,温度过高时可添加冷砂或减小火力以调节;操作中翻动要勤,出锅速度要快,并应立即筛去油砂。

(10)滑石粉炒,亦称滑石粉烫。即将洁净的滑石粉置于已预热的炒锅内,用中火加热炒至滑石粉呈灵活状态时,投入药物,不断翻动,至药物质变酥脆或发泡鼓起,或颜色加深时取出,筛去滑石粉的方法。滑石粉性味甘寒,具清热利尿作用,且质地细腻、传热较缓慢,与药物接触面积更大,可起闷烫发泡作用,多用于炒制某些韧性较大的动物类药物或少数有毒药物,如象皮、黄狗肾、刺猬皮、水蛭、鱼鳔胶等。炒后质变酥脆,易于粉碎和煎煮;并可降低毒性和纠正不良气味,有利服用和用药安全。

(11)蛤粉炒,亦称蛤粉烫。即取文蛤的细粉置于已预热的炒锅内,用中火加热至蛤粉呈灵活状态时,投入经加工处理成丁块的药物,不断翻埋烫炒至膨胀鼓起、内部疏松时取出,筛去蛤粉的一种操作过程。蛤粉性味咸寒,有清热利湿、软坚化痰之功,用其炒药的机理类似滑石粉,但由于比滑石粉更加细腻,受热较慢而更均匀,故主要用于阿胶珠和鹿胶的炒制,以求降低药物的滋腻之性,矫正不良气味,便于调剂、制剂,或增强化痰止咳、止血作用。

(12)蒲黄炒,主要用于炒阿胶珠。即将蒲黄置于热锅内炒至微焦,再将阿胶丁倾入,炒至鼓起呈圆球状,取出,筛去蒲黄粉。其目的是借助蒲黄的活血行瘀、凉血止血之能,增强阿胶珠止血活血作用。

(13)煨制,也叫煨法。即用湿面粉或湿纸(多用黄草纸)将药物包裹后,置于加热的滑石粉中;或将药物直接置于加热的麦麸中;或将药物铺摊于吸油纸上,层层隔纸加热,以除去部分油脂;或将包裹后的药物直接置于塘灰火中,进行煨制,其目的是为了除去药物中部分挥发性及刺激性成分,以降低副作用,或缓和药性,增强疗效。如煨肉豆蔻、煨草果、煨诃子、煨木香、煨葛根、煨生姜等。药房多见煨木香、煨葛根、煨生姜,且多用打湿的黄草纸包裹,置于文火上或灶内塘灰中煨制。

（14）飞朱砂粉拌药,即先将药物置于适宜容器内,再加入微量飞朱砂粉,摇动容器,使药物表面粘附微量朱砂粉,以增强安神定惊或清火镇静作用,如朱拌茯苓、茯神和朱拌灯心、远志等。

（15）青黛粉拌药,其法同朱砂粉拌药,主要取义于清肝泻火作用,如青黛拌灯心。

（16）砂仁拌熟地,即将砂仁研粉,均匀地撒在熟地片中央裹好,或先将熟地置于冲筒中捣烂,再将砂仁粉与熟地一同捣拌均匀。其目的在于利用砂仁芳香行气、宽中开胃之功,制约熟地的腻滞之性,以便补而不滞。

（17）吴茱萸汁炒黄连,即取吴茱萸置锅内加适量水煎煮后,捞出吴茱萸,放入黄连片拌匀,待药液吸尽,微炒,取出,晾干。其义在于利用吴茱萸的温燥之性,抑制黄连的苦寒之性,以治疗肝气上郁化热、肝热犯胃所致的呕吐、胃痛。也有反用黄连煮水炒吴茱萸的制法,以利用黄连的苦寒之性,制约吴茱萸的温燥之性。

（18）木香炒枳实,即取木香置锅内加适量水煎煮后,捞出木香,倾入枳实片,待药液吸尽后微炒,取出,晾干。其目的是利用木香行气止痛、制酸的作用,抑制枳实破气的酸性,增强枳实行气、去痞除胀的作用。也有不用木香煮水,而直接将二者置锅内同炒的,其义与上法相仿。

（19）小茴香炒川楝子,即将小茴香煮水后,捞出小茴香,再将川楝子炒热后倾入茴香液中,炒至川楝子微黄即可。其目的在于降低川楝子的寒性,增强疏肝止痛和治疝效果。

(20)清炒炒黄(包括炒爆),即将药物置炒锅内,用文火或中火加热,炒至药物表面呈黄色或原色稍深,或发泡鼓起,或爆裂,并溢出药物固有的气味。此法适宜于许多种子类药物,故有"逢子必炒"之说,如牛蒡子、牵牛子、芥子、莱菔子、葶苈子、紫苏子、冬瓜子、决明子、苍耳子、蔓荆子、莲子、水红花子、王不留行、火麻仁、郁李仁、酸枣仁、薏苡仁、白果、胡芦巴、黑芝麻、芡实、刺蒺藜、花椒、茺蔚子、青葙子、使君子,以及槐花、九香虫、海螵蛸、赤芍等。炒制目的是增强疗效、缓和药性、降低毒性,并破坏某些药物中的酶,以保存苷类成分(杀酶保苷)。

(21)清炒炒焦,操作方法同炒黄,但选用火力为中火或武火。炒制标准为:药物表面呈焦黄或焦褐色,内部颜色加深,并具有焦香气味。炒制目的为增强药物消食健脾的功效或减少药物的刺激性。需要炒焦的药物有:山楂、川楝子、栀子、槟榔等。成品焦山楂,不仅酸味减弱,且增加苦味,长于消食止泻;川楝子炒焦后可降低毒性,减少滑肠之弊;焦栀子更适于脾胃虚弱者之用。

(22)炒炭,也是清炒法中的一种炒法。多用武火或中火加热,炒至药物表面焦黑,内部焦黄或焦褐色。炒炭的目的是为了增强或产生止血作用。如大蓟、小蓟炒炭后凉性减弱,止血作用增强;干姜炒炭产生固涩止血作用,适于多种虚寒性出血;乌梅炒炭长于涩肠止泻、止血,多用于久泻、久痢及便血、崩漏;白茅根炒炭用,可使出血和凝血时间缩短;牡丹皮炒炭可减弱清热凉血之功,而具止血凉血之能;地榆炒炭长于收敛止血;侧柏叶炒炭多用于热邪不盛的出血证;卷柏炒炭用于痔血更佳;茜草炒炭寒性减弱,止血之力增强;贯众炒炭尤善治崩漏下血。除上所述,尚有蒲黄、槐角、荆芥及荆芥穗、藕节、鸡冠花、石榴皮、莲房、苦参、菊花、金银花、防风、黄芩、胡黄连、艾叶等亦常炒炭用之。但炒炭中一定要根据质地灵活而恰当地采用火力,质地坚实的药物宜用武火,质地疏松的片、花、花粉、叶、全草类药物可用中火。质地疏松的药物,炒至一定程度时易出现火星,须喷淋适量清水灭尽火星,以免引起燃烧,取出后必须摊凉,经检查确无余热后再收贮,务必防止复燃。炒制标准掌握是:务必"存性",即炒炭药物只能部分炭化,更不能灰化,未炭化部分的应保持药物的固有气味,花、叶、草等炒炭后仍可清晰辨别药物原形。

至于需要临时劈破、捣研的药物,在处方"脚注"中已有涉及,故不再赘述。

六、散装中药饮片的存放榧斗与斗谱编排

为了便于中药处方调剂称量,防止错乱,保持一定存量,中药房供调剂使用的饮片大多采用具有一定规格的带榧药柜,每个药榧再分 1~3 格,称为格斗或榧斗,每个榧斗中盛药 1 味,每榧可盛药 1~3 味,但装药量则不等。所谓斗谱,是指一组或几组药柜中各榧斗及斗内前后饮片存放顺序及规律,也可认为是将饮片按一定规律排列在药榧或药斗的方法,或者说是用来指导药物在药柜榧斗中排列的格式。

编排斗谱的目的是为了提高调配工作质量和工作效率,确保调配药剂的安全。故斗谱编排的科学合理对保证调配工作的有序进行具有重要意义。

1. 斗谱编排的基本原则与排列规律

斗谱编排的基本原则:便于管理,方便调配,符合药物特点,适合药房或当地临床医生用药习惯。

药物在榧斗中的排列规律:常用的饮片品种应排列在齐胸高的四行药斗内,使之平易取;不常用的品种则应放在斗架的高层或低层;体轻量大的药物应放在大斗内,如淡竹叶、芦根、夏枯

草、荷叶之类;对性味、功效相似或相近的药物可一樋三格装,如全当归、归头、归尾或归身等;经常在同一处方中出现的药物应分别装于同樋格斗中或集中装排。如乳香、没药、天冬、麦冬、稻芽、谷芽、桑叶、菊花,以及四物汤中的熟地、白芍、当归、川芎,六味地黄丸中的怀山药、丹皮、泽泻,八正散中的萹蓄、瞿麦、石韦等;相反、相畏的药物则不能同樋或上下排列存放;性状相似、功能各异的药物不能装于同一药樋中,如苦杏仁与桃仁之类;有恶臭气味的药物应与一般药物分开放置,如阿魏、芜荑则不应与一般药物同存。

2. 常用的几种斗谱编排方式

按入药部位排列:如按植物药的根及根茎、藤木、皮、叶、花、果实与种子等和动物、矿物、菌藻、其他类依次排列。这种排列方式具有条理性,比较清晰,但由于中医临床处方往往几类药物同时使用:故取药范围大,配方速度慢,只适用于配方量小、药物品种少的药房。

按药物功效排列:即按解表、泻下、清热、温里、补益、驱虫、消导、外用等类别依次排列。把一些性味功能基本相似的药物,放在同樋不同斗中或相近药斗中,如党参与黄芪、桃仁与红花、猪苓与泽泻、藿香与佩兰、草豆蔻与草果、砂仁与蔻仁等,以免影响质量及疗效。这种排列方式虽亦较清晰,便于管理,但调配时也不够方便,一般采用较少。

依药物质地轻重编排:质轻者,如香薷、忍冬藤、伸筋草等排在上层樋斗中;矿石、介壳类质地重者,如磁石、赭石、牡蛎、石决明、寒水石等,排在下层樋斗中以增加药柜或药架的稳定性。

按临床用药情况排列:这种方法适用于业务量大、用药品种多的单位;即根据不同季节的发病规律和用药情况,人为地将药物分成当头货、次销货和冷僻货等几种类型,结合药物的颜色、形状、作用特点等进行排列。质轻体积大、用量大的药物一般装入不分格斗的通樋;当头货装入药柜或药架的 1～3 层,使之平身易取;次销货装入 4～5 层;冷僻货装入最上层橱斗;经常在同一处方上出现,且性味相近、功效相似的药物,以及可以相互防止生虫、变色的药物,装在同橱药斗的前后左右;芳香挥发性药物装入密闭容器中;销量较小的花类药物装入铁盒或纸包储存;树脂、树胶类药物装入瓷缸或料缸内;剂量固定的散、药粉及种子,可预先用布袋装好;临床上常用的一些"汤头"(方剂)药物,如麻黄汤中的麻黄、桂枝、苦杏仁、甘草,四君子汤中的党参、白术、茯苓、甘草,以及上述四物汤中的熟地、白芍、当归、川芎等,可将他们编排在一起。这样,可以减少配方取药时往返走动的次数和距离,减轻工作人员劳动强度,提高工作效率。

某些具有特殊性质药物的编排:对某些具有特殊性质的药物,应另行编排,特别管理:①毒性药物应设专人、专柜、专锁、专账管理;②对于易燃药物,如火硝、硫黄等应装入瓦缸或瓷缸中置铁柜内存放,并远离火源;③细料贵重药物,如人参类、洋参类、麝香、牛黄、羚羊角、鹿茸、熊胆、松贝、银耳、珍珠、玛瑙等应装瓶、装盒,存放于专柜内。总之,应根据具体情况,全面考虑,合理编排。

3. 中药饮片斗谱设计举例 中药斗谱的类型较多,各地药房因具体条件不同,编排的斗谱也不一致,现仅介绍一种较常用的斗谱以供参考。

(1)具有 500 种中药饮片的药房,进入橱斗的约 350～360 种,其余细小果实种子、粉末、炭药等 100 多种可用搪瓷缸、搪瓷桶或瓷缸、瓦缸、不锈钢桶盛装后置于药架上。贵重药品、毒性中药可用特制药柜存放。

(2)所用药柜高约 180cm,宽 110～120cm 左右,厚约 40cm,每个药柜可设 27～30 个药橱,一般最下层设通橱(即不分斗),最上层药橱分隔成 3 斗,中层药橱一般分隔成 2 斗。原则上以 3 个药橱为一组,根据调配工作量和工作人员的多少,以及用房条件,可设置多组药柜(表 3-1～表 3-5)。

表 3-1　常用中药饮片槽斗图谱表

鬼见羽 毛冬青	蟾皮 露蜂房	九香虫 虻虫	椿白皮 樗白皮	鸦胆子 刺猬皮	荔核 橘核
穿山甲 王不留行	降香 苏木	凌霄花 凤仙花	小蓟 大蓟	槐花 地榆	大茴香 小茴香
三棱 莪术	土鳖虫 水蛭	全蝎 蜈蚣	僵蚕 地龙	苍耳子 辛夷	香橼 佛手
延胡索 郁金	姜黄 片姜黄	活血藤 鸡血藤	羌活 独活	化橘红 橘红	枳实 枳壳
川芎 丹参	细辛 白芷	麻黄 桂枝	荆芥 防风	柴胡 葛根	青皮 陈皮
红花 桃仁	藁本 蔓荆子	牛蒡子 薄荷	藿香 佩兰	瞿麦 萹蓄	大腹皮 槟榔
川牛膝 牛膝	柽柳 胡荽子	香薷 鹅不食草	板蓝根 大青叶	草薢 石韦	乌梅 山楂炭
紫草 刘寄奴	蝉蜕	紫苏叶	枇杷叶	灯心草 通草	白鲜皮 川槿皮
益母草 泽兰		淡竹叶 芦根		木贼	

续表

八月札 刀豆子	茼麻子 马蔺子	黄药子 白药子 红药子	山柰 桂子	红豆蔻 蔻仁	草果 草蔻
玫瑰花 月季花	马兜铃	金樱子 桑螵蛸	益智仁 覆盆子	高良姜 吴茱萸	砂仁 豆蔻
甘松 合欢皮	乌药 香附	猪苓 泽泻	附片 黑附片	肉苁蓉 锁阳	
苍术 厚朴	川木香 木香	酸枣仁 山茱萸	太子参 扁豆	千年健 秦艽	天冬 麦冬
神曲 山楂	山药 薏苡仁	茯苓 茯神	白术 法半夏	熟地黄 何首乌	黄精 玉竹
谷芽 麦芽	黄芪 党参	当归 白芍	甘草 大枣	百合 石斛	女贞子 桑椹
炒麦芽 鸡内金	芡实 莲子	茜草根 断血流	侧柏叶 仙鹤草	火麻仁 亚麻子	柏子仁 郁李仁
墨旱莲	车前草 鸡眼草	穿心莲 半边莲	番泻叶	白茅根	蒲黄 五灵脂
夏枯草 竹茹		白花蛇舌草 半枝莲		矮地茶 鱼腥草	

续表

毕澄茄 荜茇	丁香 母丁香	藜芦 漏芦	瓜蒂 常山	芫花 贯众 雷丸	没食子 五倍子 石榴皮
地骨皮 银柴胡 胡黄连	花椒 椒目	柴皮 白头翁	白前 白薇	龟甲 鳖甲	皂角刺 长皂角 猪牙皂
山豆根 射干	干姜 炮姜	制南星 制白附	芥子 紫苏子	昆布 海藻	石菖蒲 九节菖蒲
生地 玄参	牡丹皮 赤芍	瓜蒌壳 瓜蒌子	桔梗 南沙参 前胡	苦杏仁 百部	川木通 山木通
知母 天花粉	连翘 栀子	浙贝母 土贝母	紫菀 款冬花	五加皮 香加皮	防己
黄芩 黄连	黄柏 苦参	生大黄 熟大黄	杜仲 续断	桑寄生 槲寄生	海风藤 络石藤 南蛇藤
茵陈 青蒿	金钱草 广金钱草	桑枝 桑皮	木瓜 狗脊	制川乌 制草乌	石楠藤 雷公藤 天仙藤
首乌藤 忍冬藤	冬瓜皮 冬瓜子	巴戟天 淫羊藿	蛇床子 地肤子	路路通 艾叶	稀莶草 臭梧丹
桑叶 菊花		金银花 连翘		蒲公英 紫花地丁 野菊花	

表3-2　中药饮片（种子、粉末等）槅斗图谱表

芦荟	扁豆花	葛花	枳椇子	苘麻子	赤小豆	黑芝麻	韭菜子	浮小麦	粳米
自然铜	礞石	大豆黄卷	穞豆衣	莱菔子	千金子霜	瓜蒌霜	胡芦巴	菟丝子	沙苑子
没药	乳香	寒水石	芒硝	玄明粉	煅石膏	生石膏	生龙骨	煅龙骨	生牡蛎
肉蔻霜	天竺黄	鹿角霜	望月砂	夜明砂	青黛	滑石粉	赤石脂粉	磁石粉	赭石粉
黑豆	红曲	紫苏子	芸苔子	使君子	榧子	南瓜子	雷丸粉	胆南星	半夏曲
楮实子	生石决明	葶苈子	车前子	青葙子	南天仙子	松花粉	茺蔚子	海金沙	
煅牡蛎	煅石决明	珍珠母粉	珍珠粉	紫石英	白石英	阳起石	阴起石		
蛇含石粉	海螵蛸粉	海蛤粉	密陀僧粉	硫黄	炙甘草	炙黄芪	炙远志	炙枇杷叶	

表3-3　中药饮片（炭药）槅斗图谱表

乌梅炭	山楂炭	焦槟榔	黄柏炭	银花炭	栀子炭	黄芩炭	焦栀子	槐花炭
地榆炭	大蓟炭	小蓟炭	茜草炭	蒲黄炭	棕榈炭	艾叶炭	血余炭	百草霜
侧柏炭	生地炭	大黄炭	藕节炭	荆芥炭	荆芥穗炭	白茅根炭		

表 3-4　中药饮片（贵重药）橱斗图谱表

鹿胶	龟胶	阿胶	天麻	海龙	海马	珍珠	玛瑙	麝香
羚羊角	西洋参	红参	白参	生晒参	糖参	参须	鹿茸	鹿筋
紫河车	肉桂粉	沉香粉	冬虫夏草	金钱白花蛇	蕲蛇	川贝母	西红花	牛黄
血竭	冰片	胖大海	苏合香	安息香	三七	枸杞	熊胆粉	海狗肾

表 3-5　中药饮片（毒性药）橱斗图谱表

芫花	甘遂	商陆	绵大戟	生半夏	生南星	生附子	生白附子	生狼毒	蟾酥
洋金花	闹羊花	生草乌	生川乌	生千金子	生巴豆	生马钱子	雪上一枝蒿	生天仙子	罂粟壳
砒霜（砒石）	水银	红粉	白降丹	轻粉	雄黄	斑蝥	红娘虫	青娘虫	藤黄

七、中成药与西药调剂

中成药与西药,20 世纪 90 年代曾强调应分设药房,进入 21 世纪以后,有些地区大多将二者合二为一,其调剂程序与中药汤剂处方基本相同,即审方、调配、核对、发药,只是审方内容、调配、核对、发药操作,各有差异。

1. 审方　一要审核处方的合法性,即是否符合各类用药规定,分清是处方药还是非处方药,是国家基本药物目录品种之内的药还是目录之外的药,是医疗、工伤保险目录之内的甲类药还是乙类药,是特殊管理药品还是普通药品,医生签名有无代签或漏签;二要审核处方的规范化,特别是药名书写、剂型、规格、含量、数量、用量、用法书写是否准确、表述简明,是否符合说明书的规定,老、幼用量折算是否准确。麻醉药品和一类精神药品处方使用是否符合规定,有无患者姓名、单位、身份证或代办人姓名、身份证编号,或诊断证明;三要审核处方的适宜性,特别是处方用药是否与临床诊断相符,剂型与给药途径选择是否合理,规定须作皮试的药,处方医生是否注明过敏试验及结果的判定,是否有重复给药现象,是否有潜在临床意义的药物相互作用和配伍禁忌;四要审核特殊药品和管制药品的处方,是否符合相关规定。

2. 调配　调配工作流程,门诊、急诊、传染病药房与病房药房略有不同。①门诊、急诊、传染病药房:收方、审方后,应按处方药品顺序从货位取药,按"四查十对"原则调配处方,药品备齐后先自行核对,并按医嘱将服法标签贴于药盒上,签名后交核对员复核,然后传递给发药岗位药师发药。②病房药房:调配药师从电脑 HIS 系统接受医嘱→审核医嘱单→分别打印各病区药品汇总单→按汇总单顺序从货架上取药调配→按病区逐一放入各病区专用的药篮或药箱中→经药师核对签字后交给负责领药的护士→护士核对签字。③实行病房药房摆药的,可按下列流程操作:即调配药师从电脑 HIS 系统接受医嘱→药师审核医嘱单→按医嘱单进行手工摆药或摆药机自动摆药→摆药完毕后由药师核对签字→交护士核对签字。

3. 核对　无论是门诊、急诊还是病房药房均必须认真进行,门诊、急诊药房应重点核对患者姓名、单位或住址、药品名称、剂型、规格、含量、数量、用法用量;病房药房应重点核对患者姓名、病区或科室、床号、药品名称、剂型、规格、含量、数量,以及零散包装和协定处方包装袋上书写的药名、剂量、数量、用法用量是否正确。

4. 发药　发药首先应认真核对患者的姓名,核对药品与处方的相符性,检查剂型、规格、含量、剂量、数量,甚至询问患者就诊科室,以确认身份无误后再发药,决不可出现"张冠李戴"或冒名领药现象。同时,应向患者详细交代服用方法及需要特殊注意的事项,耐心解答患者提出的有关用药的问题。

八、药房自动化系统的使用

随着计算机技术的发展、医院中西药学信息化与自动化的加速,各级医院的局域网信息系统的不断完善,有的医院已引入使用药房自动化系统,利用全自动发药机、智能存取机、全自动单剂量分包机等设备,进行中成药和西药的调剂。全自动发药系统是运用信息化技术、自动化手段,代替药师的手和脚,完成处方的调剂。取药、补药、盘点都由信息系统自动完成,管理软件自动生成所补药品及数量,通过机械手上药,处方的调剂和盘点也是由管理软件自动完成。具有快捷、方便、准确、美观的特点。智能存取系统是以垂直旋转运动进行认址为工作原理的药房自动化系统。系统接收处方信息后,自动将存取设备中的药品送至药师面前,并提示所在位置,该系统实现了药房调剂模式由"人找药品"到"药品找人"的转变,同时可记录药品的进药时间、批号、效期和包装信息,进行信息化管理。具有降低劳动强度、减少差错、保证药品质量的特点。全自动单剂量分包机由内置药盒、外置药盒、包装机器、数据显示屏几大部件组成,是根据医院信息系统传输的医嘱信息,自动将患者每一次需要服用的药品包入同一药袋内,即按单剂量包装。同时根据医嘱将包装日期、科别、患者姓名、服药时间、药品名称、规格、数量、条码等关键信息都打印在包装袋上,便于药师、护士核对和患者服用。主要实现了住院病人自动分包口服药品。体现了科学、智能、高效、安全、准确、低污染以及人性化的特点。见彩图5。

九、静脉用药集中调配中心

是在医院药学部门的统一管理下,由接受过专门训练的中西药学和(或)护理人员,严格按照原卫生部《静脉用药集中调配质量管理规范》,严格执行操作规程,进行肠外营养液、细胞毒药物和抗菌药物等静脉用药调配的药学服务部门。该中心的设置启用,可从根本上改变分散式的静脉输液配置模式,保证在洁净环境下完成输液调配,保证成品输液质量、促进静脉用药的合理使用,有利于保护医务人员的职业安全,有利于实现以患者为中心的全方位一体化的药学服务新模式,提升用药水平。但调配中心必须设置处方审核、摆药贴签与核对、静脉用药调配、成品核对、成品包装、二级库管理等岗位,切实落实各岗位职责,严守技术操作规程。如处方审核岗位,必须由经过培训的主管药师以上药学专业技术人员担任,负责病区用药医嘱单的接受、审核及退领工作,并安排摆药。审核内容主要包括:给药途径和给药剂量是否合理,给药频率是否正确,溶媒选择是否恰当,给药浓度是否适宜,是否存在配伍禁忌(理化配伍变化),是否存在重复给药,是否存在药物禁忌证等。并参与静脉药物临床治疗工作,协助医生遴选适宜药品,帮助护士正确使用静脉药物,提供静脉用药咨询,宣传静脉合理用药知识,参与有关药学服务工作。其余环节岗位职责与应注意的事项,均应按国家卫生和计划生育委员会的规定,以及医院药师规范培训教材,结合各地各医院制定的规章,严格执行。见彩图6。

十、处方与处方制度

中药处方,又称药单子、单子。是由注册的执业医师和执业助理医师,在诊疗活动中为患者开具的、由取得药学专业技术职务任职资格的药学专业技术人员审核、调配、核对,并作为患者用药凭证的医疗文书。一张完整的医生处方,既是药剂调剂、发药的书面依据,也是统计调剂工作量、医生处方数量、药品消耗数量与销售金额等的原始资料。发生药疗事故或经济问题时,医生处方又是追查医疗责任、承担法律责任的依据。因此,医生处方具有法律上、技术上和经济上等多方面的意义。

1. 处方的分类与格式　目前,医生处方可分为精神药品处方、麻醉药品处方、急诊处方、儿科用药处方、普通药品处方或贵重药品处方等。手写处方用纸的颜色为:麻醉药品处方为淡红色,急诊处方为淡黄色,儿科处方为淡绿色,普通处方为白色,并分别在处方右上角以文字注明。

医生处方的格式,包括前记、正文和后记三部分。处方前记包括医疗机构(诊所、店房)全称、处方编号、费别、患者姓名、性别、年龄、工作单位或家庭住址、科别、临床诊断、处方日期、剂数等内容,并可添列专科要求的项目;处方正文是处方的核心部分,应分别开列药味名称、使用剂量、炮制要求、药引及特殊煎服法等内容。麻醉药品应使用专用处方,毒性中药应加以标示,同时还应写明诊断;处方后记包括处方医生签名和(或)加盖专用签章,药品金额,以及处方调剂人员签名和核对检查、发药人员签名。

2. 处方的权限　符合医生任职条件,并取得执业医师或助理执业医师资格,经注册并受聘于合法医疗机构,经医疗机构业务主管领导批准的执业人员才有处方权。具有处方权的医生所开的处方经签字或加盖专用签章后才有效。实习医生或试用期的医生不能单独行使处方权,必须同时有处方权的带教医生签字或盖章后,处方才能生效。进修医生及临床研究生,须经医院院长审批同意后方可开写处方,并亦应有处方权的医生签字或盖章后才有效,其他人员均无处方权。有处方权的医生均不应为自己及其亲属开方取药。对不符合规定或不合理处方,药房有权拒绝调剂。

3. 处方的书写　医生应当根据医疗、预防、保健需要,按照诊疗规范,根据药物的功效主治或药理作用、用法、用量、禁忌、毒副反应和注意事项等开具处方。处方书写必须符合下列原则:①处方记载患者的一般项目应清晰、完整,并与病历记载相一致;②每张处方只限于一名患者的用药。禁止以甲患者名字给乙患者开方取药;③处方笺字迹应当清楚,不得涂改。如有修改,必须在修改处签名并注明修改日期;④中药处方一律用规范的中文名称书写。医师、药师不得自行编制药品缩写名或用代号。书写药物名称、剂量、品规、等级、用法、用量要准确规范,不得使用"遵医嘱""自用"等含糊不清的字句。⑤年龄必须写实足年龄,婴幼儿写日、月龄,必要时,婴幼儿要注明体重。中药饮片与中成药或西药要分别开具处方;⑥中药饮片的书写,可按君、臣、佐、使的顺序排列。药物调剂、煎煮的特殊要求应注明在药名之后上方,并加括号,如布包、先煎、后下等,对药物产地、炮制的特殊要求,应在药名之前写出。⑦用量一般应按《中国药典》一部、炮制规范、《中药大辞典》及《中药学》教材中设定的用量开写,特殊情况下如必须超剂量使用时,应注明原因并再次签字。⑧为便于药学专业技术人员审核处方,医生开具处方时,除特殊情况外必须注明临床诊断。⑨开具处方后的空白处应画一斜线,以示处方完毕。⑩处方医生的签名式样和专用签章必须与药房留样备查的式样相一致,不得任意改动,否则应重新登记留样备案。⑪处方上应杜绝随意自造药名或使用暗号、隐语,或引用冷僻的怪名。⑫药品剂量与数量一律用阿拉伯数字书写。剂量应使用公制单位,重量以克(g)、毫克(mg)、微克(μg)、纳克(ng)为单位;容量以升(L)、毫升(ml)为单位;开写蜈蚣、金钱白花蛇应以"条"为单位;饮片以剂或付为单位。⑬医生利用计算机开具普通处方时,其格式须与手写处方一致,并须输入开具者的姓名。由划价收费者与传出终端的药房打出纸质处方,一式两份,一份交药剂调配,一份交患者留存备查。

4. 处方的限量与时效　为了防止药疗事故,避免药物资源浪费,每张处方应有限量要求,普通门诊处方,一般不得超过7日用量;急诊处方一般不得超过3日用量。对于某些慢性病、老年病或特殊情况,处方用量可适当延长,但医师必须注明理由。麻醉药品、毒性药品的处方用量应当严格执行国家有关规定。开具麻醉药品处方时应有病历记录。

对处方有效时间和处方保存期限的掌握:为避免病情变化、药不对症,急诊处方当日有效,门诊处方原则上当日有效,必要时亦可保持1~3日的有效时间。过期处方须经原开方医生重新签字后方可调剂。处方调配后,为了在一定时限内备查,须保存一定时间。按现行规定:每日处方应分类装订加盖封面,集中保存,普通处方保存1年,毒性药品处方保存2年,麻醉药品处方保存3年。处方保存期满后,经单位主管领导批准、登记备案,方可销毁。电子处方在电脑保存。

5. 协定处方制定　协定处方,是药房与诊所坐堂医生根据治疗需要,或问病给药与时令季节特点,为方便药剂调配与医药消费者而协商议定,并经单位业务主管部门审查批准的一部分处方。如部分病证用药、蒸鸡药、开口连、凉茶等。协定内容包括:处方组成、用药规格、等级、用法用量、简易制法、包装量等。实行协定处方的目的在于提高配方速度和配方质量,减少浪费。纳入协定处方的药品,质量应有保证,疗效应可靠,毒副作用应很小,应用较普遍,性质稳定,易于储存,品种力求简化,供应充足。

6. 处方"脚注"与"药引"

"脚注",是指医生在处方药名旁对某些药物提出的简单说明和要求。"脚注"的内容,一般有以下三个方面:①煎服要求,如先煎、后下、另煎、包煎、冲服、烊化、研粉冲服或兑服等,一般注明在药名的后上方,并加括号。②计量单位标示,如蜈蚣、金钱白花蛇以"条"计,蛤蚧以"对"计。传统用药中大枣常以"枚计",生姜以"片"计,荷梗、灯芯以"尺"计等,不过目前多按重量折算计。③加工炮制方法的标示,如捣碎、去心、去刺、去毛、去核、去芦、劈破、去皮壳,或酒炙、蜜炙、盐炙等,应在药名之前写出。

"药引",即医生根据药剂性质或病证的需要,要求患者自备一些药物或辅料,加入药剂中一同煎服,以增强药物疗效、缓和药物的毒副作用、引药归经或起矫味作用。如辛温解表药中加入生姜、葱白;用半夏、天南星等药物时加生姜;用甘遂、芫花利水时,以醋炙,并用红枣以缓解毒性;清暑方中加鲜芦根、鲜荷叶;用盐水送服六味地黄丸以引药入肾;用酒送服跌打丸以活血止痛;用白糖、红糖、甘蔗汁等,以矫正不良气味,便于服用。

7. 药物并开　"并开",指将某些功效基本相同或配伍时能产生协同作用的药物简缩并列开写。这种开写法并不规范,不应提倡,或应尽量避免使用。但由于长期形成的传统用药习惯,时下尚难完全避免。如处方常见"二冬"即指麦冬和天冬,二者均具有养阴、益胃、清心肺的作用;"二活"即羌活和独活,二者均具有祛风胜湿、止痛的作用;"二地"即生地黄、熟地黄,二者均能滋阴;"青陈皮"即青皮、陈皮,二者均有理气作用;"乳没"即乳香、没药,二者均有活血行气作用;"焦三仙"即焦麦芽、焦山楂、焦神曲,均有消食健胃作用;"知柏"即知母、黄柏,二者配伍能增强滋阴降火作用。

第四章 特色制剂的研制与生产

医院制剂的水平和质量,从一个方面反映医院药学工作的水平和质量,同样直接关系到医疗质量和患者的健康,在发展医院特色优势、保证临床用药、满足医疗和科研或教学需要等方面发挥着重要作用。2006年以来,国家中医药管理局多次发文,强调要根据国家颁行的一系列药事法规,以及关于深化医药卫生体制改革、扶持和促进中医药事业发展的若干意见,遵循中医药发展规律,充分体现中药制剂特点,加强医疗机构中药制剂管理,促进医疗机构中药制剂特别是特色制剂的研制和生产。

一、发展医疗机构中药制剂的意义

医疗机构中药制剂以临床应用效果良好的中药处方为基础研制而成,具有临床疗效确切、使用方便、费用相对低廉等优势,体现着中医地域特色、医院特色、专科特色和医生的临床经验,有利于促进名医、名科、名院的发展,也是中医临床用药中极为重要的一部分药物。其不断开发使用,有利于弥补市售成药产品的不足,满足人民群众对中医药服务的要求,提高临床疗效,能有效传承名老中医药专家的临床经验,推动创新发展,也可为新药研发奠定良好基础,促进中药新药研发。

二、医疗机构中药制剂发展的基本原则

医院中药制剂发展应坚持以下原则:一应注意特色,即要紧密结合本院的专科特色,体现地域和疾病谱特点,以及剂型、工艺的传统特色和合理性;二应讲求实效,注重制剂的安全性、突

出疗效,保证质量,方便使用,与当地经济社会发展水平相适应;三应统筹规划,突出重点,即防治重大疾病与常见疾病的特效验方且能形成一定用量的制剂,避免盲目追求品种数量,改变小而全、多而散的状况;四应重传承,注重以名老中医长期临床实践的验方为基础,与名老中医临床经验学术的传承相结合;五应遵循规律,既要遵循中医药理论,体现辨证论治、突出中药传统特色,又要按照药物研发的基本程序和规律,注重临床使用数据的积累和效果的评价;六应体现创新发展,把社会效益放在首位,立足于满足患者和大众医药消费者的需求,规范管理,提高水平,在继承传统经验的基础上,利用当代新的科学技术,不断研制和生产出新的剂型品种。

三、制剂制备的必备条件

按照国家药品管理法、药品生产质量管理规范、医疗机构制剂质量管理规范等法规文件的要求,发展医疗机构中药制剂生产,除应考虑到中药制剂的某些特殊性以外,同样需要具有法定的生产环境、布局、房屋设施、仪器设备以及能够保证制剂质量的人员、管理制度、技术操作规程等必备条件,主要有如下十个方面:

1. 制剂室应远离各种污染源,有防止污染、昆虫和其他动物进入的有效设施,制剂室的房屋和面积必须与所生产的剂型、品种和规模相适应。

2. 制剂室应按工作性质、剂型特点、制剂工艺与技术单元和空气洁净度级别要求,合理布局;人流、物流走向应当合理;配制区和储存区应当有相应空间,确保有序地存放设备、物料和成品;最大限度地避免交叉污染、混淆和差错,便于清洁、操作和维护。

3. 须根据所配制剂要求设置不同级别洁净区,保持有效通风,并有温度、湿度控制和空气净化过滤,保证制剂环境符合要求。洁净区与洁净区之间、不同级别洁净区之间的压差应当符合要求。洁净区的表面应当平整光滑、无裂缝、接口严密、无颗粒物脱落,便于有效清洁和消毒。

4. 涉及产尘的配制操作,应当在保持相对负压的房间或采取专门的措施,防止粉尘扩散、避免交叉污染并便于清洁。配制区的各种管道、照明设施、风口等设施的设计和安装,应当避免出现不易清洁的部分,应当尽可能在生产区外部对其进行维护。排水设施应大小适宜,尽可能避免明沟排水,并安装防止倒灌的装置。

5. 具有与所配制剂品种的原辅材料、物料、包装材料及成品等存放库房,并有通风、照明、防潮等设施,对温湿度等储存条件和安防设施应进行检查和监控。合格的原辅材料、物品或成品与待检品、不合格品等必须严格隔离存放。

6. 应有与所配制剂品种相适应的设备设施与检测仪器。与配制药剂直接接触的设备表面应当平整、光洁、易清洗或消毒,耐腐蚀,不得对药品质量产生任何不利影响。设备所用的润滑剂、冷却剂等不得对药剂或容器造成污染。设备的安装、运行、性能、清洁、保养等均需通过验证确认后方可投入使用,并应定期进行再验证,确保其能够保证质量要求。

7. 用于配制和检验的仪器、仪表、器具、衡器等,其适用范围和精密度应符合制剂配制和检验的要求,定期校验,有校准和检查记录。

8. 有设备管理的各项规章制度和标准操作规程。有专人负责设备管理、定期维修、保养,并有记录。

9. 有原辅材料、包装材料、药品说明书与标签的管理人员。所用原辅材料和直接接触药品的包装材料,应符合相应的质量标准,药品上的印字油墨应符合食用标准。原辅材料称量领取、接收投料,以及半成品、成品的储存、发放、使用,应建立操作规程,防止污染和交叉污染、混淆、差错,并设有操作记录。在投料前应再行质量检查,严禁伪劣原辅材料进入制剂。药品标签和说明书必须经药品监管部门审查批准,内容、式样、文字与审批一致。不同品种的标签应分别有存放、领用、销毁的制度。

10. 有经批准的质量标准与检测项目设置,以及采用的方法和技术要求。质量标准的基本内容应包括原辅材料和成品名称、代码、包装、规格、标准设立依据、经批准的包装备案式样、取样及检验方法、定性和定量的限度要求、储存条件、注意事项、有效期等。应形成制剂研制、生产流程、各种标准操作规程、质量标准与质量监督、稳定性考察、验证、确认、制剂人员变更与其他变更等全方位文件管理或软件管理系统。

更为重要的是,应取得《医疗机构制剂许可证》,对所生产的制剂品种取得批准生产的文号,才能合法生产。

四、中药制剂的注册管理

根据《医疗机构制剂注册管理办法》(试行)的规定,应遵行如下要求:

1. 根据中医药理论组方,利用传统工艺配制(即制剂配制过程没有使原组方中治疗疾病的物质基础发生变化的工艺),且该处方在本医疗机构具有 5 年以上(含 5 年)使用历史的中药制剂,可免报 13 ~ 17 项资料。但应提供本医疗机构连续使用 5 年以上的文字证明资料,如医师处方、科研课题记录、临床调剂记录等,并提供 100 例以上相对完整的临床病历。

2. 医疗机构中药制剂的临床研究应注重安全性评价。不具备成立伦理委员会的医疗机构申请中药临床研究,可委托已按规定向药监部门备案的其他医疗机构伦理委员会进行审查。

3. 由中药加工的细粉,以水、酒、醋、蜜、麻油等为基质,临时调配成的外用药剂,不纳入医疗机构中药制剂管理,无须申报注册,可在院内临时使用。还有鲜药榨取的汁液,以及受患者委托,按医师处方(一人一方)应用的临床加工制成品,亦无须申报注册。

4. 除上述三类情况外,均应按规定提供申报资料、注册登记,在取得批准文号后才能生产。

5. 已获得批准的"医院"类别医疗机构中药制剂,如不具备配制条件或配制能力不足,经省级食品药品监督管理部门批准,可委托本辖区内符合条件的医疗机构制剂室或药品生产企业配制。

五、医疗机构中药制剂的使用管理

1. 医疗机构中药制剂只能在本医疗机构内凭医生处方使用,不得在市场上销售,或通过互联网、邮购等变相销售,不得发布医疗机构中药制剂的宣传广告。

2. 发生灾情、疫情、突发事件或临床急需而市场没有供应等特殊情况下,经国务院或者省、自治区、直辖市人民政府的药品监督管理部门批准,医疗机构配制的制剂可以在指定的医疗机构之间调剂使用。按规定生产的民族药制剂,经省级药监部门批准,可在本辖区内指定的民族医疗机构和综合性医院民族医科室之间调剂使用。

3. 经国家卫生和计划生育委员会或中医药管理局批准的对口支援项目、国家级重点专科技术协作项目、国家级科研课题协作项目所研制形成的医疗机构中药制剂,经省级中医药管理部门审核同意,并经省级药监部门批准,可在本行政区域内指定的医疗机构之间使用。跨辖区使用的须经国家中医药管理局审核同意,并经国家食品药品监督管理总局批准。且申请及批准时,应提供相关证明文件,并明确数量、用途、使用范围和期限等。使用期限一般不超过6个月。

4. 所有调剂使用制剂的质量,由取得批准文号的医疗机构负责,但使用制剂的医疗机构应严格按制剂说明书使用,对超范围使用或使用不当造成的不良后果承担责任。

5. 医疗机构中药制剂属处方药,应凭本机构内有处方权的医生的处方配发。

六、医疗机构中药制剂通用生产环节

前已述及,中药制剂主要依据中医理论配伍组方,原料大多取自天然物质,来源、产地、品规质量等级及所含成分不一,质控标准和检测方法较难确立,加之新老剂型多、传统特色浓、工艺设计及制备操作技术较复杂,故在生产环节管理上有许多特殊要求。在此仅择主要环节简述如下:

1. 前处理 即首先要验明真伪优劣,严防假药、劣药混入制剂;再通过净选加工,区分不同药用部位,除去所含杂质,保证投料药物的纯净;并要依法进行炮制,尽量以"熟药"投料。

2. 粉碎 即应对方中需要粉碎的药物进行粉碎,有的则需要将全部药物混合粉碎。粉碎的方法有干法粉碎、湿法粉碎、低温粉碎、超微粉碎等多种,但在医疗机构制剂生产中以干法和湿法粉碎用之较多。干法粉碎,系将干燥药物直接粉碎的方法,一般须将净选加工或炮制后的药物,采取晒干、阴干、烘干等方法使其充分干燥(将水分控制在5%以下)再进行粉碎,其具体操作法有混合粉碎、单独粉碎之分,混合粉碎中又有串料、串油、蒸罐等不同操作方法。湿法粉碎,系将药料中加入适量的水或其他液体进行研磨粉碎的方法,下分水飞法与加液研磨法。所谓水飞法,系将非水溶性药料打成碎块,置于研钵中,加入适量水,以杵棒用力研磨,直至药料被研细,如朱砂、炉甘石、珍珠、滑石粉等。当有部分研成的细粉混悬于水中时,及时将混悬液倾出,余下的稍粗的药物再加水研磨,再将细粉混悬液倾出,如此反复进行多次,直至全部药料被研成细粉为止。将混悬液合并、静置沉降,倾出上部清水,将底部细粉取出干燥,即得极细粉。很多矿物药、贝壳类药物可用此法制得极细粉,但水溶性矿物药如硼砂、芒硝等则不能采用水飞法。大量药物需水飞时,则可采用较大容积的电动研钵或球磨机;所谓加液研磨法,系将药料先放入研钵中,加入少量液体后进行研磨,直至药料被研细为止。如研樟脑、冰片、薄荷脑时,需加入少量乙醇,研麝香时则加入极少量的水,但应轻研冰片,重研麝香。

3. 筛析　筛即过筛,系指通过网孔状工具使粗粉和细粉分离的操作过程;析即离析,经过粉碎后的药物粉末借空气或水流动或转运之力,使粗粉(重)与细粉(轻)或细粉与粉尘分离的操作。过筛,可将粉碎好的粗粒或粉末分成不同等级,供各种不同剂型和制剂制备的需要,对药料粉末起混合作用,保证药剂组成的均一性。药筛的种类,多按制法分为冲眼筛(模压筛)与编织筛。冲眼筛,多用于高速旋转粉碎机械的筛板及药丸的分档筛选;编织筛,多用于细粉的筛分。《中国药典》所用标准筛,均以每英寸(2.54cm)长度上有多少孔来表示筛的型号,从1~9共九号筛,即10目、20目、50目、65目、80目、100目、120目、150目、200目。为提高过筛效率,应根据药粉特性和数量选择适宜的过筛机械,并遵循下列原则:一是适度振动,太快或太慢均会降低过筛效率;二是选用筛目适宜,如药粉粗细相差较大应先过粗筛,筛网黏附药粉应及时清刷;三是粉末应干燥,因粉末的含水量下降,可降低药粉黏性,不易阻塞筛孔。黏性、油性较强的药粉可掺入其他药粉一同过筛;四是厚度适宜,即加到药筛中的药粉不宜过多,应让药粉在筛网上有足够多的空间移动,利于过筛。但也不宜太小,影响过筛效率。

4. 混合　系指使多种固体粉末相互交叉分散的操作。目的是使各药物的粉末充分混合均匀。混合方法,一般有研磨混合法、搅拌混合法和过筛混合法。实践中,小量制备多采用先研磨再过筛的方式混合;大量制备则多采用搅拌、过筛及先搅拌再过筛的方式混合。一般而言,两种物理状态和粉末粗细的相似且数量相当的药物容易混匀。所以,当药物比例量相当悬殊时则可采用等体积递增配研法(又称等量递增法、等量递增稀释法),简称配研法。即先将量小的、贵重的、有毒的组分与等体积大的组分混匀,再加入与混合物等体积量大的细粉再混匀,如此进行至量大的组分加完并混合均匀。这种方法是混合操作的重要技术。

5. 提取 在中药材或饮片中,起主要治疗作用的有效成分(化学单体化合物)及有效部位(总黄酮、总生物碱、总蒽醌和总皂苷等)的含量比例很低,一般均在5%以下,其他无效成分(蛋白质、鞣质、脂肪、淀粉、黏液质、果胶和树脂等)和药材组织结构物质(纤维素和栓皮等)却占了相当大的比例。传统制剂是直接将药物粉碎制成丸、散等剂型应用,其有效成分含量比例低,故服用量大,应用不方便、起效慢。为实现药剂的"三效、三小、五方便",现代多采用适宜方法将药物有效成分提取出来,再制成适宜的剂型使用,以缩小剂量、方便服用、提高疗效、满足临床需要。因而提取就成为了中药制剂中较为普遍采用的工艺步骤。其提取的方法有以下7种:一为煎煮法,系至今广为使用的基本浸提方法;二为浸渍法,其下又分冷浸法、热浸法、重浸法三法;三为渗漉法,其下亦分为单渗漉法(即一个渗漉筒常压渗漉的方法)、重渗漉法(即将多个渗漉筒串联排列,渗漉液重复用作新药粉的溶剂,进行多次渗漉以提高渗漉液浓度的方法)和加压渗漉法等。但一般多采用单渗漉法;四为回流法;五为逆流浸出法;六为水蒸气蒸馏法,包括水中蒸馏、水上蒸馏、通水蒸气蒸馏的方法;七为超临界流体提取法。

6. 浓缩 因中药的提取液一般都很稀,需要通过蒸发等浓缩方式,使水或乙醇等溶剂汽化,浓缩至适宜程度进行精制处理,或浓缩至一定规格的半成品(如流浸膏),或进一步制成各种制剂。浓缩的方法有常压浓缩、减压浓缩、薄膜浓缩、多效浓缩等。目前医院以减压浓缩、薄膜浓缩用得更多。因减压浓缩具有温度低、蒸发速度快等优点,适用于对热稳定性较差的中药提取液的浓缩,或以有机溶媒为溶剂的提取液的浓缩。薄膜浓缩是目前较先进的浓缩方法,提取液在蒸发时形成薄膜,故表面积极大,热传播快而均匀,蒸发效率高,受热时间短,且可连续操作,故特别适用于有效成分不耐热的提取液的蒸发浓缩。

7.干燥　即利用热能,通过汽化作用或其他方式除去湿物料中的水分或其他溶媒,获得干燥物品的操作,系药剂生产中的重要技术。常用的干燥方法有接触干燥、气流干燥、减压干燥、沸腾干燥等。此外,还有喷雾干燥、红外线干燥、微波干燥、高频电流干燥、冷冻干燥、吸湿干燥等干燥方法。接触干燥适宜于高温下不被破坏的物料的干燥,为提高干燥效率和适应生产需要,有的采用膜式干燥法。气流干燥是通过控制气流的温度和速度来达到干燥目的,常用烘箱、烘房等烘干的方式,适用于中药提取物及片剂、颗粒等的干燥。有效成分不耐热的膏状提取物可采用减压干燥的方法,使之在低温下较短时间内干燥,且干燥物质疏松、易粉碎,能保证产品质量。沸腾干燥主要用于湿粒性物料的干燥,具有效率高、干燥快而均匀、操作方便等特点,如采用负压的方法,更能加快干燥速度,降低干燥温度。冷冻干燥适用于某些极不耐热物料的干燥,通过在高度真空及低温条件下干燥,可避免高温导致有效成分的分解变质,干燥物品多孔疏松,易于溶解,含水分一般 1%~3%,有利于药品较长时间储存,但设备成本高,一般医院尚难引用。

七、医疗机构中药制剂的剂型选择

由于医疗机构目前阶段尚难提供适应现代化生产的设备设施和高标准的用房条件,也由于国家食品药品监管部门提出了限制医疗机构生产注射剂的规定,加之国际上倡导口服给药,控制注射途径给药,所以医疗机构中药制剂剂型选择,应限于口服和外用剂型,如传统的膏、丹、丸、散、酒、露、茶、曲和近现代广泛应用的片剂、胶囊、合剂与口服液、糖浆、膏滋、浓缩丸、滴丸、颗粒,以及贴膏、涂膜剂、黏膜片、栓剂、喷雾、油膏、软膏、灌肠剂、浴洗剂、搽剂、熨剂等,均可酌情采用。且要求三级及其以上中医医疗机构不应少于 10 种剂型,二级医疗机构应有 5 种以上剂型。

第五章 合理用药与监督管理

　　合理用药是提高药物治疗水平,降低医疗费用,使更多患者获得优质医疗保健的必要条件。实现药物应用合理化,是一项利国利民,造福人类的大事,是临床用药和医院药事管理的核心内容,是医院中西药学工作者的一项重要工作,更是医务工作者不可推卸的责任。提出合理用药要求,是人们为了更好地使用药物这个武器的需要,同时也是社会发展进步的表现。有数据表明,全世界1/3的患者是由于用药不当所造成,有1/7不是死于疾病,而是死于不合理用药,故合理用药的监督管理具有极其重大意义。

　　何谓合理用药? 1985 年 WHO 在内罗毕会议上定义为:合理用药即患者使用药物应适合其临床需要,所用剂量及疗程符合患者个体情况,所耗经费对患者和社会均属最低。1997 年对合理用药含义进行修订,即安全、有效、经济地使用药品,具体包括:①处方药名正确、符合适应证;②疗效确切,安全、适用;③价格的可承受性;④对患者适宜;⑤剂量、用法及疗程妥当;⑥对患者没有禁忌证,可预见的不良反应最小;⑦调配无误并提供适当的用药信息;⑧患者依从性好。后来,有专家概括提出合理用药的四个基本要素,即:①有效性:药物治疗产品能产生预期效果;②安全性:疗效与风险比合理,风险比低;③用药过程中各环节处理适当,如个体化方案、药物及剂量选择、疗程、给药途径;④经济性:疗效费用比合理,即尽可能低的费用支出,尽可能高的治疗效果(不单指费用绝对值)。因此,"合理用药"不仅是一个名词或一个口号,而且是一个学术范畴和医疗行为的规范过程,更是人类的愿望。

一、倡导合理用药的背景与判断标准

用药问题,首先是一个社会问题。WHO 倡导基本药物政策,提出合理用药问题是在 20 世纪 70 年代,我国则是自 20 世纪 80 年代呼吁临床合理用药。后来,WHO 提出"2000 年人人享有健康"的号召,2002 年又发布了 12 条关于进一步促进合理用药的核心政策和干预措施。对于发展中国家如何面对医药资源的匮乏,解决贫困地区就医吃药难的问题,是一个严峻的现实问题。尤其是我国,人口众多,医药资源更为紧缺,有限的医药资源难以满足十几亿人的医疗用药需求,贫困地区缺医少药的情况仍然存在,而另一方面又存在着滥用药物的情况,造成资源的浪费。但我国近 20 多年来推行医疗卫生保险制度改革,相继颁行了一系列医改政策。药监部门对药品研制、开发、质量标准的提升和强化管理,以及基本药物政策与名录的制定和不断修订、药品分类管理的实施,药品生产经营和流通领域的治理整顿,药品安全监管的加强,从政策上加强和推动着合理用药。

那么,合理用药的判断标准有哪些?有文献指出主要是以下六个方面:①按临床用药适应证正确地选定所需药品;②所需药品对患者具备有效、安全、适当和经济四要素;③个体化给药方案合理;④无禁忌证、不良反应最少;⑤药物调配得当,并提供适当的阅读资料;⑥患者依从性好。

另有学者根据国际合理用药调研中心提出的"安全、有效、简便、及时、经济"的评价指标,提出了"五个正确"以指导医生合理用药,即:正确的药物选择、正确的用法与用量、正确的给药途径、正确的治疗终点。在这"五个正确"中,以正确的药物选择为首要,因为药物选择正确与否直接关系到药物的疗效。但正确的选择药物取决于诊断的正确性和全面性,只有诊断正确,才能有的放矢。尤其是急、重危症的早期诊断更为重要,一旦误诊,即可造成不可逆转的后果。故必须全面了解病史病情、用药史及个体差异,将药物治疗知识、判断、技能和智慧四者结合起来。首先考虑病情该不该用药,如有必要用药,那么希望使患者的状态获得何种改变;想用的药物能否达到此目的;准备采用何种给药途径和方法,预计在什么时间内、何种剂量与浓度出现效果;所用药物还可能产生哪些其他效应,这些效应是否有害;并权衡利弊,估计获益的可能性是否超过受害的可能性,即把利益和风险、疗效和安全性结合起来。总之,医生在使用任何药物前,一定要有一个合理的用药意图,即临床思路,尽可能避免不分对象的习惯用药,克服用药中的盲目性和随意性。药学人员则应能辨析医生的用药意图,判断处方用药的合理性和科学性。

二、不合理用药的主要表现与影响因素

不合理用药的情况多见,其主要表现可归纳为九个方面:

1. 用药不对症 多数情况属于选用药物不当,也有开错、配错、发错、服错药物造成的。无用药适应证而保险或安慰用药,或者有适应证而得不到药物治疗,也属于用药不对症。

2. 使用无确切疗效的药物 受经济利益驱动,给患者使用疗效不确切的药物。有些属于宣传报道的疗效与实际疗效不符。

3. 用药不足 如剂量过低,达不到有效治疗剂量;或疗程太短,不足以彻底治愈疾病,导致疾病反复发作,耗费更多医药资源。

4. 用药过分 有以下4种情况:一是给药剂量过大,甚至超剂量使用毒性药;二是用药疗程过长;三是无病用药,主要指长期使用以保健为目的的药品,以及不必要的预防用药;四是轻症用重药,多指滥用贵重药、用药分量重,以及由于经济利益驱动或求保险的配套用药。

5. 使用毒副作用过大的药物,让患者承受较大的治疗风

险,导致不良反应或药源性疾病发生。

6. 合并用药不当　包括无必要地合并使用多种药物和不适当的联合用药,导致不良的药物相互作用。

7. 抗生素的滥用　包括使用指征不明显或根本无用药指征而用药,不顾患者生理、药理、免疫状态等情况用药,不合理地联合使用抗生素。

8. 给药方案不合理　未在适当的时间、间隔,经适当的途径给药。

9. 重复给药　多名医生给同一患者开相同的药物,或提前续开处方。

上述不合理用药的影响因素是多方面的,主要涉及药政制度、制药工业、药品供应,以及医生、药师、护士、患者与其家属乃至社会有关人员。据有关学者早几年进行的"合理用药国际指标现场调查"结果显示:人平均使用的西药品种 2.63 种,抗生素应用率为 38.2%,注射剂应用率为 20.4%,基本药物应用率 69.6%,平均就诊时间 7.17 分钟,平均调配时间 15.4 秒,患者正确用药知晓率 86.3%。这些均是就西药的使用而言,其具体影响因素大致有六个方面:

1. 医生因素　医生是疾病诊断、治疗的主要责任者,掌握着是否用药和如何用药的决定权,即只有具有法定资格的医生才有处方权。因此,若临床用药不合理,医生有不可推卸的责任。医生个人的医学知识、临床用药经验、药物信息掌握程度、职业道德、工作作风、服务态度等,都会影响其药物治疗决策和处方行为,导致不合理用药。

2. 药师因素　药师在临床用药过程中是药品的提供者和合理用药的监督者,如药师在调配处方时审方不严、对患者正确用药指导不力、缺乏与医护人员的信息交流与协作,也可影响或导致不合理用药的发生。

3. 护士因素　护理人员负责给药操作,住院患者的口服药品也经护士之手发给患者。给药环节发生的问题也会造成临床不合理用药。例如,未正确执行医嘱,使用了失效药品,临床观察、监测、报告不力和给药过程操作不规范等。

4. 患者因素　患者积极配合治疗,遵照医嘱正确服药,是保证合理用药的另一关键因素。患者产生不依从的原因主要有:①对药物疗效期望过高;②理解、记忆偏差;③不能耐受药物不良反应;④经济承受能力不足;⑤滥用药物等。

5. 药物因素　药物固有的性质导致的不合理用药往往是错综复杂的,归纳起来主要有:①药物的作用和使用可因人而异;②多药并用可使不良反应发生概率增加;③品种混乱,质量标准不统一,甚至有伪劣药品;④制剂质量达不到规定要求:或多种剂型,或同一剂型、规格不同厂家生产,或同一厂家生产而批号不同的药品。其生物利用度相差较大,疗效及毒副作用强弱不一致。药品混乱,包括说明书不规范、剂量标示不明等。

6. 社会因素　如药品市场的无秩竞争,药品促销和贿赂性用药,广告宣传的误导,经济利益的驱动,均可扭曲人们的心灵,造成药品的滥用。或管理不善,过期失效,积压变质。搭配用药,也可造成影响。

三、中医临床用药的特点

中医临床用药的特点主要有三:一为辨证施治,二为复方配伍,三为炮制入药。

1. 辨证施治　中医治疗疾病,首先强调的是整体观念、辨证施治、理法方药,要求医生运用中医的阴阳五行、脏腑经络学说,以及八纲辨证、六经辨证、卫气营血辨证和三焦辨证等理论,辨别疾病的不同属性、不同证型、病变部位、发展趋势、变化规律,然后确定治疗法则、处方、用药。中医对疾病的病因、表现、发展及人体功能状态的认识与西医不同,对疾病的诊断方法、临床思维逻辑和应用的医学术语也不同。西医的诊断是以病原学和病理学为基础,以可见的或可查出的改变为依据进行疾病诊断,这种诊断是确定不变的,存在于疾病的全过程。而中医的诊断是从内外因和整体功能状态出发,随着疾病的病程发展和机体功能状态的改变进行动态诊断,这种诊断偏重整体功能状态的判断,是可变的,药随医用。临床医生首先是辨病、辨证,然后确立治则治法,对证选药。如咳嗽,在中医学中是一个独立的病证名,且有外感咳嗽和内伤咳嗽之分,而外感咳嗽又有风寒袭肺证、风热犯肺证、风燥伤肺证之别,应分别采用疏风散寒、宣肺止咳;疏风清热、宣肺止咳;疏风清肺、润燥止咳之法。内伤咳嗽则有痰湿蕴肺证、痰热郁肺证、肝火犯肺证、肺阴亏耗证之分,应分别采用燥湿化痰、理气止咳;清热肃肺、豁痰止咳;清肺泻肝、顺气降火;滋阴润肺、化痰止咳之法,然后依法选药组方。但咳嗽仅是肺系多种疾病的一个症状,现代医学中的急性和慢性支气管炎、部分支气管扩张症、慢性咽炎等病症中均可出现此类症状。再如腹痛本是指胃脘以下、耻骨毛际以上部位发生疾病为主症的病证,是临床上常见的一个症状,常见于西医学的肠易激综合征、消化不良、胃肠痉挛、不完全性肠梗阻、肠粘连、肠系膜和腹膜病变、泌尿系结石、急慢性胰腺炎、肠道寄生虫等。中医辨证可分为六种证型,即寒邪内阻证,治宜散寒温里、理气止痛;湿热壅滞证,治宜泄热通腑、行气导滞;饮食积滞证,治宜消积导滞、理气止痛;肝郁气滞证,治宜疏肝解郁、理气止痛;瘀血内停证,治宜活血化瘀、和络止痛;中虚脏寒证,治宜温中补虚、缓急止痛。如此等等,其病名、诊断、立法、用药等与西医学明显不同,要判断用药是否合理,首先就应判断辨证、立法是否准确,选药组方是否对证。

2. 复方配伍　中医临床用药,应在确立治法的基础上,根据病情需要和药物的性能,选择两种以上药物合用,称为配伍或复方配伍,以求协调药物的偏极之性,增强原药效或综合多药效,产生新药效,或降低药物毒性,减少不良反应的发生,很少单用药物治病。前人在长期的用药实践中尚总结提出七种配伍关系,称之为配伍"七情",即单行、相须、相使、相畏、相杀、相恶、相反七种情况,运用相须/相使配伍,以求协同增效;相畏/相杀配伍,以求克制毒副作用;相反/相恶反药组合则会产生致毒、增毒、降效、减效的不利作用,应当避免同用。同时,还提出了大、小、缓、急、奇、偶、复七类复方;按照药物功用归纳出了宣、通、补、泻、轻、重、滑、涩、燥、湿十剂;制定了君、臣、佐、使的组方原则。方中的君药一定是针对主要病因或主症起主要治疗作用的药物。臣药是协助君药加强治疗作用的药物(起次要作用),对兼病因或兼证起主要治疗作用的药物。佐药,则有三层含义,一为佐助药,即直接治疗次要证候的药物,或协助君药、臣药加强治疗作用的药物;二为佐制药,即制约君药、臣药的烈性、毒性的药物;三为反佐药,指在病重邪盛时,根据"甚者从之"的治则,用于消除或避免格拒现象(饮药即吐)而配伍的药物,即《黄帝内经》所云:"治寒以热而佐以寒,治热以寒而佐以热"的原则。使药,一指调和药性的药物,二指引经报使的药物(指能引导方中诸药有选择地作用于某一经脉、脏腑、病位的药物)。评判中药临床用药是否合理,对配伍、组方的审查应为重要内容之一。

3. 炮制入药　中药炮制是中医长期临床用药经验的总结,在几千年前有了医疗活动和用药需求后即有炮制产生。《黄帝内经》中即载有"治半夏""燔制血余炭"。从哎咀咬碎药物、捣研,发展到治削烧炼,至认识到炮制的重要意义,虽有一个漫长的历史演衍,但自秦汉开始即已比较成熟。如在《五十二病方》中载有净制、切制、水制、水火共制的炮制内容;《神农本草经》指出:"若有毒宜制,可用相畏相杀者,不尔,勿合用也。"张仲景在《金匮玉函经》中指出:用药"须烧炼炮制,生熟有定","或须皮去肉,或去皮须肉,或须根去芦,……依方拣采,治削极令净洁";《太平圣惠方》指出:"凡合和汤药,务在精专,甄别新陈,辨明州土,修制合度,分两无差,用得其宜,病无不愈,苦真假非类,冷热相乖,草石昧其甘辛,炮炙失其体性,筛罗粗恶,分剂差殊,虽有疗疾之名,永无必愈之效,是以医者务必殷切注意,再四留心";《修事指南》中提到:"炮制不明,药性不确,则汤方无准而病症不验也。"说明我国古代医药学家对中药炮制与临床疗效关系的认识是十分深刻的。在现代中医药学家中更不乏有识之士,他们在全面研究中医药理论,根据古人和今人的实践经验,从炮制对药物四气五味、升降浮沉、补泻、归经、毒性及理化性质等方面的影响进行了深入研究,深刻认识到中药炮制是临床用药的特殊环节,显现着在防病治病及康复保健中的特殊价值。中药炮制的成品,是药品质量的最终体现,也是中医临床给药的最终形式,直接关系到临床用药的安全有效。但一定时期内,由于经济利益的过度驱动,不法商人的存在,市场难以规范,标准尚不统一,职业道德滑坡,不炮不制或乱炮乱制、掺杂使假等乱象的存在,更需要进一步开展炮制入药特色研究,强化炮制成品质量监管,确立中药饮片固有的形、色、气、味特征和内在质量特征。

四、用药禁忌与相互作用

(一)用药禁忌

即通常所指的配伍禁忌、妊娠用药禁忌、病证禁忌、服药时的饮食禁忌,但在近、现代临床用药中,提出了中成药用药禁忌、中西药联用中应注意的配伍禁忌,其内涵和研究报道的内容极为丰富。

1. 中药配伍禁忌 中药配伍禁忌既是中药学基础理论中一个古老的药性理论问题,也是中医临床处方和药事工作中经常涉及的安全用药管理问题。对于中药配伍禁忌的内容,历代似乎一直以"十八反""十九畏"相传,使中药"十八反""十九畏"成了配伍禁忌的代名词,也有人将其称为是中药配伍禁忌的主要的或重要的内容,不过并不尽然。中药学的奠基之作

《神农本草经》中,即记载了相反药 18 种,相恶药 60 种;《珍珠囊补遗药性赋》及《儒门事亲》中编成的十八反歌,名为"十八反",可实为 19 种相反药物,还有歌括中提出的"诸参"到底包括哪些"参","贝母"包括哪几种贝母,"乌头"是否包括草乌。至于晚出的"十九畏",亦有多种悬念。《证类本草》中记载反药24 种,高晓山等统计 24 部文献,发现反药 167 种。《中国药典》2015 年版尚注明,应作配伍禁忌的药有 52 组,有的药物尚有多个品种或炮制品,如前面述及的贝母,有川贝母(松贝、青贝、卢贝等)、平贝母、伊贝母、湖北贝母、浙贝母等几十种贝母;瓜蒌类包括天花粉、全瓜蒌、瓜蒌皮、瓜蒌子及炒瓜蒌子等;"诸参"包括园参、野山参、林下参、生晒参、白参、红参、糖参、参须及不同品规等级的人参、人参叶、丹参、玄参、苦参、党参、南沙参、北沙参、西洋参等等。

除上述反、畏药物外,近年来有人统计出具有反、恶、畏、忌记载的多在 200 种以上,如人参不宜与皂角配伍,服用人参期间不宜食萝卜、喝浓茶;山茱萸恶桔梗、防风、防己;大黄恶干漆;川芎恶黄连、黄芪;山茱萸、狼毒畏硝石、滑石;五味子恶玉竹;天花粉恶干姜,畏牛膝、干漆;天南星恶莽草,畏附子、干姜、生姜、防风;巴豆恶蘘草,畏黄连、藜芦;巴戟天恶朝生、雷丸、丹参;牛膝恶龟甲、陆英,畏白前;半夏忌海藻、饴糖,畏雄黄、生姜、干姜、秦皮、龟甲;玄参恶黄芪、干姜、大枣、山茱萸;瓜蒌恶干姜,畏牛膝、干漆;甘草恶远志;甘遂恶远志;白及恶理石,畏李核、杏仁;白芍恶石斛、芒硝,畏硝石、鳖甲、小蓟;白芷恶旋覆花;石菖蒲恶地胆、麻黄,忌饴糖、羊肉;石膏恶巴豆、莽草、马目毒公;地骨皮反驴肉、无鳞鱼、河豚;地黄恶贝母,畏芜荑,忌葱白、韭白、薤白;当归恶蔺茹、畏菖蒲、牡蒙,反蒲黄、海藻;防己忌生葱,恶细辛,畏女苑、卤碱、草薢;防风恶干姜、藜芦、白蔹、芫花,畏萆薢;何首乌忌与天雄、乌头、附子、仙茅、干姜、肉桂等诸燥药同用,并恶萝卜、菜蔬;吴茱萸恶丹参、硝石、番泻叶、蓖麻子、白垩,畏石英;杏仁恶黄芩、黄芪、葛根,戒粟米,畏犬肉;杜仲恶玄参、蛇蜕;牡蛎恶麻黄、辛夷、吴茱萸;补骨脂恶甘草,忌芸苔、羊肉;附子恶蜈蚣,畏防风、甘草、黄芪、乌韭、大豆。麦冬忌鲫鱼;龟甲恶人参、沙参、蜚蠊;泽泻畏海蛤、文蛤;细辛恶狼毒、山茱萸、黄芪,畏硝石、滑石;前胡恶皂荚,畏藜芦;厚朴恶寒水石、硝石、泽泻,畏硫黄,忌诸豆;威灵仙忌茶叶、牛乳、黑丑;茯苓恶白蔹,畏牡蒙、地榆、秦艽、鳖甲;荆芥忌食鱼;党参恶皂角、黑豆、紫石英、人尿,畏五灵脂;桔梗忌猪肉,畏白及、龙胆、龙眼;续断恶雷丸;瓦楞子恶牡丹、贝母、巴豆;鹿茸畏大黄;麻黄恶辛夷、石韦;黄芩恶葱实,畏丹砂、牡丹、藜芦;黄芪恶白鲜皮、龟甲;黄连忌猪肉,恶菊花、芫花、僵蚕、款冬花、玄参、白鲜皮;黄柏恶干漆;滑石恶曾青;紫苏忌鲤鱼;紫菀恶藁本,忌雷丸、远志、瞿麦、天雄,畏茵陈;酸枣仁恶防己;鳖甲恶矾石;麝香恶大蒜;紫花地丁恶咸水,畏磁石;蛇床子恶牡丹、巴豆、贝母;苦参恶贝母、漏芦、菟丝子;寒水石畏地榆;牛黄恶龙骨、蜚蠊、龙胆、地黄、常山,畏牛膝、干漆;地肤子恶螵蛸;瞿麦恶桑螵蛸;玉米须忌与蛤蚧、田螺同食;莱菔子不宜与人参、熟地黄、何首乌同用;五灵脂不宜与没药同用;朱砂忌与海藻、海带同用;白僵蚕恶桑螵蛸、桔梗、茯苓、茯神、萆薢;阳起石恶泽泻、菌桂、雷丸、蛇蜕、石葵,忌羊肉,畏菟丝子;赤石脂恶大黄,畏芫花、松脂、黄芩;桑螵蛸畏旋覆花;乌贼骨恶白蔹、白及、附子;紫石英畏扁青、附子,不宜与黄连、鳖甲为伍等等。对上述诸多反、恶、畏、忌药物虽未见系统研究报道,但从中药药性理论分析,大多是有道理的,而且这些记述大多源自《神农本草经集注》、徐之才的《药对》《本草纲目》等著作,其采信度较高。

无论是对"十八反""十九畏",或其他反、恶、畏、忌药物,历代虽然遵信者居多,但一直存在争议,众说纷纭。许多医家认为:反畏药同用会增强毒性、损害机体,强调不可同用。如《神农本草经集注》谓:"相反则彼我交仇,必不宜合";孙思邈谓:"草石相反,使人迷乱,力甚刀剑";《医说》中还记述了反畏药同用导致中毒及解救的方法;即是现代,也有临床和实验研究报道,许多反畏药同用引起中毒的例证。《中国药典》1963年版"凡例"中即明确规定:"注明畏、忌、反,系指一般情况下不宜同用。"直到《中国药典》2015年版仍然指出:凡各药物"注意"项下记载不宜同用的药物组合,均记作配伍禁忌组。不过,有的人却认为反畏同用,可以起到"相反相成、反抗奇积"的效能,甚至认为不足为戒,并举古方感应丸,以巴豆、牵牛调制,作为攻坚积之药;四物汤加人参、五灵脂,以治血块;甘遂、甘草配伍治疗肝硬化及肾炎水肿;人参、五灵脂同用,活血化瘀治疗冠心病;芫花、大戟、甘遂与甘草合用治疗结核性胸膜炎取得较好疗效等反畏同用,未见明显毒副作用为例,以资说明。目前,多种研究结果显示:"十八反""十九畏"可能不是绝对的配伍禁忌,但更不是绝对的安全配伍,尽管存在争议,但在未经系统、周密研究,得出取消定论之前,仍应遵行和慎重处之。在医院和社会药房药学服务中,仍应按现行药典规定加以监管;并不断深入研究,随着用药品种的不断拓展和临床应用范围的扩大,逐步发现新的反、恶、畏、忌药物。

2. 妊娠用药禁忌 妊娠用药禁忌又称妊娠忌药、妊娠药禁、妊娠药忌或胎前药忌。专指妇女怀孕期间,除引产、中断妊娠外,应禁忌或慎用的药物。即是说某些药物具有损害胎元以致堕胎的副作用,需要禁止、忌讳和谨慎使用的药物,一般分为禁用和慎用两大类。需要禁用的药物多为毒性较强或药性猛烈的药物,慎用的药物包括通经去瘀、行气破滞、搜风通络及辛热滑利之品。《中国药典》2015年版,列妊娠禁用药40种,如丁公藤、三棱、干漆、土鳖虫、千金子、千金子霜、川乌、马钱子、马钱子粉、马兜铃、天仙子、天仙藤、巴豆、巴豆霜、水蛭、甘遂、朱砂、全蝎、红大戟、红粉、芫花、两头尖、阿魏、京大戟、闹羊花、卷柏、草乌、制草乌、牵牛子、轻粉、洋金花、莪术、猪牙皂、商陆、斑蝥、雄黄、黑种草子、蜈蚣、罂粟壳、麝香等;忌用药2种,即大皂角、天山雪莲;慎用药 57 种,如人工牛黄、三七、大黄、川牛膝、制川乌、小驳骨丹、飞扬草、王不留行、天花粉、天南星、制天南星、天然冰片、木鳖子、牛黄、牛膝、片姜黄、艾片、白附子、玄明粉、芒硝、西红花、肉桂、华山参、冰片、红花、芦荟、苏木、牡丹皮、体外培育牛黄、皂矾、没药、附子、苦楝皮、虎杖、金铁锁、乳香、草乌叶、枳实、枳壳、禹州漏芦、急性子、穿山甲、桂枝、桃仁、凌霄花、益母草、通草、黄蜀葵花、常山、硫黄、番泻叶、蒲黄、漏芦、赭石、薏苡仁、瞿麦、蟾酥等,总计 99 种。

在古代和现代中医药著作中对妊娠忌药的记载亦呈增多之势,《神农本草经》中载堕胎药 6 种,即水银、牛膝、瞿麦、䗪鼠、地胆、石蚕;《神农本草经集注》载堕胎药 41 种;《产经》中收 82 种妊娠禁忌药;李杲的《妊娠用药禁忌歌》中编入药物 42 种;《便产须知》中编定的禁忌歌:"蚖斑水蛭及虻虫,乌头附子配天雄;野葛水银并巴豆,牛膝薏苡与蜈蚣;三棱芫花代赭麝,大戟蝉蜕黄雌雄;牙硝芒硝牡丹桂,槐花牵牛皂角同;半夏南星与通草,瞿麦干姜桃仁通;硇砂干漆蟹爪甲,地胆茅根都不中"亦超过 40 种;《卫生家宝产科备要》界定产前忌药 78 种;《炮炙大法》列药 92 种;《本草纲目》载禁忌药 87 种;《沈氏女科辑要》载 124 种。《全国中草药汇编》列禁用药、慎用药 196 种;《中药大辞典》1977 年版载 365 种;高晓山对 81 种古代文献统计,有妊娠禁忌记载的药物为 716 种,由此说明妊娠禁忌药的品种不是约定不变的,而是动态变化和发展的。品种很难绝对恒定,其基本限定范围是:凡属祛瘀通经药、芳香开窍药、大辛大热的药物、攻逐利水及泻下的药物、有毒的药物,以及影响胚胎发育或子宫出血的药物,均应禁用、忌用或慎用。因为这些药物,或有抗早孕作用,或有引产作用,或有致畸等作用,故不可贸然用之,务必遵照药典、辞典和教科书的规定,告知或提示处方医生,除非必用时,应尽量避免使用,以防事故的发生。

另外,在妊娠用药禁忌中,尚值得注意的是,在目前上市的几千种中成药中,约 20% 以上的品种含有上述禁用、忌用或慎用的药物。如牛黄解毒丸(片)、京制咳嗽痰喘丸、通心络胶囊、脑心通胶囊、醒脑静注射液、麝香保心丸、小金胶囊、参松养心胶囊、复方斑蝥胶囊、肛泰软膏、艾迪注射液、消渴丸、补肾益脑丸、天王补心丸、羚黄宝儿丸、如意珍宝丸、重楼解毒酊、祖卡木颗粒、牛黄清火丸、牛黄清胃丸、西黄丸、大活络丸、愈伤灵胶囊、千山活血膏、寒痛乐熨剂、止痛化癥胶囊、狗皮膏、牛黄清心丸、麝香痔疮栓、跌打镇痛膏、马应龙麝香痔疮膏、盘龙七片、麝香壮骨膏、马钱子散、七厘散、九气拈痛丸、大黄䗪虫丸、小活络丸、开胸顺气丸、木瓜丸、木香槟榔丸、化癥回生片、心痛口服液、玉真散、风湿跌打丸、再造丸、当归龙荟丸、壮骨伸筋胶囊、苏合香丸、利胆排石片、龟龄集、六神丸、上清丸、疮毒丸、舟车丸、附子理中丸、大黄清胃丸、麻子仁丸、安宫牛黄丸、根痛平片、骨刺宁胶囊、活血通脉胶囊、颈康复冲剂、龙血竭胶囊、三七伤药片、血府逐瘀口服液、益母草颗粒、云南白药、通天口服液、正天丸、养血荣筋丸、血栓心脉宁、六味安消胶囊、冠心苏合胶囊、胃苏颗粒、心通口服液、金匮肾气丸、瓜霜退热灵、连翘败毒片、咽速康气雾剂、皮肤病血毒丸、风湿液、疏风定痛丸、益肾蠲痹丸、麻仁润肠丸、肤痒颗粒、滑膜炎冲剂、磁朱丸、治癫灵片、消瘿顺气丸、双红抗喘片,以及百乐眠胶囊、雷公藤多苷片、丹灯通脑软胶囊、养血清脑颗粒、金喉健喷雾剂、消payed贴膏、蓝芩口服液、养胃舒胶囊、血脂康胶囊、复方青黛胶囊、独一味胶囊、宫血宁胶囊、茵栀黄注射液、银杏叶胶囊、湿毒清胶囊、银屑灵胶囊等,均含有禁用、忌用药或注有禁用、忌用标示。应列入妊娠期慎用的中成药则更多,如复方丹参滴丸、八珍益母胶囊、石斛夜光丸、川芎茶调散(丸)、天麻丸、参苓片、妇乐冲剂、痰咳净、防风通圣丸、乳癖消等 200 余种。亦须提请医生和患者引起注意。

3. **病证用药禁忌** 又称证候禁忌。由于药物的药性不同,作用各有专长和一定适应范围,如用药不对证,药物功效不为病情所需,则可导致病情加重或恶化,故必须避忌,其内容和范围涉及较广,如麻黄性味辛温,功能发汗解表、散风寒,又能宣肺平喘、利尿,主要用于外感风寒表实无汗或肺气不宣的喘咳,但表虚自汗及阴虚盗汗、肝肾虚喘则应禁用;黄精功能补脾益肺、滋阴,主要用于脾胃虚弱、肾虚精亏、肺虚燥咳等病证,但因其性滋腻、易助湿邪,故脾虚有湿、咳嗽痰多及脾胃虚弱所致大便溏泻者则不宜用。《中国药典》2015 年版记载了近 30 种药物的病证禁忌,如丁公藤慎用于虚弱者;干漆禁用于过敏者;大皂角忌用于咯血、吐血者;猪牙皂禁用于咯血、吐血者;银杏叶忌用于有实邪者;马兜铃、天仙藤禁用于肾功能不全者;朱砂禁用于肾功能不全者;华山参禁用于青光眼,慎用于前列腺肥大者;青葙子禁用于青光眼;天仙子禁用于青光眼及心脏病、心动过速;亚麻子禁用于大便滑泻者;闹羊花禁用于体虚者;洋金花禁用于青光眼及外感表证、痰热咳喘、高血压、心动过速;黑种草子禁用于热性病;大青盐慎用于水肿病患者;苦楝皮慎用于肝肾功能不全者;芫蔚子慎用于瞳孔散大者;肉桂慎用于出血倾向者;乳香、没药慎用于脾胃虚弱者;松节油慎用于阴血亏虚者。还有罂粟壳禁用于儿童,慎用于运动员;马兜铃、天仙藤禁用于婴幼儿,慎用于儿童及老年人;马钱子及马钱子粉慎用于运动员等等。依病证对应而言,凡表虚自汗、阴虚盗汗者忌用发汗药,以免加重出汗;里寒证忌用寒凉伤阳的清热药;阴虚内热者慎用苦寒药,以免苦寒化燥伤阴;脾虚便溏者忌用泻下药,以免损伤脾胃;阴虚津伤者忌用利湿、燥湿药,避免耗伤津液;肾虚遗尿、遗精不宜使用利尿药;实热证及阴虚火旺证忌用助热伤阴的温里药和补阳药;邪实而正不虚者忌用补虚药,以免闭门留寇,致生他疾;脾胃虚弱,痰湿内阻者,忌用滋腻助湿的补血滋阴药;表邪未解忌用收涩止汗药;湿热泻痢忌用涩肠止泻药;湿热下注或痰火内蕴所致遗精忌用助热敛邪的温补收涩药;湿热淋证忌用补涩缩尿药;湿热带下不宜用收涩止带药;溃疡脓毒未清、腐肉未尽时,不宜过早使用生肌收口药;脱证神昏忌用芳香开窍药;妇女月经过多及出血而无瘀滞者忌用破血逐瘀药。所有这些,有的在各药的禁忌证或使用注意中多有记述,不可随意违越。

4. **服药食忌**　又称服药时的饮食宜忌、药食禁忌,即指服用药物时饮食方面的禁忌,也就是通常所说的忌口。历代医家在临床用药中对此十分重视,《五十二病方》有"脉痔""痫",毋食彘肉、鲜鱼的记载。《金匮要略》云:"所食之味,有与病相宜,有与身为害,若得宜则益体,害则成疾。"又云:"肝病禁辛,心病禁咸,脾病禁酸,肺病禁苦,肾病禁甘"。书中于候氏黑锡散方后注明:"禁一切鱼肉、大蒜";乌梅丸方后明戒"禁生冷滑臭等食"。《伤寒论》桂枝汤后明言:"禁生冷、黏滑、肉面、五辛、酒酪、臭恶等物。"《神农本草经集注》则载:"服药不可多食生胡荽及蒜、鸡、生菜,又不可食诸滑物果实者,又不可多食肥猪、犬肉、油腻肥羹、鱼鲙、腥臊等物。并指出方中有白术、苍术,不要食桃、李及雀肉、葫蒜、青鱼鲊;服用巴豆,不要食芦笋羹及猪肉;方中有半夏、菖蒲,不要食饴糖和羊肉;方中有细辛,不要食生菜;方中有甘草,不宜食菘菜;有藜芦,不要食狸肉;有牡丹皮,不宜食生胡蒜;有当陆不要食狗肉;有常山不要食葱菜;有空青、朱砂不要食动物的生血;有茯苓,不要食诸酢物。"《肘后备急方》列:"甘草忌菘菜,牡丹忌胡荽,常山忌葱,黄连、桔梗忌猪肉,茯苓忌大醋,天门冬忌鲤鱼。"《千金要方》列举20余条饮食禁忌,其中指出:"凡服药皆断生、冷、酢、滑、猪、犬、鱼、油、面、蒜及果实。"《嘉裕本草》专设"服药食忌例"一节,列举服药食忌16条。《本草纲目》卷二"服药食忌"在此基础上补充至31条,如威灵仙、土茯苓、使君子忌茶等已被今人引用。还有鳖甲忌苋菜,地黄、何首乌忌葱、蒜、萝卜,丹参、茯苓、茯神忌醋,薄荷忌蟹肉,蜜反生葱,柿反蟹等,均可见古代文献记述。

服药食忌,具有科学性,对确保临床安全有效用药是有益的,合理的宜忌可以避免药物不良反应,增进疗效。一般说来,在服药期间,凡属生冷、黏腻、腥臭等不易消化,以及有特殊刺激性的食物均应酌情避忌。否则即可引起消化不良、胃肠刺激,或助热、助升发,以及敛邪等副作用。此外,病情不同,药食禁忌也有区别,如热性病应忌食辛辣、油腻、煎炸性食物;寒性病忌食生冷食物、清凉饮料等;胸痹患者忌食肥肉、脂肪、动物内脏及吸烟、喝酒等;肝阳上亢、头晕目眩、烦躁易怒等应忌胡椒、辛辣、大蒜等辛热助阳之物;黄疸胁痛应忌食动物脂肪及烟、酒等辛辣刺激物品;脾胃虚弱者忌食油炸黏腻、寒冷坚硬、不易消化的食物;肾病水肿应忌食盐碱过多或酸辣太过的刺激食品;疮疡、皮肤病患者应忌食鱼、虾等腥膻发物及辛辣刺激性食品。凡此种种均应引起重视,认真研究,并实行监督。

5. 中成药用药禁忌 中成药用药禁忌在古代医药文献中未见单列,但随着用药需求增大、品种日益增多,有关中成药毒副作用、不良反应的临床报道相对增多。故近20年来,先有学者在中药用药禁忌中提出了"中成药用药禁忌"之说,后在《中国药典临床用药须知》中成药使用注意中,以证候、配伍、妊娠、饮食四类禁忌,进行了专题阐述。成药用药禁忌中的配伍、妊娠禁忌,以及饮食宜忌中的部分内容,主要源于中药用药禁忌,即是说许多成方制剂中含有"十八反""十九畏"及其他反、恶、畏、忌的药物,以及妊娠禁用、忌用或慎用的药物,或服药食忌的药物,对于经过配制而成的成方,其证候禁忌或部分食忌,又与中药应用中的病证禁忌有所不同。

市售中成药进入医院药房的主要供临床医生使用,进入社会药房的多由医药消费者自行购买。为防止事故的发生,尤应坚持辨证、配伍、安全、依法合理使用,故特设此段以突出之。关于配伍、妊娠禁忌,前面已有较详细的说明,以下仅就证候禁忌及饮食宜忌中的部分内容概而述之。

如安宫牛黄丸,功在清热解毒、豁痰开窍,主要用于高热神昏的病证,寒闭神昏则不宜;二陈丸功能燥湿化痰,主要用于湿痰咳嗽,寒痰、燥痰则不宜用;三子养亲丸功在温肺化痰,主要用于吐痰清稀、寒痰停饮咳嗽,其他咳嗽则不宜用。外感咳嗽,气喘者忌用七味都气丸;感冒发烧忌用补肾益脑片、参茸白凤丸等补益剂;外感燥热不宜用保济丸;风热患者忌用橘红痰咳颗粒;寒痰咳嗽者不宜用止嗽化痰丸;外有风寒或内有实热不宜用小建中颗粒。年老体弱者慎用开胸顺气丸、风湿马钱片、疏风定痛丸、九分散;六味地黄丸功在滋阴补肾,体实及阳虚者慎用,脾虚气滞、食少纳呆者及感冒患者慎用;补中益气丸功在补中益气、升阳举陷,阴虚内热慎用;归脾丸功在益气健脾、养血安神,阴虚火旺者慎用;刺五加片功在益气健脾、补肾安神,阴虚内热及邪实体壮者慎用;龟鹿补肾丸功在补肾壮阳、益气血、壮筋骨,阴虚火旺及感冒患者慎用;阿胶补血颗粒功在补血、益气、调经,体实有热者及感冒患者慎用;复方丹参滴丸功在活血化瘀、理气止痛,除孕妇禁用外,寒凝血瘀胸痹心痛不宜用,脾胃虚寒者慎用,如此等等。几乎所有中成药均有病证宜忌。

中成药饮食宜忌,亦应根据病情和药物、食物的不同性能,恰当地选择食物。如风寒感冒者,宜食生姜、胡荽、葱白等,以助散寒解表;风热感冒者,可选淡豆豉、菊花、茶叶等,以助疏散风热;中暑发热者,可选西瓜、西瓜皮、冬瓜、黄瓜、扁豆、荷叶、绿豆等,以助清热祛暑;寒痰湿痰,咳嗽气喘者,可选苦杏仁、甜杏仁、橘子、柚子、柿子、生姜等,以助燥湿化痰、宣肺止咳、平喘等。证属阳热者,忌食辛辣油炸及温补性食物和烟、酒等刺激性饮食物;证属阴寒者,忌食生冷瓜果、清凉饮料及清泄性食品;痰热咳嗽、肺痈吐脓、痨嗽咳血者,忌食辛辣、鱼肉、油腻、黏腻甘甜及烟酒等刺激性物品,以免助火生痰;脾胃虚弱、脘腹疼痛、消化不良、泄泻痢疾者,忌食生冷、寒滑、油炸坚硬、黏腻壅滞、阻塞气机的食物;湿热黄疸、肝郁胁痛、肝阳眩晕、癫痫发狂者,忌食肥甘、动物脂肪、内脏及胡椒、辣椒、大蒜、白酒等辛热助阳、蕴湿积热之品;肾病水肿、淋病白浊患者,忌食盐碱过多和酸辣太过的刺激性食物,与中药饮食宜忌类似而稍异。

中成药用药禁忌除上述几方面禁忌外,另有中药汤剂处方与中成药,以及中成药与中成药相互联用时存在的隐性配伍禁忌,即汤剂处方或成药中虽无配伍禁忌,但与相互联用的成药中的某些药恰好存在禁忌。如风寒湿痹证患者,常用含有川乌、草乌、附子的成方制剂,而近期又受风寒,出现咳嗽痰喘,临床处方时又开出了含有川贝母、浙贝母、半夏之类的汤药或成药。或治疗感冒咳嗽,既在汤药处方中用了甘草,又开出了含有甘遂、海藻之类的成药,按照"半蒌贝蔹及攻乌""藻戟遂芫俱战草"之谓,显然属于"十八反"禁忌。再如益肝片、胆乐胶囊、胆康胶囊、胆宁片、平消胶囊等成药中均含有郁金,如与含丁香的苏合香丸、紫雪等联用,则又违反了"丁香莫与郁金见"的禁忌。再如有人因咽喉肿痛,既用牛黄解毒片,又用了六神丸或喉症丸,而这三种成药中均含雄黄,使有毒中药用量无意中加大了 2～3倍,很可能导致毒副反应;临床常用朱砂安神丸、天王补心丹治疗失眠,但二者均含朱砂,如盲目联用,则可能出现汞中毒。有人曾分析统计了约 5000 种中成药的联用情况,亟须进一步探究。

(二) 中西药联用与配伍禁忌

自清代中西医汇通派张锡纯开中西药联用之先河,以石膏阿司匹林汤治疗湿温病以来,中药与化学药物的联合应用日益普遍,有统计称约占 50% 以上。如用中药汤剂时同时处以一些化学药,或在开写中成药时同时开写一些化学药物,或既用中药汤剂,又用中成药和化学药物,或用中西药复合组方的制剂,或在口服中西药物时又给予西药和中药注射液。应该说多数联用是有益的,但不可否认还有许多联用是有害的,用药的安全性是应受到质疑的。因为在药物联用中出现的相互作用是多种多样的,既有有益的协同增效作用,也有有害的拮抗作用,有的还存在配伍禁忌。

1. 单味中药与西药的配伍禁忌　单味中药与西药的配伍禁忌也是在用药过程中被不断发现的,数量变异也是动态发展的,目前见于文献报道的主要有:

(1) 石膏、瓦楞子、牡蛎、龙骨、钟乳石、磁石、赭石、赤石脂、石决明、珍珠母、海蛤粉、虎骨、豹骨、狗骨、礞石、海浮石、明矾、自然铜、蛇含石、滑石等。即凡含钙、铝、镁、铋等金属离子的药物,一不宜与四环素类抗生素,包括四环素、土霉素、多西环素、米诺霉素(二甲胺四环素)、多西环素及金霉素同时服用。因为四环素类抗生素分子中含有酰胺基与多个酚羟基,可与金属离子形成不易吸收的络合物,使四环素类药物血药浓度下降,抗菌作用降低;二不宜与异烟肼、左旋多巴合用,因其可与异烟肼的功能团结合成螯合物,与含游离酚羟基的左旋多巴形成络合物;三不宜与喹诺酮类抗生素诺氟沙星、环丙沙星、氧氟沙星等联用,因可与其结构中的羧基形成螯合物;四是含钙离子的中药,不宜与洋地黄类药物同用,因为钙离子为应激性离子,能增强心肌收缩力,抑制 Na^+-K^+-ATP 酶的活性,增强洋地黄类药物的作用与毒性;亦不宜与酸性药物、胃蛋白酶合剂、阿司匹林等合用。

(2) 五倍子、诃子、地榆、石榴皮、虎杖、大黄、老鹳草、四季青、萹蓄、椰榆皮、儿茶、侧柏叶、拳参、枣树皮、茶叶、仙鹤草等含鞣质类成分的中草药,一不宜与四环素类抗生素、红霉素、利福平、灰黄霉素、制霉菌素、林可霉素、克林霉素、新霉素、氯霉素、氨苄西林,以及含金属离子的西药、洋地黄等强心苷类,含生物碱的奎宁、士的宁、利血平、阿托品、黄连素、麻黄碱等合用,因合用后可在体内形成鞣酸盐类沉淀物,不易被吸收,降低各自的生物利用度,加之诃子、五倍子、地榆、四季青等中药有肝脏毒性,而四环素、利福平、氯丙嗪、异烟肼、红霉素等亦有肝毒性,易引发药源性肝病;二不宜与 VB_1 合用,因可在体内产生永久性结合,使其排出体外而失去作用,或使脑组织和血液中的丙酮酸积

163

存;三不宜与去痛片、复方对乙酰氨基酚片(Ⅱ)、酚氨咖敏片等同用,因可产生沉淀而不易吸收;四不宜与碳酸氢钠类药物合用,因鞣质可导致碳酸氢钠分解而失效。

(3) 颠茄、洋金花、曼陀罗、天仙子、华山参、莨菪等含生物碱的药物,可抑制胃肠道蠕动,延缓胃排空,如与红霉素等联用,可使后者的疗效降低;与强心苷类药物合用,可使吸收蓄积增加,引起中毒反应。

(4) 五味子、乌梅、女贞子、山楂、山茱萸、蒲公英等含有机酸成分的中药及其制剂生脉饮、五味消毒饮等,一不宜与氨基苷类抗生素及磺胺类药物配伍,因可使抗菌药乙酰化率增高,溶解度降低,导致在肾小管中析出,形成结晶,引起结晶尿、血尿、尿闭等症;二不宜与碱性药物(如抗酸药、氨茶碱)合用,因酸碱中和,可使中、西药物均失去疗效;三不宜与红霉素合用,因可明显降低后者的杀菌能力,甚至破坏红霉素的化学结构,降低生物利用度;四不宜与弱碱性药物利血平、咖啡因、东莨菪碱合用,因可使肾小管对这些药物的重吸收减少,排泄增多,药效降低。

(5) 萹蓄、泽泻、白茅根、夏枯草、金钱草、牛膝等含钾量高的中药,不宜与保钾排钠药螺内酯、氨苯蝶啶等合用,因合用后可导致血压升高。

(6) 麻黄,含麻黄碱,一不宜与呋喃唑酮(痢特灵)、帕吉林(优降宁)、苯乙肼、盐酸丙卡巴肼(甲基苄肼)、烟肼酰胺(尼拉米)、利血平、反苯环丙胺和异烟肼同用,因可引起恶心、呕吐、腹痛、头痛、呼吸困难及运动失调,严重时可出现高血压危象和脑出血,甚至死亡;二不宜与洋地黄类药物同用,因所含麻黄碱能兴奋 β-受体,加强心肌收缩力,并可增强强心苷药物作用,导致心律失常;三不宜与氯丙嗪合用,因麻黄碱能促进肾上腺素能神经递质的释放,对 α-受体和 β-受体均有兴奋作用,而氯丙嗪能阻断 α-受体,合用后麻黄碱的血管收缩作用被拮抗,仅有血管扩张作用,故可导致血压明显下降;四不宜与茶碱合用,因合用后毒性可增加 2～3 倍,出现头昏、头痛、心律失常等症状。亦不宜与利血平、降压灵、胍乙啶合用,因可致相互拮抗。

(7) 甘草、鹿茸,一不宜与洋地黄类强心苷合用,因甘草、鹿茸均具有去氧皮质酮作用,能保钠排钾,使体内钾离子减少,导致心脏对强心苷的敏感性增高而导致中毒;二不宜与格列本脲(优降糖)、甲苯磺丁脲、盐酸苯乙双胍(降糖灵)、注射用胰岛素等降糖药合用,因甘草、鹿茸具有糖皮质激素样作用,可增加肝糖原,升高血糖,降低降糖药的作用;三不宜与水杨酸类药物,如阿司匹林、水杨酸钠、二氟尼柳等合用,因此类药物可促使消化道溃疡发生率增高;四不宜与氢氯噻嗪、依他尼酸(利尿酸)、呋塞米、氯噻酮、乙酰唑胺等排钾利尿药合用,因可增强利尿药的排钾作用,诱发低血钾症。另外,甘草尚不宜与口服避孕药合用,因口服避孕药能提高机体对甘草次酸的敏感性,导致水肿、高血压或低血钾。也不宜与去甲丙咪嗪、阿米替林、多塞平(多虑平)等三环类抗抑郁药同用。

(8) 丹参(包括含丹参的制剂),一不宜与胃舒平等含铝离子的化学药合用,因可生成丹参酚——铝络合物,不易被胃肠道吸收;二不宜与环磷酰胺、洛莫司汀(环己亚硝脲)、5-氟尿嘧啶、阿糖胞苷等抗肿瘤药合用,因动物实验证明,可促进肿瘤的转移;三不宜与华法林同用,因可使凝血时间延长,减少华法林的消除,导致皮下出血。

(9) 朱砂,一不宜与溴化物,如溴化钾、溴化钠等同用,因为朱砂中所含的汞可与溴在肠道内生成有毒的溴化汞沉淀,导致药源性肠炎,产生腹痛、腹泻或赤痢样大便;二不宜与碘化钾合剂、含碘喉片等碘化物及硫酸亚铁、亚硝酸盐等合用,因合用后 Hg^{2+} 可被还原成 Hg^+ 而增加毒性,或生成碘化汞沉淀;三不宜与含苯甲酸钠的药物如咖嗅合剂(巴氏合剂),或用苯甲酸钠作防腐剂的制剂合用,因可生成可溶性苯汞盐,导致药源性汞中毒;亦不宜与茶碱、普萘洛尔(心得安)等同用。

（10）雄黄，含硫化砷，不宜与亚硝酸盐、亚铁盐、硫酸盐、硝酸盐合用。因硫化砷具有氧化还原性，可与具有还原性的盐类药物生成硫化砷酸盐沉淀物，抑制其吸收，降低疗效；还可使有氧化性的盐类（硝酸盐、硫酸盐）氧化，生成三氧化二砷，增加毒性，发生砷中毒。亦不宜与胍乙啶合用，因可使毒副作用增强。

（11）硼砂及含硼砂的制剂，如红灵散、行军散、冰硼散等，一不宜与链霉素、卡那霉素、庆大霉素、阿米卡星、新霉素、妥布霉素等氨基苷类抗生素合用，因在增加上述抗生素吸收的同时，也增加了脑组织中的药物浓度，使耳毒性作用增强，影响前庭功能，形成暂时性或永久性的耳聋及行动蹒跚；二不宜与苯巴比妥、阿司匹林、水杨酸钠、吲哚美辛、保泰松等及呋喃妥因（呋喃坦啶）、甲氧苄啶、头孢菌素、阿莫西林（羟氨苄青霉素）合用，因可使这些药物的离子化程度增高，肾小管对其重吸收减少，排泄增加，血药浓度降低而影响药效；三不宜与四环素、土霉素、多西环素、米诺霉素等合用，因可使上述抗生素的溶解度降低，吸收减少，疗效下降；四不宜与左旋多巴合用，因可使左旋多巴分子加速降解，生成无生物活性的黑色素，降低疗效。

（12）牛黄，一不宜与水合氯醛、乌拉坦、吗啡、苯巴比妥合用，因牛黄可增加上述化学药对中枢神经的抑制作用；二不宜与奎尼丁同用，因可生成不溶性络合物；三不宜与醋酸泼尼松（强的松）、沙丁胺醇片（舒喘灵）合用，因可致哮喘控制不全，支气管痉挛。

（13）银杏叶，一不宜与阿司匹林同用，因可抑制血小板活化因子，并可致高血压；二不宜与曲唑酮合用，因可增强曲唑酮的中枢抑制作用，出现昏迷症状；三不宜与对乙酰氨基酚（扑热息痛）、麦角胺、咖啡因合用，因可致自发性眼前房出血；四不宜与华法林同用，因可致蛛网膜下腔血肿和硬膜外出血；五不宜与噻嗪类利尿药合用，因可致血压升高。

（14）人参、西洋参，一不宜与苯乙肼合用，因可抑制 AMP 环化酶，引起头痛、失眠、震颤、躁狂等症状；二不宜与华法林同用，因可降低国际抗凝当量比，减弱抗凝作用；三不宜与地高辛、硝苯地平合用，因可增加地高辛和硝苯地平的血浓度，增强毒副作用，致使心电图改变。

（15）当归，不宜与华法林同用，因当归中含香豆素，能抑制血小板激活与聚集，可引起皮下广泛出血。

（16）槟榔，含槟榔碱，一不宜与三氟噻嗪、丙环定（卡马特灵）、氟哌噻嗪、氟奋乃静合用，因槟榔碱具有胆碱作用，可导致僵直、运动缓慢、运动不能或下颌震颤等症状；二不宜与泼尼松、沙丁胺醇合用，因可致哮喘。

（17）黄芩、贝母，不宜与降糖药合用，因黄芩、贝母含有皮质激素样物质，可升高血糖，减弱降糖药效应。

（18）麦芽、神曲，含消化酶，不宜与抗生素、磺胺类药、碳酸氢钠等合用，可降低消化酶活性，而降低麦芽、神曲的功效；也不宜与单胺氧化酶抑制剂，如帕吉林等同用。

（19）茵陈，含羟基苯乙酮，可促进胆汁分泌，不宜与抗生素同用，因同用可增加抗生素的溶解度，促进吸收，增加不良反应。

（20）枳实，一不宜与庆大霉素合用，因枳实可松弛胆总管括约肌，降低胆道内压力，升高庆大霉素在胆道的浓度，产生毒副作用；二不宜与单胺氧化酶抑制剂、洋地黄类强心苷及碱性药物合用。

（21）大蒜，一不宜与华法林同用，因大蒜有抗血小板聚集作用，引起出血；二不宜与氯磺丙脲、对乙酰氨基酚合用，因大蒜可致血糖降低，引发低血糖；三不宜与非尔氨酯合用，因可影响药代动力学；四不宜与托吡酯、卡马西平、苯妥英钠合用，因大蒜有抑制 P450 代谢酶的活性，影响药物浓度。

（22）雷公藤，不宜与氯霉素同用，因二者合用虽有某些方面的协同作用,但可致血小板减少性紫癜、粒细胞减少、再生障碍性贫血。

(23)含乙醇浓度较高的中成药,如各种药酒、藿香正气水等,一不宜与水合氯醛同用,因二者可生成有毒的醇合氯醛,导致中毒;二不宜与呋喃唑酮、利血平、苯环丙胺、异烟肼合用,因这类化学药物具有单胺氧化酶抑制作用,合用可致乙醇氧化不全,产生乙醛。同时使用 NE、DA、5-HT 等单胺类神经递质不被破坏,产生毒副反应,出现高乙醛血症,见恶心、呕吐、腹痛、头痛、呼吸困难等严重中毒反应;三不宜与头孢类抗生素合用,因可致双硫仑样反应,见面部潮红、血压降低、心跳加快等症状。

(24)葛根,不宜与头孢菌素、复方氨基比林、阿司匹林同用,因可致类似溶血反应。

(25)黄连,一不宜与洋地黄强心苷合用,因可增高血中强心苷浓度;二不宜与酶制剂,如胃蛋白酶、乳酶生、多酶片、胰酶片、淀粉酶等同用;三不宜与重金属盐、磺化物同用,以免生成难溶性沉淀物,而降低疗效。

(26)连翘,一不宜与避孕药合用,因易引起突发性出血;二不宜与氟苯哌苯醚合用,因可导致昏睡或语无伦次;三不宜与地高辛合用,因可降低地高辛浓度,影响疗效,加重心衰症状;四不宜与环孢素合用,因可降低后者的生物利用度。

(27)山豆根,一不宜与磺胺类药、氨茶碱、硫酸亚铁、洋地黄、制酶药、左旋多巴合用,因可加剧消化道损害;二不宜与链霉素、新霉素、庆大霉素、巴龙霉素、多黏菌素 B、紫霉素等合用,因可加剧山豆根对神经系统的毒性。

(28)白鲜皮,一不宜与肾上腺素合用,因可增强后者的作用,二不宜与催产素一起用,因可减弱后者的作用。

(29)白薇,一不宜与钙盐合用,因可升高血钙浓度,增强心脏对白薇苷的敏感性;二不宜与保钠排钾药合用。

(30)藕节,一不宜与牛奶同用;二不宜与蛋白酶、胰酶、淀粉酶、含铁的补血剂合用。

（31）三棱、莪术、红花、水蛭等，不宜与抗凝药合用。

（32）赤芍，一不宜与重金属盐类、生物碱类、强心苷类、维生素 C、明胶、蛋白质同用，因可形成难溶性化合物；二不宜与四环素、利福平、磺胺类药同用，因可影响代谢速度，增加重吸收，加重肝损害，发生中毒性肝病；三不宜与巴比妥类药物同用，因可延长睡眠时间。

（33）桑白皮，一不宜与阿托品合用，因可降低桑白皮的降压作用；二不宜与泻下药合用。

（34）白果，一不宜与麻醉药、镇静止咳药，如硫喷妥钠、可待因等合用，因白果可加重这类药的呼吸中枢抑制作用，使毒性增强；二不宜与阿司匹林合用；三不宜与对乙酰氨基酚（扑热息痛）、麦角胺合用；四不宜与噻嗪类利尿药合用。

还有许多药物，虽已有不能同用的报道，但尚有争议，故未列入，也肯定还有许多未被发现的尚无法涉及。

2. 中药注射剂与西药的配伍禁忌　中药注射剂，是指从中药材中提取的有效物质制成的可供注入人体内的灭菌溶液或乳状液，以及供临用前配成溶液的无菌粉末或浓溶液的无菌制剂。它作为一种现代出现的中药新剂型，具有起效快、作用强的特点，在长期应用中对疾病的防治起到了不可忽视的作用。但随着品种的逐渐增多和应用的逐渐广泛，由其引发的药品不良反应/药品不良事件（ADR/ADE）也逐渐显现出来，用药安全性受到了广泛关注和重视，在专业期刊中的报道日见增多。分析其原因是多方面的，有相当部分是属于药害反应，与含有的有害物质、杂质、植物蛋白、热源、污染等有关，但也有属于配伍不当引起的。现将近年来收集整理的 5 类，40 余种中药注射剂的配伍禁忌简介如下：

（1）清热解毒，抗菌消炎类（品种已超过 40 种）

1）双黄连注射液（粉针）：①与氨苄西林钠配伍，颜色立即变深,pH值下降,含量下降;②与庆大霉素、阿米卡星、链霉素、妥布霉素、卡那霉素配伍产生沉淀,疗效丧失;③与诺氟沙星、环丙沙星、氧氟沙星,维生素C、酒石酸吉他霉素(白霉素)配伍发生配伍变化,产生沉淀;④与红霉素配伍时,若红霉素低于0.6g时无沉淀,如超过1.2g时即产生沉淀;⑤与复方葡萄糖注射液配伍后含量下降,药液pH值下降,疗效降低;⑥与10%葡萄糖注射液配伍后微粒增加;⑦与林格液配伍,不溶性微粒增多,这可能是钙离子与双黄连的某些成分(如鞣质、蛋白质、苷类)产生不溶性物质所致;⑧与头孢哌酮/NS配伍,微粒数增加7倍,且≥10μm。与头孢唑啉/NS配伍,微粒数增加21倍,且≥25μm;⑨与氯霉素配伍(1:1),30分钟内产生沉淀;⑩与地塞米松配伍,不溶性微粒增加94倍;11~15岁以下,50岁以上患者使用本品时应注意监护。

2)板蓝根注射液:多作肌内注射用:不宜与普鲁卡因、法莫替丁、氯丙嗪、红霉素、林可霉素、链霉素、氯霉素、庆大霉素、西林钠、氨苄西林、柴胡注射液、阿霉素配伍使用。

3)鱼腥草注射液:亦名鱼腥草素钠、鱼腥草素、合成鱼腥草素、癸酰乙醛、癸酰乙醛亚硫酸钠:①与普鲁卡因和青霉素G注射液有配伍禁忌;②不能与抗生素联合应用;③不能与其他药物在同一容器内混合使用。

4)穿心莲注射液:亦名穿琥宁、一见喜、榄核莲、清坤、抗炎灵、脱水穿心莲内酯琥珀酸半单酯、素安、诺辰、圣欣莲:①与庆大霉素、卡那霉素、丁安卡那、西索米星、妥布霉素、环丙沙星、氧氟沙星注射液,在5%葡萄糖或0.9%氯化钠注射液中配伍可产生沉淀;②与阿莫西林、克拉维酸钾配伍后4小时吸收度降低9.1%,不稳定;③与川芎嗪注射液配伍产生沉淀;④与呋塞米、葡萄糖酸钙、氯霉素、庆大霉素、洛美沙星、培氟沙星有理化配伍禁忌;⑤应禁止与酸、碱药物或含硫酸氢钠、亚硫酸氢钠为抗氧剂的药物合用。本注射液是二萜类酯化合物,其水溶液易水解氧化,尤其在酸性条件下不稳定,易产生沉淀。

5）莲必治注射液:亦名穿心莲内酯(亚硫酸氢盐),主要用于细菌性痢疾、肺炎、急性扁桃体炎。肌内注射或静脉滴注。①本品不宜与氨茶碱合用;②与氨基糖苷类抗生素合用易致肾损害,不宜合用。

6）茵栀黄注射液:由茵陈、栀子、黄芩、金银花的提取物制成。功能清热解毒,利湿退黄,主要用于急慢性肝炎。①与氯化钠注射液、葡萄糖氯化钠注射液、5% 或 10% 葡萄糖注射液配伍,溶液颜色不断加深,不溶性微粒增加,特别是与氯化钠注射液配伍后,不溶性微粒超过中国药典的规定;②与钙制剂配伍产生沉淀,如与复方氯化钠注射液配伍后 pH 变化明显,并有大量白点产生;③与四环素、二甲弗林注射液混合后,立即产生沉淀;④与红霉素注射剂混合 2 小时产生混浊,不宜合用;⑤与氯霉素、林可霉素、葡萄糖酸钙不宜合用。

7）复方茵陈注射液:亦名 6912 注射液,主要用于退黄疸和降低谷丙转氨酶,促进胆汁分泌。可拮抗氯霉素的抗感染能力,故不宜合用。

8）复方小檗碱注射液:亦名复方黄连素注射液。本品只可作为肌注,不可静脉给药。主要用于痢疾。本品不得与青霉素 G 配伍应用。

9）柴胡注射液:由单味柴胡经提取制成。主要用于感冒、流行性感冒及疟疾等的发热。作肌内注射用。①与庆大霉素、阿尼利定注射液配伍,可致过敏性休克;②与庆大霉素注射液配伍应用,可致过敏性休克和急性肾衰竭死亡;③与青霉素存在药理性配伍禁忌;④不宜与黄连素、板蓝根注射液配伍使用。

10）清开灵注射液:由胆酸、珍珠母、猪去氧胆酸、栀子、水牛角、板蓝根、黄芩苷、金银花经提取制成。主要用于热病神昏、中风偏瘫、神志不清及急/慢性肝炎、乙型肝炎、上呼吸道感染、肺炎、高热及脑血栓形成。其应用较广,不良反应报道亦较多。

①与阿米卡星、维生素 C、维生素 B_6 注射液配伍立即产生沉淀；②与青霉素、维生素 C、林可霉素配伍,可致 pH 下降,含量降低；③本品注射液在 pH 为 6.8 ~ 7.5 时稳定,在酸性环境中不稳定,在 pH=5.34 时澄明度下降,故不宜与酸性药物配伍；④与青霉素配伍可发生不良反应；⑤与头孢噻肟、庆大霉素、妥布霉素、小诺米星、红霉素、吉他霉素、洛贝林、二甲弗林、乙胺硫脲、呋塞米、氯丙嗪、氟哌啶醇、硫喷妥钠、利多卡因、美心律、维拉帕米、肾上腺素、去甲肾上腺素、去氧肾上腺素、异丙肾上腺素、间羟胺、多巴胺、多巴酚丁胺、山梗茶碱、美芬丁胺、利血平、双嘧达莫、罂粟碱、氨茶碱、西咪替丁、精氨酸、垂体后叶素、氨甲苯酸、维生素 K、鱼精蛋白、肝素、ATP、氯化钙、葡萄糖酸钙、硫酸镁、1,6-二磷酸果糖、硝卡芥、阿霉素、表柔比星、阿克拉霉素、米托蒽醌有理化配伍禁忌。

11）小檗碱注射液（盐酸盐、硫酸盐）：亦名黄连素、肠炎痢清。主要用于肠炎、腹泻、痢疾。本品不宜与东莨菪碱、地塞米松、氢化可的松、利多卡因、阿托品、氯化钾、氯化钙、氯丙嗪、氨茶碱、间羟胺、异丙嗪、维生素 B_6、肌苷、能量合剂、乳酸钠林格、酚磺乙胺、苯巴比妥钠、右旋糖酐合用。

12）大蒜素注射液：亦名大蒜新素。多用作静脉缓慢滴注。本品不宜与瓜蒌注射液合用。

13）莪术油注射液：亦名益均诛（葡萄糖注射液），主要用于抗病毒,治疗病毒性肺炎、脑炎、心肌炎及病毒性腹泻、过敏性紫癜、肺炎等。①不宜与环丙沙星配伍应用；②与头孢哌酮、头孢曲松、头孢拉定配伍,含量下降,颜色变为棕色；③与酒石酸吉他霉素（白霉素）配伍存在争议。

14）痰热清注射液：本品由黄芩、熊胆粉、山羊角、金银花、连翘经提取制成。功能清热、解毒、化痰,用于风温痰热阻肺证。静脉滴注,不得与含酸性成分的注射剂混合使用。

15）热毒宁注射液：由青蒿、金银花、栀子经提取制成。功能清热、疏风、解毒,用于外感风热所致的感冒、咳嗽。用于静脉滴注。与青霉素类、氨基糖苷类、大环内酯类等药物配伍时可产生混浊沉淀。

（2）活血化瘀、扩张血管药

1）川芎嗪注射液:亦名比其威（氯化钠注射液）、宜通、络达嗪、济复德（氯化钠注射液）、四甲基吡嗪、川芎素、齐嗪（氯化钠注射液）、源洛欣（氯化钠注射液）、川芎嗪一号碱、瑞科林、连通、利川（葡萄糖注射液）、欣诺康、永瑞欣、迈可达、川信、佳丰、非可安。①与穿琥宁注射液配伍后产生沉淀;②与丹参（复方丹参）注射液配伍产生棕黄色沉淀;③不得与碱性药物合用,不得与黄连素合用;④不得与诺氟沙星、葡萄糖酸钙、卡那霉素、维生素 B_6 注射液配伍使用,亦不宜与头孢哌酮钠合用。

2）丹参注射液（包括复方丹参注射液）:①不宜与细胞色素 C 注射液配伍使用,因易产生络合反应,致使颜色变深,甚至产生混浊,作用降低;②与维生素 B_2、维生素 B_1、普萘洛尔、甲氧氯普胺（胃复安）、卡那霉素、小诺米星、庆大霉素、环丙沙星、培氟沙星、甲氧胺、二甲弗林、阿拉明注射液配伍产生沉淀;③与利多卡因注射液配伍发生结构改变;④与维生素 C 配伍含量下降;⑤与川芎嗪注射液配伍产生黄色絮状沉淀;⑥不得与双黄连注射液、甲氟哌酸、肌苷、安达美、普鲁卡因、利血平、氟罗沙星、氧氟沙星、抗肿瘤药、阿米卡星、奈替米星、依替米星、妥布霉素、罂粟碱、氯丙嗪、异丙嗪、雷尼替丁、维生素 B_6 注射液配伍;⑦不宜与维生素 K、氨甲苯酸等止血药配伍,因有拮抗作用;⑧与维生素 B_1、维生素 B_6、士的宁、麻黄碱、洛贝林等配伍,可结合产生沉淀,降低药效。

3）灯盏花素注射液:为灯盏细辛中提取的黄酮类。亦名一点通、福成、龙津。主要用于缺血性脑血管病,如脑血栓形成、脑梗死、脑出血等所致的后遗症。肌内注射或静脉滴注。①与普鲁卡因注射液混合,立刻产生白色悬浮颗粒,并逐渐析出白色沉淀;②与硫酸镁注射液混合出现混浊,4 小时后有浅色絮状沉淀析出;③与头孢拉定、氨苄西林钠、呋塞米、氨茶碱注射剂配伍后 6 小时有颜色变化;④与庆大霉素、甲硝唑、异丙肾上腺素注射液配伍立即混浊;⑤不宜与氯霉素注射液合用。

4）灯盏细辛注射液:为灯盏细辛经提取制成。亦名灯盏花、双葵花、地朝阳、东菊。多供肌注、穴位注射、静脉注射。与葡萄糖输液配伍可析出黑色沉淀。

5）杏丁注射液:亦名银杏达莫。为心脑血管扩张药。①与肝素、双香豆素等抗凝药同用,易引起出血倾向;②不宜与乳酸钠林格合用。

6）脉络宁注射液:由牛膝、玄参、石斛、金银花经提取制成。主要用于血栓闭塞性脉管炎、动脉硬化性闭塞症、脑血栓形成及后遗症等。多供静脉滴注。不宜与其他药物在同一容器中混合滴注。

7）复方丹参注射液:由丹参、降香经提取制成。亦名心血丹、香丹注射液。主要用于扩张血管,增加冠脉血流量,心绞痛、心肌梗死常用到此药。与下列药物配伍,如头孢唑林、庆大霉素、阿米卡星、妥布霉素、奈替米星、小诺米星、红霉素、环丙沙星、普萘洛尔、洛贝林、二甲弗林、乙胺硫脲、氯丙嗪、氟哌利多、氟哌啶醇、苯巴比妥钠、硫喷妥钠、654-2、美西律、维拉帕米、间羟胺、甲氧明、多巴酚丁胺、酚妥拉明、利血平、双嘧达莫、罂粟碱、氨茶碱、西咪替丁、雷尼替丁、阿托品、麻黄碱、士的宁、精氨酸、呋塞米、垂体后叶素、氨甲环酸、维生素 B_1、维生素 B_6、鱼精蛋白、异丙嗪、甲泼尼松龙、氯化钾、氯化钙、葡萄糖酸钙、硫酸镁、塞替哌、硝卡芥、氟尿嘧啶、阿霉素、平阳霉素、米托蒽醌等,可发生浑浊、沉淀、变色或活性降低。

8）银杏叶注射液:为银杏叶经提取制成。亦名舒血宁、金钠多、达纳康、银可络、天保宁、脑恩、梯波宁、冠心酮、吉脑通、静可福、银杏叶提取物、复方银杏叶萃取物。主要用于缺血性心、脑血管疾病。多供肌注和静脉滴注。不得与小牛血清等生物制品合用。

9）毛冬青注射液：主要用于冠心病、心绞痛、血栓闭塞性脉管炎、中心性视网膜炎等。本品不宜与葡萄糖盐水配伍使用。

10）益母草注射液：为子宫收缩药。仅供肌注使用。不宜与青霉素钠、碳酸氢钠合用。

11）葛根素注射液：亦名布瑞宁、麦普宁、天保康、普乐林、葛畅、葛清宁、欣中悦、诺雪健、中宝力舒、唯新、普润、普易格、恩得欣、博汀、新普易格。①与碳酸氢钠注射液配伍后含量下降，药液颜色加深；②与三磷酸腺苷、辅酶 A、利巴韦林配伍，pH 显著改变。

（3）抗肿瘤与肿瘤辅助治疗药

1）天花粉注射液：用于恶性葡萄胎、绒毛膜上皮癌。仅供静脉滴注用。不宜与地塞米松合用。

2）参芪扶正注射液：为党参、黄芪经提取制成。用于肺癌、胃癌属气虚证的辅助治疗。供静脉滴注用。不得与化疗药混合使用。

3）香菇多糖注射液：亦名能治难、天地欣、癌停能、瘤停能、依多灵、香菇糖、香菇菌多糖。用于胃癌、肺癌、乳腺癌的辅助治疗。与维生素 C 注射液混合，会使溶液混浊，应避免合用。

4）得力生注射液：由红参、蟾酥、生斑蝥等经提取制成。用于中晚期原发性肝癌属气虚瘀滞者。供静脉滴注。不宜与其他药品混合静脉滴注。

5）羟喜树碱注射液：亦名拓僖、强喜、喜得欣、10-羟喜树碱、OPT。可供静脉注射、膀胱灌注、胸或腹腔注入。本品不宜用葡萄糖注射液稀释。

6）康莱特注射液：本品为注射用薏苡仁油，系水包油型白色乳状液体。主要用于原发性非小细胞肺癌及原发性肝癌等恶性肿瘤，属气血两虚、脾虚湿困者。不宜加入其他药物混合注射。

7）榄香烯注射液：系从温郁金中提取的抗癌有效成分。本品与25%硫酸镁配伍可产生大块絮状物。

（4）补益扶正药

1）生脉注射液：由红参、麦冬、五味子经提取制成。功能益气养阴，复脉固脱。①本品不宜与氯霉素合用；②不宜与含藜芦、五灵脂的制剂同用。

2）当归注射液：本品功能补血调经、润燥滑肠。多供经穴封闭或肌内注射用。不宜与地塞米松、氢化可的松、葡萄糖氯化钠同用。

3）参麦注射液：由红参、麦冬经提取制成。功能益气固脱，养阴生津，生脉。①不宜与含藜芦、五灵脂的制剂同用；②与0.9%氯化钠注射液或5%葡萄糖注射液配伍，不溶性微粒超标，但一般仍用5%或10%葡萄糖注射液稀释后滴注；③不宜与其他药物在同一容器内混合使用。

4）参附注射液：由红参、附片经提取制成。功能回阳救逆，益气固脱。主要用于感染性、失血性、失液性休克等病症。可肌注、静注、静滴。①不宜与氯霉素合用；②不宜与含藜芦、五灵脂的制剂同用；③应避免与辅酶A、维生素K_3、氨茶碱混合配伍使用。

5）刺五加注射液：由刺五加经提取制成。功能补益脾肾，多用于肝肾不足所致的短暂性脑缺血发作、脑动脉硬化、脑血栓形成、脑栓塞等。①与双嘧达莫、维拉帕米注射液配伍产生沉淀；②不宜与维生素C、鱼腥草合用。

6）黄芪注射液：由黄芪经提取制成。功能益气养元，主要用于心气虚损、血脉瘀阻之病毒性心肌炎、心功能不全及脾虚湿困之肝炎。本品与氯化钾、维生素C、维生素B、ATP、辅酶A、氨甲苯酸、胰岛素合用，可使微粒数增加。

（5）祛风湿药

松梅乐注射液:亦名鹿瓜多肽。由梅花鹿的骨骼与甜瓜种子经提取制成。多用于风湿、类风湿性关节炎、骨折的早期愈合、骨关节炎等症。供静滴用。本品不宜与其他药物同时滴注。

3. 其他中成药与西药的配伍禁忌　单味中药的成分复杂,而由多药组成的成方制剂的成分则更为复杂。尽管通过煮提等方法处理有些成分可能会发生聚合、降解、分解,但许多成分依然是存在的,无论是含钙及铁、镁、铝、铋等,还是砷、汞、铅等,或是生物碱类、苷类、有机酸类、鞣质、挥发油、树脂类等,均有可能与许多单一成分的西药发生反应,出现配伍禁忌。为引起重视,故在上述单味中药及注射剂的基础上,再列出部分中成药与西药的配伍禁忌。

(1) 制剂中含鞣质较多的,如牛黄解毒丸、牛黄上清丸、牛黄消炎丸、牛黄至宝丸、槐角丸、枳实导滞丸、虎杖浸膏片、分清五淋丸、利胆排石片、祛风舒筋丸、回生丹、陈香露白露、礞石滚痰丸、四季青糖浆、清宁丸、麻仁丸、虎杖片、紫金锭、七厘散、感冒宁、一捻金、导赤丸、万应锭、利胆片等,不宜与维生素 B_1、四环素、红霉素、灰黄霉素、制霉菌素、林可霉素等抗生素,以及洋地黄、地高辛、可待因、麻黄碱、阿托品、黄连素、奎宁、利血平、亚铁盐制剂、碳酸氢钠制剂、异烟肼、维生素 E、多种酶制剂配伍。

(2) 制剂中含钙的,如清胃黄连丸、羚翘解毒丸、黄连上清丸、二母宁嗽丸、明目上清丸、止嗽化痰丸、牛黄至宝丸、珍珠牛黄散、珍珠镇惊丸、千金止带丸、乌鸡白凤丸、锁阳固精丹、内消瘰疬丸、橘红丸、追风丹、女金丹、胃痛宁、清眩丸、珍珠丸、珠黄散、新脉宁、麻杏石甘糖浆、鹭鸶咳丸、珍珠八宝丹、脑立清、耳聋左慈丸、更年安等,以及上述牛黄解毒丸、牛黄上清丸,不宜与四环素类抗生素、异烟肼、洋地黄,以及磷酸氯喹、磷酸可待因、硫酸盐、硫酸亚铁、硫酸甲苯丁脲等配伍。

(3) 制剂中含铁、镁、铝、铋的,如舒筋活血片、当归浸膏片、胃舒宁片、复方五味子片、复方罗布麻片、跌打丸、磁朱丸,以及牛黄解毒丸、礞石滚痰丸、陈香露白露、脑立清等,不宜与四环素类抗生素、泼尼松龙、异烟肼、利福平、维生素C等配伍。

(4)制剂中含碱性成分的,如冰硼散、婴儿素、喉炎丸、健胃片、通窍散、红灵散、胃痛粉、行军散,以及陈香露白露等,不宜与四环素类、先锋霉素Ⅰ、先锋霉素Ⅱ、乌托洛品、新生霉素、氨苄西林、呋喃妥因、阿司匹林、吲哚美辛(消炎痛)、保泰松、对氨基水杨酸钠、维生素B₁、普萘洛尔(心得安)、氯丙嗪、氯氮草(利眠宁)、硫酸亚铁、异烟肼、地高辛、苯巴比妥、苯妥英钠、奎宁、氯奎、多西环素(强力霉素)、新斯的明、奎尼丁等配伍。

(5)制剂中含酸性成分的,如五味子制剂、女贞子糖浆、冰霜梅苏丸、安神补心丸、地黄丸、山楂丸、乌梅丸、磨积散、二至丸、保和丸、玉泉丸、脑立宝等,不宜与磺胺类药、氨基糖苷类抗生素、氢氧化铝及氨茶碱等碱性药、呋喃妥因、利福平、阿司匹林、吲哚美辛(消炎痛)等配伍。

(6)制剂中含胆汁的,如蛇胆川贝制剂、藿胆丸、牛胆汁浸膏、利胆片、消炎利胆片、脑立清、万应锭、喉症丸、六神丸、哮喘姜胆片、胆石通胶囊等,不宜与奎尼丁、氯霉素配伍。

(7)制剂中含麻黄碱的,如气管炎糖浆、止嗽定喘丸、通宣理肺丸、止嗽化痰丸、半夏露、解肌宁嗽丸、人参再造丸、宁嗽糖浆、气喘冲剂、大活络丸、复方川贝精、麻杏石甘糖浆等,不宜与呋喃唑酮、降压药、氨茶碱、催眠镇静剂、肾上腺素、地高辛、洋地黄、异烟肼等配伍。

(8)制剂中含乙醇的,如各种药酒和酊剂,不宜与水合氯醛、巴比妥类、苯妥英钠、安乃近、降糖药、氯丙嗪、奋乃静、血管扩张药、水杨酸制剂、酶制剂、抗凝血药等配伍。

(9)制剂中含槲皮素的,如龙胆泻肝丸、补中益气丸、地榆槐花丸、首乌片、槐角丸、脏连丸、桑麻丸、银柴颗粒、桑菊感冒片、感冒清热颗粒等,不宜与氢氧化铝、钙制剂、亚铁制剂等含各种金属离子的西药同用。

（10）制剂中含苷类的，如人参养荣丸、人参归脾丸、脑灵素、八珍丸、生脉饮、参茸丸、启脾丸、大黄䗪虫丸、清气化痰丸、解肌宁嗽丸、止咳化痰丸、麻杏止咳糖浆、罗布麻片、速效救心丸、救心丹、麝香保心丸、杏仁糖浆、白果合剂等，不宜与维生素C、烟酸、谷氨酸、胃酶合剂、可待因、吗啡、哌替啶、苯巴比妥、强心苷、降糖药等配伍。

此外，尚有含汞制剂，不宜与亚铁盐、卤化物制剂、碳酸氢钠、巴比妥类配伍；含砷制剂，不宜与亚铁盐、硫酸盐、硝酸盐、亚硝酸盐及酶制剂等配伍。总之，由于中成药品种多，其中所含单味中药类别、品种、成分极为复杂。要掌握中成药与西药的配伍禁忌，首先应了解每种中成药的组方及主要成分，按照药品说明书谨慎用药。

五、质效、量效与用量

"质效"即药物品质与安全使用的对应值；"量效"即设计用量和理想用量与期望疗效的对应值；"用量"即经验积累、约定俗成和典籍界定的内服入汤剂或入丸、散的份量；其实还有"毒效"之说，以便确定有毒成分的限量和裁定其入药的极量。常识告诉我们：质效、毒效的研究是量效研究的前提和基础，而质效、毒效与量效对应值的获取则是裁定科学用量的依据。古人由于历史条件的限制，虽未明确提出质效、毒效和量效之说，也未能进行精准计量的实验研究，但用药品质决定疗效与用药安全、合理用量与疗效之比的思维理念和矢志不渝的探求却历代相传。

如医家信奉、群众信赖、社会推崇的"道地药材"，实际上是一种质量品牌的标示，明清以后的许多药铺均悬有"道地药材、遵古炮制"的匾额，近现代有人提出"道地药材是中医药界的脊梁"，或称为"中药质量的金标准"。"讲究用药质量，则须选用道地药材"。在临床常用的 500 余种中药中，尽管道地品种仅

200种左右,可产量、产值及用量却占80%以上。果真是阿井之水,胶誉天下;秦羌之药,经久不衰;川广名产,大行于市。其实历史上的许多典籍对药物的生态环境、产地等与质量和药效关系早有记载,如《黄帝内经》指出:"岁物者,天地之专精也,非司岁物则气散,质同而异等也。"《新修本草》则言:"窃以动植形生,因方舛性,春秋节变,感气殊功,离其本土,则质同而效异"。《本草衍义》云:"凡用药必须择州土所宜者,则药力具,用之有据"。李杲云:"凡诸草木昆虫,产之有地,失其地则性味少异;若不折究厥理,治病徒费其功。"李时珍则指出:"性从地变,质与物迁"。清·徐大椿专著《药性变迁论》,指出:"当时初用之始,必有所产之地,此乃本生之土,故气厚而力全。以后移种他方,则地气移而力薄矣。"《本草品汇精要》认为,药物产地不同,质量、疗效有优次之别。书中专列道地药材268种,其中有不少是上贡品,如上党、辽东的人参,川蜀的黄连、宣城的木瓜等。足见古人用药十分注重品质,把用药品质与疗效相对应。

而对品质的评价方法,主要是观其形、视其色、闻其气、尝其味、触其质、听其声,或水试、火试,以测定大致的几何形状、相对稳定的颜色、某种特有的气味,把握药物固有的形、色、气、味,即所谓性状鉴别、经验鉴别,或"辨状论质",且运用这种传统的经验鉴别方法得出的质量评判结果大多是可信的。20世纪80年代,有人为了验证前人的质量评判经验,对《中国药典》1985年版所载的459种药物进行过分析统计,发现气味显著者267种,有气无味者5种,气味微弱者63种,加上形、色两项普遍具有的特征记述,具有形色气味标示的品种达到80%以上,且其观测结果与现代新技术实验结果有其惊人的一致性。如大黄色黄者为正品掌叶大黄,其大黄酸与芦荟大黄素达到1.60%~3.51%;而色浅的非正品大黄,其上述两种成分的含量为0.40%。黄柏,其色鲜黄的川黄柏,小檗碱的含量为1.37%~5.38%;色浅的关黄柏,小檗碱的含量仅0.60%~1.64%。紫草,紫红色较深的新疆紫

草,萘醌色素为2.13%~6.73%;而色次的硬紫草,萘醌色素仅为
0.39%~1.80%。葛根,以粉足者为佳,其总黄酮的含量野葛为
5%~12%,粉葛仅为1.42%~3.86%,研究者共列出19种因形
色气味的差异而内在质量有高低之分的品种。笔者查阅《中国
药典临床用药须知》中药饮片卷2010年版所载的547种药物,
列有含量监测指标的有307种,许多来源不同的品种,其含量监
测指标是不同的,如龙胆药材含龙胆苦苷不得少于3.0%,而坚
龙胆则为1.5%。牛膝含β-蜕皮甾酮不得少于0.030%,川牛膝
含杯苋甾酮不得少于0.030%。黄柏以盐酸小檗碱计不得少于
0.34%,关黄柏不得少于0.040%,禹州漏芦含α-三联噻吩不得
少于0.20%。白花前胡含白花前胡甲素不得少于0.90%,紫花
前胡含紫花前胡苷不得少于0.90%。紫苏叶含挥发油不得少
于0.40%,紫苏梗含迷迭香酸不得少于0.10%,说明药典对同
品种来源的相关成分的限量并不一致,其形色气味的标示亦各
异。也更加说明,中药不同于化学药物,由于受种质、生态环境、
栽培或养殖技术、采收时月、产地加工、炮制、贮运管理、品规等
级等复杂因素的影响,致使任何一种单味药物的内在质量均不
是同一的,也不是恒定的,其所含有效成分或有效部位大多难以
精确计量,在复方配伍中由于每种药物所处的地位及其在煎煮
提取中发生的物理、化学变化,至目前为止,亦难以恒定和精准
计算。所以说,质效研究的任务既是必要的、重要的,也是长
期的。

对于中药的用量,特别是内服入汤剂或入丸散剂的用量,历
代医药学家十分谨慎,并根据其成功或失败的经验教训,逐渐总
结提出了几千种中草药入汤剂或入丸散的起始剂量和最大用药
量,以及成千上万成方制剂中的配比用量。在现行各级药品标
准和教科书中也界定了大多数常用中草药干燥品,入汤剂或入
丸散的一日用量,肯定了几千种成方制剂的配比用量。有的还
进行了标志性成分及含量测定,开展了药理、毒理和药效学或药

动学试验,取得了实验数据,尽管不是100%的精准,但一般说来理应成为临床用药的基本凭借和指南,尤其是对于那些具有较大毒性的单味中草药和含毒性中药的复方及其成方制剂,更应慎重对待。

应该肯定的是:利用现代科学技术,针对部分品种的质量变异,以及疾病谱的变化和某些疾病治疗的特别需要,更加深入开展部分药物的质效、毒效和量效研究,以求逐步验证或求得部分药物与某些病证的精准有效量和安全量,是众多医药学家的善良愿望和人民大众的期望,更是促进中医药学发展的需要。但影响中药量效和用量确定的因素很多:一是前面已经述及的质量的不一致性。如品种来源不同,特别是一些多来源品种;药材的种质质量、生态环境、采收时限、产地加工的差异;道地药材与非道地药材;野生品种与栽培、养殖及其变异品种;药材品规等级的区别,特等品、一等品、二等品、三等品,甚至末等品品质的差异;是生品入药还是炮制品入药,以及辅料添加的品种和多寡;药物的洁净度,以及水分、杂质、非药用部位的含量;药物的贮存时间、养护条件,以及阳光、温度、湿度等对质量的影响。二是药物性能差异、作用特点。如大寒、大热、辛香走窜、峻下逐水、攻坚破瘀、性猛燥烈、极毒、大毒、有毒、小毒还是无毒药,以及有效成分、毒性成分含量的多寡,均有所不同。三是药用部位。如归头、归身、归尾、全当归、紫苏叶、紫苏梗、全紫苏等各有其别。四是个体差异与病情。患者有男、女、老幼、身体虚弱与壮实状况,新病与久病,妇女月经期、妊娠期、哺乳期,患者对药物的敏感性与耐受性等均有不同。五是组方有君臣佐使原则,是药在方中是君、是臣、是佐、是使亦各有别。六是汤剂煎煮所取药液浓度与药液量的多少。七是古代、现代用量的折算问题,汉代、唐代、宋代、明清时代、近代、现代,依哪一个时代的折算为准?故量效研究面临的问题很多,不宜过分强调个别用药经验或重用毒性药以毒攻毒的经验;或者说"当代人耐药性强""现在的药质量不好""不用重剂根本无效";或者认为"中药通过复方配伍,使用是安全的""当代药典界定的用量仅从安全性考虑,没有注重实际病情需要""缺乏量效关系研究或大样本的实验研究",以致出现随意超量或盲目违禁用药。

目前,也有人提出要因病施量、因症施量、因势施量、因人施量、因药施量、因剂型施量、因服药反应施量、因服药方法施量、因方药配伍施量、因制方原则施量等概括性说理和辨析,虽然为构建量效关系提供了许多值得重视和深入探讨的问题,但也有许多值得商榷的地方。因为中药的作用既包括了防病治病作用,也包括毒副作用和不良反应,在古本草中称为利和害。应该注意"是药三分毒",临床用药中不能只见其效,不见其害,不宜过分追求"放量"治疗,或主观任意裁量,或过分强调处方剂量之秘。历代医家虽有用大方、重剂或猛剂治病的,但多有用轻、清、淡、宣等简便、小方治病的。除极端个案以外,大多以守常为主。现行药典对许多有毒药物规定的用量均有实验和临床依据,实践证明:超过规定用量即可出现毒副反应。故在用药中不能以增加安全风险性为代价,既要适量或足量取效,又不能给患者造成不良后果。

六、给药途径与择时服药

1. 给药途径　即将药物引入人体内的途径。总的选择目标是要有利于增效解毒。中药的传统给药途径,除口服和皮肤给药两种主要途径外,还有吸入、舌下给药、直肠给药、鼻腔给药、阴道给药等多种途径。20世纪30年代以后,中药的给药途径又增添了皮下注射、肌内注射、穴位注射和静脉注射等多种,其吸收速率由低而高的顺序排列为:皮肤给药、黏膜表面给药、直肠内给药、口服给药、舌下给药、皮下注射给药、肌内注射给药、吸入给药、静脉注射给药。

（1）皮肤给药:除按病变部位施治外,前人还主张分别经络穴位,涂、贴、灸、熨。如涂足心引上病而下之以降火,用治口疮、鼻出血、头痛等;涂囟门,以治小儿风寒、惊风;贴脐,以通癃闭,治疗大小便不通、水肿,或温补虚寒。根据近代研究,通过皮肤给药,除用于皮肤局部疾患的药宜直接用在患病部位外,用治内脏或全身疾病的药宜在耳后、脐部、穴位使用。试验证明:人体皮脂最少的是耳背部,药物渗透速度最快;而皮脂最多的是股部,药物扩散阻力最大;脐部外皮与筋膜和腹膜直接相连。脐下两侧有腹壁动脉和静脉,并有丰富的毛细血管网,还有第十肋间神经的前行支通过。脐部的动脉壁亦有特殊结构,脐部的屏障功能最弱,敏感度较高,故脐部用药后药物容易穿透皮肤进入腹内,到达病所发挥疗效。通过吸收的药物极少经过肝脏,在一定程度上优于口服给药。

(2)穴位给药:可通过药物对腧穴的刺激,对内脏或全身疾病产生类似针灸的特殊治疗作用。

(3)黏膜表面给药:其范围较广,包括消化道、呼吸道和体腔给药,如从眼结膜、鼻腔、口腔、咽喉、阴道、尿道给药,尤其是鼻腔给药,不仅可以治疗鼻腔局部疾病,还可治疗鼻旁窦、咽喉、口腔、耳、眼及全身疾病。阴道给药,主要是产生局部作用,但当黏膜破损时,药物则容易被吸收,且速度较快、作用较强,在应用有毒药物时应防止吸收中毒。

(4)直肠内给药:古代应用较局限,主要是用蜂蜜、猪胆汁、土瓜根等通导大便。近代应用有所扩大,如用于退热,采用直肠灌注治疗急性肾功能衰竭等,其疗效优于口服给药。

(5)口服给药:具有简便、安全、不需特殊器械和医务人员帮助、药剂制备较注射剂等简单的特点,一直为中药的主要给药途径。不过,口服药物吸收较慢、吸收不规则,加之昏迷患者不能主动吞服,小儿难以配合,有些药物对胃有刺激,应用中也受到一定限制。

(6)舌下给药:舌下给药是黏膜表面给药的一种特殊形

式。因为舌下血管丰富,药物置于舌下可由口腔黏膜迅速吸收而发挥作用,又能避免药物被肝脏和胃肠消化液破坏,故自东汉张仲景创用以来,一直相沿使用,但舌下给药仅适用于少数能被口腔黏膜吸收的药物。

(7)吸入给药:以烧烟吸入为主,也可用芳香药物煎煮熏鼻,或佩戴香囊、香袋。近代发展采用气雾剂等形式,如洋金花等配合烟丝燃点吸烟防治哮喘,吸入芳香药物之气以治鼻渊头痛或感冒鼻塞等。

(8)注射给药:将中药做成注射剂给药起于20世纪40年代初,其历史不长,但其应用逐渐有所增多。其方法有几种,即皮下注射,系将药液注入真皮与肌肉之间的松软组织内,其部位多选择在上臂外侧,疼痛较明显;肌内注射,系将药液注射于肌肉组织中,应用相对较广;穴位注射,是特殊的肌内注射,通过药物对特定穴位的刺激产生特殊疗效;静脉注射,是将药物直接注入静脉血管内,不需经过吸收直接进入血流。为了使药物缓慢进入血流,以便较长时间维持药物在血中的浓度,则可采用静脉滴入法。

2. 择时服药 择时服药是中医时辰药理学研究的重要内容,要求按照《黄帝内经》《神农本草经》等经典著作中提出的四时更替、阴阳变化、节律改变,区别脏腑,根据病情发展变化,明确时症之间的主次关系,掌握时症相参互补的原则,尽量使用药与人体节律同步协调化。参照古人和近人的经验,以及有关资料考证,大致有如下要求:

(1)依四时节律立法用药:即"合人形以法四时五行而治"。也就是说一年之中有春夏秋冬四季之分,立法遣药亦应有所不同。首先做到"热无犯热,寒无犯寒",在春夏一般不用热药,在秋冬一般不用寒药,非用不可时,也应配伍反佐药或采用寒药热服、热药冷服等办法;其次应根据四季气机升降浮沉节律,遵循"春宜吐、夏宜汗、秋宜下、冬宜补"的原则;第三要运用五脏主季节律确定治则,如春月宜疏肝养脾,夏月宜抑火固金,秋宜省辛增酸以养肝气,冬宜省咸增苦以养心气,既不伐天和,又防其太过;第四要掌握时药与时禁的要求,既要根据四季的不同,配伍时令性药物,以适应四季气候特点,又要了解在四季不同的气候中所忌讳配伍的某些药物,如"冬不用白虎,夏不用青龙"等。就是在使用同一方药时,亦应随时令而加减。

(2)以月节律立法用药:人体的月节律可分为内源性节律和外源性节律两种。首先应按内源性节律分阶段论治用药,如把月经周期分为行经期、经后期、经间期、经前期四个阶段,行经期多以泻心、化瘀为主,经后期多以补肾扶正为主,经间期以健脾祛湿为主,经前以疏肝理气为主。第二是按外源性节律,即周期性变化与月亮盈亏选方用药。如有人在妇科病的调治中提出:"上弦调经,温养补益为主;月望逐瘀,理气通消是法;下弦安胎,固摄安保为重;朔时止带,除湿健脾补肾"。

(3)根据昼夜节律择时服药:即应考虑到一天中服药的最佳时刻,可总结为以下九个方面:

1)涌吐药多宜清晨午前用之。因为"平旦至日中,天之阳,阳中之阳也,……此天气在上,人气亦在上,……故宜早不宜夜。"对此,历代许多医药家均有实践,如《东医宝鉴》以吐法截疟,所载截疟常山饮、截疟七宝饮、截疟饮子、人参截疟饮等方,尽管其适应证有所不同,但均强调辰巳午前用药取吐。

2)解表发汗药多宜午前服用。元代王好古在《此事难知》中讲道:运用中医汗法,应在中午以前阳分时间。李梴《医学入门》中所载伤寒论发汗解表方,如麻黄汤、桂枝汤、九味羌活汤、葛根解肌汤等,在总论其服药时间时,俱提出:"宜午时前发汗,午后阴分不宜。不但汗药如此,大凡走表透邪药皆如此"。其理由在于此时运用解表药或走表透邪药,可顺应阳气升浮状态,有助药力和疾病的转机向愈。

3)泻下药多宜午后晚间服用。有人考证《证治准绳》等著作,发现新载的大量医案均指出在运用下法时,要按照"日晡人气收降"的理论,在午后晚间服用。《伤寒论》第198条说:"阳明病,欲解时,从申至戌上"。张子和所创的导水丸、禹功散、通经散、神佑丸等下剂,方后均注明"临卧服"。因午时一阴生,气机开始沉降,此时服用下药,可顺气机的向下趋势而达用药目的。

4)益气补阳药宜上午或清晨服。李东垣在《脾胃论》《内外伤辨惑论》《兰室秘藏》三书中,针对脾阳下陷的各种病证,制定了补中益气汤、参术调中汤等益气升阳方剂,并都强调应清晨或午前服之,认为此时用药,"药必神效"。其弟子罗天益,继承师法,进一步指出益气升阳于午前服之,乃取阳旺之时,使人阳气易达之意。

5)滋阴养血药宜夜间服。滋阴养血药,包括以滋阴养血为基础的安神、降火、敛阳等药,多宜在夜间服用。据记载:刘河间所制的以养阴降火为主要功效的止痛散,李东垣所制的治阴虚盗汗的当归六黄汤,王肯堂用人乳浸黄柏治水亏火炎之目赤,天王补心丹益血固精、宁神养心,麦煎散治阴虚内热之骨蒸等皆注明夜间服。其理在于取阴旺之时,阴药易于发挥效应。

6)祛水湿药清晨服。如治疗水肿脚气的鸡鸣散,其服药时间在五更;龚廷贤所创的通阳行水、消面肿的沉香快脾丸,亦提出在五更时用葱白或陈皮、桑皮煎汤送服。

7)安神药宜睡前服。提出此见解的首推许叔微,他所创的镇心安神剂辰砂远志丸、珍珠母丸,均注明应临卧时服。后世医家对安神药的使用多遵此说。近代有人对此服法进行临床观察,亦证实安神药入夜服具有实际意义。

8)定时发作性疾病宜发作前服,如疟疾、五更咳、湿温病等,主要取病势未张时,截除邪路,使药效发挥更佳。

9)根据现代研究的客观指标,可按种种激素排泄或环核苷酸代谢的日节律来调整给药时间。例如,对各种肾上腺皮质功能低下的肾（脾）阳虚病证，在应用温补肾（脾）阳方药时，可考虑在肾上腺皮质激素高峰时（上午 6～8 时）一次给药；对于催乳素、甲状腺素等水平低下的病症，在应用活血通乳或益气养血方药时，又可考虑各高峰期间一次给药；对诸如肿瘤、冠心病、哮喘、牛皮癣等已被阐明两种环核苷酸水平有定向变化的疾病，可考虑分别在其高峰时间（即升高 CAMP 水平可在下午 15～18时，升高 CGMP 水平可在晚上 23～24 时，一次给药）。

可以预料，按照中医时辰药理学的理论，坚持择时服药，则能顺应时令变化，符合机体对阴阳需求的时间性，可以借助机体气机升降之势，诱导紊乱的人体节律恢复正常，预防或减少药物的不良反应，提高用药疗效，增加某些疑难病症的治愈几率和途径。

七、有毒中药与中毒解救

古人对中药毒性或有毒中草药的认识与今人有所不同，古人的认识可概括为四种，一泛指所有的中草药，如《周礼·天官记》中的"聚毒药以供医事"；《黄帝内经》中"当今之世，必齐毒药攻其中"；《医学问答》中"药本毒物……药之治病，无非以毒拔毒，以毒攻毒"；张景岳曰"可辟邪安正者，均可称之为毒药"。二指药物的偏极之性，如《类经》有云："药以治病，因毒为能，所谓毒者，因气味之有偏也"。三指药物使用的强弱不同，古人常用无毒、小毒、常毒、大毒、剧毒等来区分。四指药物的毒副作用，如隋·巢元方云："凡药物云有毒及大毒者，皆能变乱，于人为害，亦能杀人"。今人所指的毒性，系指药物对机体所产生的不良影响及损害性，包括急性毒性、恶急性毒性、亚慢性毒性及致癌、致畸、致突变、成瘾等特殊毒性；毒药系指对机体发生化学或物理作用，可损害机体，引起功能障碍、疾病甚至死亡的物质；剧毒药指中毒剂量与治疗剂量比较接近，或某些治疗量已达到中毒剂量的范围，治疗使用安全系数小，对机体组织器官损害剧烈，可产生严重或不可逆的后果；副作用有别于毒性作用，多指在常用剂量时出现的与治疗需要无关的不适反应。

1. 有毒中草药的毒性分级　有毒中草药的毒性分级,迄今为止尚无统一标准,大多依据历代医疗实践经验和本草记载,按照毒性剧烈的程度及治疗量与中毒量接近的程度进行分级。凡使用小剂量即可发生毒副反应,且症状发生快而重的称"大毒";使用较大剂量才出现毒副反应且症状发生较慢、较轻的称为"有毒";使用大剂量或蓄积到一定程度才出现毒副反应,且程度较轻的称"小毒";一般不发生毒副反应,用超大剂量或蓄积到相当程度才出现毒副反应的称"无毒"。古代医药学家在中草药毒性的分级上除考虑毒性反应外,往往涵盖了中草药的偏性。如《神农本草经》仅将中药分为有毒、无毒二类,未作毒性程度上的具体分级;《内经》中只有大毒、常毒、小毒的记载;至明代李时珍才明确地将有毒与无毒药物区别开来,在《本草纲目》所载的1892种药物中,将其中312种药物标明有毒,并基本按照传统分类原则,按毒性大小分为大毒、有毒、小毒、微毒4类,且将毒草类专门集成一卷,载药47种,书中对于药物毒性的记载和描述,具有很高的科学价值,有许多认识与现代认识趋于一致。进入近代和现代后,传统的、经验的分级方法仍被采用,如全国通行的《中药学》教材,仍按大毒、有毒、小毒三级记述有毒中草药;《中国药典》也一直采用大毒、有毒、小毒标示中草药毒性的大小。《中国药典》2005年版中收载有毒中药72种,其中大毒10种,有毒38种,小毒24种。《中国药典》2015年版收有毒中草药77种,其中大毒10种,有毒39种,小毒28种。

郭晓庄等对有毒中草药的认识较深刻,采撷资料较全面,于1991年编辑出版了《有毒中草药大辞典》一书,该书收载有毒中草药503种,但其分级方法基本上承袭了传统的方法,不过他将中草药的毒性定为4级,即极毒、大毒、有毒和小毒,并分别进行了定义。极毒:指毒性剧烈,生品内服常用量很小或不宜内服,可能致死量多在1克以下的药物。列出了22个品种,如川乌、生马钱子、白降丹、红粉、红升丹、生附子、青娘虫、砒石、砒霜、斑蝥、蟾酥、藤黄、铁棒锤、搜山虎、吕宋果、小白撑、火焰子、金牛七、蔓乌头、野烟、钩吻等。

大毒：指毒性剧烈，治疗量与中毒量接近，超量用药可致严重毒性反应，且易于中毒致死的药物。如莨菪、狼毒、巴豆及巴豆霜、天雄、制马钱子、天仙子、水银、夹竹桃、丽江山慈菇、昆明山海棠、闹羊花、鱼藤、毒芹、莽草、生禹白附、生关白附、生半夏、生天南星、雄黄、霸王鞭、雷公藤、藜芦、葛上亭长(芫菁)等共50种。

有毒：指毒性较大，治疗量与中毒量比较接近，但过量也可致中毒甚至死亡的药物。如制川乌、制附子等。共230种。

小毒：指有一定毒性，治疗量与中毒量差距较大，但剂量过大也可发生毒副反应的药物。共201种。

但对于毒性的认定和分级，文献多有出入，尤其是小毒药物，此云有毒，彼云无毒，意见不一。如雷丸，《名医别录》和《中药大辞典》云有小毒，而《本草纲目》和《中国药典》未载。

进入现代以后，有学者提出对中草药毒性的分级可按可能中毒量、可能致死量及急性毒性试验半数致死量(LD_{50})等参数综合分级，最近有学者根据上述思路，对中药毒性的现代分级提出了一些更加具体的设想：指出要根据已知的定量毒理学研究数据进行评定，主要以LD_{50}为依据。凡动物口服生药煎剂LD_{50}小于5g/kg为大毒，介于5～16g/kg为有毒，介于16～50g/kg为小毒，大于50g/kg为无毒。或用最小致死量(MLD)作为依据。而且还提出了3种可供参考的分级方法：①根据中药有效量与中毒量之间范围的大小分级，范围愈小其毒性愈大；②根据药物中毒剂量及中毒的时间分级，剂量小、症状发生快的为大毒；③根据中毒后临床表现的程度分级。并在《中国药典》2005年版的基础上，另加收54种常用有毒中草药，计126种，按止痛、抗癌、麻醉、解表、清热、祛风湿、止咳化痰、泻下、渗湿利尿、平肝息风、活血祛瘀、强心、驱虫、收涩、温里、理气、止血、安神、补益、催吐等分为 20 类。

2. 有毒中草药的分类及其主要中毒症状　目前所见的一是按植物、动物、矿物及其主含成分类别进行归类,二是按药物作用进行归类。

（1）植物类有毒中草药

1）含乌头碱类成分的有毒药。常见的有川乌、草乌、关白附、附子、天雄、毛茛、雪上一枝蒿、铁棒锤、蔓乌头、小白撑等,这些药物均来源于毛茛科,均含乌头碱。乌头碱的毒性剧烈,服用乌头碱 0.2mg 即可中毒,致死量为 2~4mg,4~6mg 可使人速死。其毒理是对迷走神经有强烈的兴奋作用,对中枢神经先兴奋后麻痹。中毒后可有舌、唇发麻,手足、肢体麻木,恶心呕吐,心慌心悸,吞咽困难,胸闷,流涎,面色苍白,汗出身冷,烦躁不安或间有抽搐、血压下降等,可因呼吸麻痹及心力衰竭而死亡。

2）含莨菪碱类成分的有毒药:常见的有曼陀罗、天仙子、闹羊花、颠茄、洋金花、雪莲花（山莨菪）、华山参、莨菪叶、三分三、热参等。所含毒性成分为莨菪碱、阿托品、东莨菪碱等生物碱。过量可致中毒,最小致死量以阿托品计为 2~10mg。中毒表现为副交感神经抑制及中枢神经兴奋的症状,如颜面潮红、口干咽燥、声音嘶哑、头痛发热、语言不清、步态不稳、幻觉幻听、谵妄惊厥、甚至昏迷、呼吸急促、心跳过速、瞳孔散大、尿潴留等,最后多因呼吸和循环衰竭而死亡,且死亡率较高。

3）含秋水仙碱类成分的有毒药:常见的有山慈菇、光慈菇、金针菇、萱花（俗称黄花菜或萱草）、野百合等。所含成分秋水仙碱毒性剧烈,最小致死量为 6mg。秋水仙碱对人体中枢神经、循环系统、造血系统、胃肠道及肾均可造成严重损害,早期临床表现为恶心呕吐、腹痛腹泻、水样血便、血尿或少尿等,长期服用可引起粒细胞减少或再生障碍性贫血,服用量大可因呼吸麻痹而死亡。

4）含氰苷类成分的有毒药:常见品种有苦杏仁、白果、桃仁、亚麻仁、大枫子、枇杷仁、樱桃核等。含氰苷类成分均可水解产生氰离子和氢氰酸,而氢氰酸有剧毒,致死量为50mg。含氰苷类中草药中毒的机制,是当它遇水时经本身所含的酶作用分解为糖及氢氰酸等物质,当氢氰酸被吸收后,其氰离子即与线粒体中的细胞色素氧化酶的铁相结合,破坏细胞氧化酶的作用,使细胞呼吸不能正常进行,机体陷于窒息状态。临床主要表现为组织缺氧的症状,如头痛头晕、腹泻、心悸、发绀、厥冷、抽搐、呼吸困难、血压下降等,严重者可因细胞窒息及呼吸麻痹而死亡。

5）含强心苷类成分的有毒药:常见品种有夹竹桃、万年青、福寿草、羊角拗、北五加皮、洋地黄叶、罗布麻等。强心苷小剂量时有强心作用,大剂量可致人体中毒。其毒理作用为直接刺激胃肠道,损害心肌及神经系统。中毒症状有恶心呕吐、流涎、腹泻、头痛、眩晕、惊厥昏迷、心律失常、少尿等。有文献报道,内服洋地黄叶2~9g可致死。

6）含毒蛋白类成分的有毒药:常见品种有蓖麻子、苍耳子、相思豆、巴豆、苦楝子、苦楝根皮等。它们除分别含有蓖麻碱、苍耳碱、巴豆油等有毒成分外,均含有毒蛋白,其毒性极大。毒理是损害心、肝、肾等内脏,并能溶解红细胞,致局部组织坏死。儿童食入蓖麻子2~6粒,成人食入20粒即可致死(非洲蓖麻子2粒可使成人致死),成人内服蓖麻毒蛋白7mg,蓖麻碱16mg即可中毒致死。苦楝子的毒性大于根皮,有报道因食用吃了苦楝子的猪的肉而间接引起中毒性肝炎者。中毒的临床表现为恶心、呕吐、腹痛、腹泻、便血、无尿、黄疸、冷汗、惊厥、血压下降、抽搐、昏迷,中毒严重者死于心力衰竭和急性肾衰竭。

7）含其他毒性成分的有毒药:①雷公藤(包括根、茎、叶)均有毒,其毒性成分为雷公藤碱等5种生物碱。雷公藤对人、犬、猪的毒性很强,但对羊、兔、猫、鱼都无毒性,故可用羊血解毒。雷公藤中毒可致胃肠道、心、肝、肾、血液系统、中枢神经系统等多脏器系统受损害。中毒的临床表现为呕吐、腹痛、腹泻、便血、头痛头晕、四肢麻木、肝区痛、少尿、心悸、血压下降,最终致心、肝、肾等多脏器衰竭。②钩吻,亦名野葛、断肠草,为马钱科植物胡蔓藤,含多种生物碱,其中钩吻碱为主要成分。钩吻碱具有强烈的神经毒性,易由消化道吸收,除直接刺激肠道外,主要侵犯中枢神经和自主神经系统。中毒表现为恶心呕吐、流涎、泄泻、眩晕、复视、吞咽困难、言语不清、瞳孔散大,甚则昏迷、痉挛、呼吸麻痹而死亡。③马钱子,又名番木鳖,有毒成分为番木鳖碱和马钱子碱。有报道内服马钱子 7 粒致死者。马钱子中毒量为 2 ~ 5g。成人口服番木鳖碱 15 ~ 100mg(平均 50mg)、幼儿口服 5mg 即可致死。中毒机制为中枢神经系统兴奋,首先兴奋脊髓的反射机制,其次兴奋延髓中的呼吸中枢及血管运动中枢等。中毒表现为全身不安、躁动、呼吸快、肌肉抽搐至痉挛强直、惊厥、呼吸肌痉挛引起窒息、发绀,或心力衰竭而死亡。与马钱子同类的品种还有吕宋果、牛眼珠等。

　　植物类其他品种,还有天南星科的半夏、天南星、禹白附、水半夏;杜鹃花科的闹羊花、照山白、金叶子;木兰科的莽草、红茴香根;卫矛科的昆明山海棠;大戟科的京大戟;茄科的搜山虎等。

　　(2)　动物类有毒药

　　1)　斑蝥及红娘子、青娘子等,含毒性成分为斑蝥素。口服斑蝥 0.6g 可出现中毒症状,1.5 ~ 3g 可致死。斑蝥素的致死量为 30mg。斑蝥素刺激性很强,对组织和黏膜有很强的腐蚀作用。中毒表现为强烈的局部刺激症状,口服 10 分钟至 2 小时出现口腔、咽喉烧灼感,麻木,口腔溃疡,流涎,恶心呕吐,腹痛腹泻,便血。严重中毒时出现谵语、痉挛、血压下降、大汗、少尿、血尿等,可因急性肾衰竭或全身衰竭而致亡。外用多在 2 小时后出现中毒症状。

　　2)　蟾蜍与蟾酥:蟾蜍的毒性成分在其组织器官中,有炒食活蟾蜍 1 只及炖服 1 只蟾蜍焙干粉末致死的病例。蟾酥为蟾蜍的分泌物,主要毒性成分为蟾酥的毒素(强心苷)。蟾酥毒素可分解为各种蟾酥配基,其基本结构与强心苷苷元相似,故具有洋地黄的强心作用,其中毒机制为兴奋迷走神经及其末梢,且直接作用于心肌,产生心律失常等症状。中毒表现有心悸、气短、脉缓无力不规则,重者面色苍白、口唇发绀、四肢厥冷、血压下降、休克、昏迷、抽搐,甚至死亡。口服蟾蜍毒素可刺激胃肠道,中毒早期有恶心、呕吐、腹痛腹泻、水样便等症状。

3)河豚:主要毒性成分为河豚毒素和河豚酸。河豚毒素为一种强烈的神经毒,毒性极为强烈,据报道,0.5mg 河豚毒素可使体重 70kg 的成人死亡。中毒机制除胃肠道的局部刺激外,能使神经细胞及肌肉细胞兴奋和传导被抑制,使神经末梢及神经中枢迅速发生麻痹。一般在食后 0.5～3 小时发病,表现为恶心、呕吐、腹中不适、面色苍白、唇、舌、四肢麻木,渐至四肢瘫痪、语言障碍、听力下降、大汗淋漓、血压下降、呼吸表浅、瞳孔散大、全身青紫色,心电图可表现传导阻滞等。重症河豚中毒患者可因呼吸、循环衰竭死亡。一般认为,超过 8 小时未死亡者,恢复的可能性大,故应重视中毒 8 小时内的急救。

4)鱼胆,包括草鱼、青鱼、鲩鱼、鲤鱼、鲢鱼等多种鱼胆均可使人中毒。鱼胆的毒性成分很复杂,有水溶性鲤醇硫酸钠、氢氰酸和组胺等主要成分,它们能抑制细胞色素氧化酶,影响细胞呼吸链,导致细胞呼吸停止。中毒后损害的主要靶器官是肾,其次为胃肠、肝、心、脑、神经等器官。一般在食入 0.5～12 小时内发病,首先表现为恶心、呕吐、腹泻等胃肠道症状,以后相继出现肝大、肝功能异常、黄疸、少尿或尿闭、心悸、心律失常、抽搐、嗜睡、昏迷、呼吸困难、心力衰竭、肾衰竭、中毒性肝病、脑病等多脏器功能损害,甚至出现衰竭的症状。但急性肾衰竭是鱼胆中毒的主要致死原因。

(3)矿物类有毒药物

1)含汞化物毒性成分的有毒药;常见的有朱砂、轻粉、三仙丹、红升丹、红粉、白降丹、水银、银朱等。汞化物中毒机制是

194

进入人体内的汞离子与酶蛋白的巯基结合,使酶失去活性,阻碍细胞的呼吸和正常代谢。小剂量久服在体内易产生蓄积,最小致死量为70mg。中毒表现为口腔溃烂、吞咽困难、头痛、心悸、四肢挛急、剧烈腹痛、便血、少尿、呼吸困难、休克。常因肠黏膜坏死、急性肾衰竭、循环衰竭而死亡。

2）含砷化物毒性成分的有毒药:常见的有砒石、砒霜、雄黄、雌黄、礜石、毒砂(砷黄铁矿)、含砷石膏等。尤其是砒霜(红砒、白砒),即三氧化二砷,为剧毒品。成人中毒量为10mg,致死量为0.06～0.2g,砷化氢的致死量为0.1～0.15g,而对砷化物特别敏感者内服三氧化二砷1mg即发生中毒,20mg即危及生命。砷为巯基毒物,与体内酶蛋白的巯基亲和力很强,特别与丙酮酸氧化酶的巯基结合,使酶失去活性,阻碍细胞的氧化、呼吸及正常代谢,甚至导致细胞死亡。急性中毒的表现为头痛、头晕、流涎、呕吐、腹痛、腹泻、米泔样水血便、皮下斑疹、休克、昏迷、"七窍出血"、肝肾衰竭、呼吸中枢麻痹。

另外,还有含铅的铅丹、胡粉、密陀僧等。

3. 有毒中草药中毒的救治　总的来说,是应争分夺秒,奋力救治,切勿犹豫。首先应立即中止接触毒物;第二是要迅速清除未吸收的毒物,包括药用炭吸附、催吐、洗胃、导泻、灌肠、清除体表毒物。尤其是内服毒物,务必争取在4～6小时内,通过洗胃等方法尽可能排出未吸收的毒物;第三应想方设法排除已吸收的毒物,如吸氧、高压氧疗法、利尿、血液净化疗法、应用特效解毒药、对症支持疗法等。

现将部分特效解毒药简介如下:①含铅、铁药物中毒时,用依地酸二钠钙。②含砷、汞成分矿物类药物中毒时,用二巯丙醇(BAL)。砒霜中毒时,可用防风、绿豆煎服。③含氰苷类成分药物中毒时,用亚甲蓝、硫代硫酸钠、亚硝酸异戊酯。中药可用甘草、绿豆(粉碎)煎服。④天仙子、洋金花等中毒时,可用毛果芸香碱、新斯的明对抗。⑤马钱子中毒,在采用镇静剂的同时,可用甘草与黄芩、甘草与肉桂,惊厥严重时可用蜈蚣、僵蚕、全蝎、蝉蜕、天麻、天南星等进行对抗。⑥半夏、天南星等中毒时,可用生姜、白矾解毒。⑦苍耳子、蓖麻子、曼陀罗等中毒,亦可用防风解毒。⑧乌头类中毒,可用大剂量阿托品,中药可用生姜、甘草、银花,或绿豆、甘草。

4. 有毒中草药的安全应用

(1) 必须坚持依法炮制,以减缓毒性,如芫花、甘遂、大戟、商陆等须用醋制;马钱子需砂烫;斑蝥须糯米炒;巴豆、千金子需除油取霜;川乌、草乌必须用甘草等辅料同煮;天南星、白附子须采用明矾水泡,并加以煮制,否则不能入药。

(2) 应遵循组方原则,合理配伍组方,尽量避免单用。如仲景小半夏汤,因方中半夏味辛烈,易刺激咽喉,可导致舌体肿大、声音嘶哑等毒副反应,则配伍生姜以减缓半夏的毒性。后来古今医家在应用半夏入药时,多仿仲景之旨,常伍以生姜,或以姜汁为丸,或以生姜汤送服;四逆汤中附子大辛、大热、有大毒,但是回阳救逆的要药,则在配伍干姜助附子温阳的同时,又用炙甘草和中缓急,温养脾气,佐制附子的毒性;还有峻下逐水的十枣汤,因方中使用了大戟、芫花、甘遂三种有毒药物,故配大枣10枚煎汤调服,一方面顾护胃气,另一方面以甘缓制毒。

(3) 严格控制和掌握好用药剂量。一旦产生治疗效果或出现毒副反应,即不可再加大用量,如药典规定马钱子 0.3 ~ 0.6g、川乌与草乌 1.5 ~ 3g、蟾酥 0.015 ~ 0.03g、斑蝥 0.03 ~ 0.06g 等,没有充足理由时,不宜轻易超量使用。另外,还应因人制宜,了解患者对毒药的耐受性,如张仲景在运用三物白散治伤寒结胸时,考虑到方中巴豆辛热有毒,极易耗伤正气,故在方后注明"羸者减之";李时珍通过临床观察,认识到乌头类药物的毒性,也看到了不同耐受程度的人对相同剂量的不同反应,指出有的人服药不能超过3g。

(4) 必须掌握药物的正确用法。一是有毒药的煎煮法。如乌头类药物入药时必须久煎,使其毒性很强的乌头碱水解成毒性较小的乌头次碱;二是选择适宜的用法。极毒、大毒药品大都不宜生用;红粉、红升丹、白降丹、水银、藤黄、铅丹、密陀僧等只能外用;砒霜、轻粉、雄黄、斑蝥、巴豆、千金子、马钱子等多入丸散用;三是应中病即止,不必尽剂。古代医家在这方面多有告诫,如张仲景在运用大陷胸汤治疗结胸热实证时,考虑到方中甘遂为峻下逐水的有毒药,易伤正气,故在方后注明"得利快,止后服"。

（5）应遵循配伍用药禁忌,不宜轻易逾越前人的经验教训。

5. 中成药的安全应用

中成药的生产品种日益增多,应用更加广泛,但也无须讳言,"是药三分毒",均有两重属性特征,加之许多成方制剂中亦含有上述有毒药物,故亦应引起重视。

（1）含汞类成分的成药:如三仙丹、红升丹、白降丹、九一散、安宫牛黄丸(每丸含朱砂0.27g)、朱砂安神丸、天王补心丹、更衣丸、磁朱丸、保赤散、益元散、紫雪、龟龄集、珍珠八宝散、拔脓净、九圣散、桃花散、局方至宝丹、绿雪制剂、牛黄清心丸、羚羊清肺制剂、牛黄清热制剂、牛黄清宫丸、珍黄安宫丸、人丹、暑症片、痧气丸、痧药、红灵散、紫金锭、镇心安神丸、苏合香丸、清心牛黄丸、十香返魂丹、牛黄上清丸、牛黄镇惊丸、牛黄抱龙丸、琥珀抱龙丸、普济回春丸、小儿至宝丸、小儿至宝丹、小儿回春丹、育婴金丹、小儿百寿丹、小儿紫草丸、至圣保元丹、牛黄保婴丸、小儿金丹、十香丹、冠心苏合丸、急风散、蛇胆陈皮散、一捻金、七厘散等。许多清热解毒、芳香开窍、镇静安神、息风止痉、止咳、治伤外用和儿科使用的成方制剂中均用到了朱砂等含汞药物。

（2）含砷类成分的成药:如安宫牛黄丸、牛黄至宝丸、局方至宝丸、小儿回春丸、紫金锭、行军散、痧气散、红灵散、牛黄醒消丸、醒消丸、七味新消丸、黎峒丸、外科二味拔毒散、三品一条枪、六神丸、小儿七珍丸、牙痛一粒丸、解暑片、牛黄解毒丸、纯阳正气丸、银屑丸、砒枣散、冷哮丸、梅花点舌丹、青黄散、复方青黛片、追风丸、牛黄噙化丸、黑砂丸、醒脑降压丸、牛黄消炎丸、小儿牛黄散、追风散等,方中均有雄黄或砒霜。

（3）含马钱子的成药：如九分散、风湿马钱片、风湿片、止痛风湿丸、马钱子散、风湿关节炎片、风痛片、风痛宁片、伤湿镇痛膏、骨筋丸、通络开痹片、疏风活络片、疏风定痛丸、痹痛宁胶囊、腰痛宁胶囊、强筋壮骨丸、风湿痹痛胶囊等,即在许多治疗风湿痹痛、跌打损伤的成药中多有应用。

（4）含乌头类中草药的成药：这类成药太多,可谓不胜枚举,如骨刺消痛液、追风丸、附桂骨痛胶囊、络络通、强筋壮骨丸、寒湿痹片、追风透骨丸、追风活络丸、祛风湿止痛散、风痛宁片、风湿骨痛丸、止痛风湿丸、虎力散、三乌胶等,大凡治疗寒湿痹痛的成药中多用到了川乌、草乌、天雄、附子之类的药物。

（5）含蟾酥的成药：如卧龙散、如意定喘制剂、心灵丸、益心制剂、心可宁胶囊、环心丹、心宝丸、灵宝护心丹、六神丸、痧气丸等。

（6）含来源于马兜铃科的马兜铃、寻骨风、天仙藤的成药：含马兜铃的喘息灵胶囊、肺安片、复方蛇胆川贝散、鸡苏丸、京制咳嗽痰喘丸、七十味松石丸、青果止嗽丸、润肺化痰丸(鸡鸣丸)、十三味疏肝胶囊、胃福颗粒、消咳平喘口服液、新碧桃仙片、止嗽化痰胶囊、止嗽化痰颗粒、止嗽化痰丸、止嗽化痰片、止嗽青果片等;含天仙藤的和胃降逆胶囊、香藤胶囊;含寻骨风的杜仲壮骨胶囊、杜仲壮骨丸、风湿宁药酒、复方风湿药酒、复方拳参片、祛风湿药酒、三蛇药酒、伤湿镇痛膏、少林正骨精(酊剂)、神农药酒、益肾蠲痹丸等。

除此之外,还有含莨菪碱类、秋水仙碱类、强心苷类、氰苷类、毒蛋白类和其他类组成的成药,因品种太多,无法一一陈述。但如出现类似前已述及的中毒反应,则可参照各类解救方法救治。

50 种有毒中药中毒表现与解救方法见表 5-1。

表5-1　50种有毒中药中毒表现与解救方法

药名	主要毒性成分	中毒表现	中毒解救方法
川乌	生物碱,如乌头碱、次乌头碱、异乌头碱、中乌头碱、乌头原碱等	一般于服后0.5~1小时内发病,主要表现为恶心、呕吐、流涎、腹泻、腹痛,面色苍白、口舌及四肢麻木、手足有刺痛及蚁行感,尤以指尖为甚。并有感觉异常,皮冷汗出,体温下降、休克。多数病人出现心悸、气促、发绀,血压下降、心动过速、心律失常、心音低钝,心电图显示:室上性与室性期外收缩、房室传导阻滞、S-T段改变,甚至出现阿斯综合征。严重可有阵发性惊厥,呼吸先快后慢,进一步发展为呼吸抑制、窒息死亡	中毒早期可催吐,并用2%食盐溶液或浓茶洗胃,洗胃后灌入药用炭10g,再用硫酸镁导泻。静注高渗葡萄糖或糖盐水维持体液平衡。用阿托品对抗迷走神经兴奋,一般每4小时皮下注射阿托品1mg,如出现频发性室性早搏,心室颤动,可分别选用利多卡因、普鲁卡因胺、异丙肾上腺素等。用中药生姜、甘草、银花或绿豆、甘草、黄连煎水服
草乌	乌头碱、次乌头碱、新乌头碱、异乌头碱、北草乌碱等	中毒轻者在服药15~30分钟后出现口舌及全身麻木、恶心、呕吐、腹部重压感,中度中毒者可见烦躁汗出、四肢痉挛、言语障碍、呼吸困难、血压下降、心律紊乱、面色苍白、皮肤发冷、脉象迟弱,心电图可见多源性和频发性不规则期前收缩,重度中毒者见神志昏迷或昏迷,口唇紫绀发绀、脉微欲绝、二便失禁,心电图可见心室纤颤及室性颤博,最后可因心脏或呼吸衰竭而死亡	与川乌中毒解救法基本相同,早期应催吐、洗胃、导泻,补液纠正电解质失衡。抢救的关键是及时和严格控制严重的心律失常,而解除迷走神经对心脏的抑制是抢救的首要措施,用阿托品能对抗乌头碱引起的迷走神经过度兴奋。中药可用生白蜜200g即服,或用生姜、甘草各30g,绿豆120g,水煎服

续表

药名	主要毒性成分	中毒表现	中毒解救方法
雪上一枝蒿（铁棒锤）	乌头碱、次乌头碱、阿替新、一枝蒿甲素、一枝蒿乙素、一枝蒿丙素等	类似川乌中毒。轻者嗜睡、口腔灼热感，分泌物增多。重者全身发麻、发软，发冷、发胀，喉部不适、恶心呕吐，流涎、头昏眼花、心悸、烦躁，腹痛有便意，甚至昏倒、冷，心律失常，血压下降，呼吸急迫或抽搐或昏迷，心电图显示频发性期前收缩。严重者可因循环、呼吸衰竭而死亡	早期可催吐、洗胃、导泻、导泻，补液促进毒物排泄。用阿托品、普鲁卡因胺及至尼丁是较有效的对抗药，用之及时，可以获效。甘草、甘草煎水服、金银花，或绿豆、甘草煎水服，亦可用竹笋、竹根、竹叶、防风、茶叶、甘草煎水服
附子	乌头碱	轻者口腔和胃部有烧灼性疼痛、麻木渐及全身，头晕目眩，恶心、心慌、心悸、恶寒，心；重者口角流涎，周身发麻、肢体发硬或抽搐，脉搏缓弱或心律失常，血压下降，呼吸困难、面色苍白，甚至死亡。个别可引起高血压性头痛及精神失常	早期可行催吐、洗胃、导泻。用阿托品或普鲁卡因皮下或肌内注射急救。甘草、金银花，或绿豆、甘草、黄连煎水服，或用防风、甘草、黑豆水煎服，或用生白蜜120g加凉开水搅匀服
马钱子	番木鳖碱、马钱子碱等	急性中毒15～30分钟后常见头痛、头晕、烦躁不安，呼吸增强，嚼肌及颈肌有抽搐，继则表现典型的强直性惊厥原发作，呈角弓反张，搐搦、牙关紧闭、颜面肌痉挛呈"苦笑"状，惊厥每次持续1分钟或更久，发作后肌肉松池，呼吸恢复。此种惊厥可反复发作，2次间隔常不超过10～15分钟，通常经2～5次发作后，常因延髓过度兴奋衰竭及缺氧窒息而致死	将病人置于暗室，避免声光刺激。忌用酸性饮料及使用吗啡类药物。输氧、静注戊巴比妥钠灌肠，或用水合氯醛保留灌肠，或乙醚吸入以制止惊厥，应用呼吸兴奋药。饮用牛奶、蛋清等保护胃黏膜，并以硫酸镁导泻。运用蜈蚣、僵蚕、全蝎、蝉蜕、天麻等息风止痉药。甘草煎水服

药名	主要毒性成分	中毒表现	中毒解救方法
巴豆	巴豆毒素、巴豆酸等	皮肤黏膜接触可致急性接触性皮炎，局部红斑、灼热感、瘙痒，皮肤水肿、水疱、脓疱，以及流泪、结膜炎。过量服用可见发热、呕吐、腹痛、泄泻不止，呈水样便或血便，并见血尿、少尿、尿闭、蛋白尿、急性肾衰竭，严重时可见血压下降、面色青紫，甚至死于循环衰竭	①皮肤红肿灼痛者，用黄柏或黄连泡水敷，或用炉甘石洗剂、硼酸溶液外洗，或选用甘草水洗。②内服中毒可先行洗胃，然后用牛奶、米汤、花生油保护胃黏膜。并采用对症治疗
千金子	脂肪油、油中所含的千金子固醇等	恶心、剧烈呕吐，口角流涎，并出现口腔黏膜溃疡、腹部剧痛、肠鸣、腹泻，甚至血便，伴有头痛、头晕、心悸、出汗、血压下降、体温升高，严重者出现呼吸循环衰竭	温开水洗胃，口服药用炭及10%氢氧化铝凝胶20ml，或淀粉糊。大量补液、补钾。呼吸衰竭时，给予呼吸兴奋药，腹痛可服复方樟脑酊。中药可用板蓝根、绿豆、黄豆，或用黄柏、石斛、栀子、黑豆水煎服
大戟（京大戟）	大戟苷	咽喉部肿胀、充血，剧烈呕吐、吐物带血及腹痛、腹泻，并可见眩晕、心悸、痉挛、抽搐，瞳孔散大，甚至昏迷、极度恐惧感，严重者可致脱水、电解质紊乱、酸中毒等，最后因呼吸麻痹而死亡	洗胃、清除毒物。服用牛奶、蛋清保护胃黏膜，补液、纠正电解质紊乱。呼吸抑制时，可用尼可刹米（可拉明）、山梗菜碱等。中药可用桔便、或菖蒲、黑豆、卢根煎水服

药名	主要毒性成分	中毒表现	中毒解救方法
甘遂	三萜类	恶心呕吐、剧烈腹泻、头痛头晕、腹痛、血压下降、心悸、肌无力、发热、脱水、水电解质紊乱、酸中毒、呼吸困难、发绀、体温下降等。严重者可因呼吸衰竭而死亡。外用可致皮肤黏膜刺激症状	轻者饮大量糖水、盐水可缓解。初起可催吐洗胃。补液、输氧。腹痛剧烈可用阿托品注射,呼吸衰竭可用呼吸兴奋剂,血压低者可用升压药。中药可用绿豆、生姜,或大青叶、黑豆,或人参、葛根、黄檗,水煎服
芫花	芫花素等	头痛头晕、耳鸣、眼花、四肢疼痛、口干、胃部烧灼感、恶心、呕吐、腹泻等	轻者可饮水、口服药用炭。并给予镇静止痛等对症处理。或补液。或浓茶、吃冷冻粥,或服白及粉保护胃黏膜
商陆	商陆毒素、商陆皂苷	可引起剧烈腹痛、恶心呕吐、腹泻,甚至因吸泻导致休克,体温升高、心跳缓慢、头痛眩晕、语无伦次、站立不稳、躁动不安、神志恍惚、抽搐,甚至瞳孔散大,对光反应消失,或见心率动过速、血压升高,呼吸循环衰竭而死亡	中毒早期,可饮食醋 200mL,随后探喉取吐,吐尽后以蛋清或米糊养胃。若见腹痛、泄泻、发热,可用防风、甘草,肉桂、绿豆煎水顿服。亦可输液、排毒,对症治疗
牵牛子	牵牛子苷	头晕头痛、剧烈呕吐、腹痛腹泻、大便为绿色水样,并混有黏液、心率加快、心音低钝、常有言语障碍、腰部不适、无痛性血尿、尿检有红细胞蛋白,重者伴高热昏迷、四肢厥冷、口唇发绀、全身皮肤青紫、呼吸浅促,甚至死亡	早期催吐、洗胃,并口服牛奶、蛋清保护胃黏膜。补液、排毒。止血、排毒。维生素 K 或氨基己酸。对症治疗:吸氧,或用中枢兴奋剂,抗生素防感染等。或以党参、黄芪、白术、茯苓、黄连、黄芩汤代茶饮,或以栀子、仙鹤草煎水服

续表

药名	主要毒性成分	中毒表现	中毒解救方法
半夏	植物甾醇及生物碱等	舌麻如针刺样、喉部发痒、咳嗽、失音、流涎、并出现恶心、呕吐、腹痛、腹泻、头痛发热、出汗、心悸、面色苍白、吞咽困难、呼吸不规则、抽搐、面部痉挛等，有的可致转氨酶升高、尿中出现红细胞、蛋白。严重者可死于呼吸麻痹	可行催吐、洗胃、导泻，后服蛋清牛奶或醋酸等。呼吸抑制可用尼可刹米（可拉明）等呼吸中枢兴奋药，过敏者可用激素、维生素C及甘草浸液泡患处。中药可用生姜、白矾，或生姜、防风、绿豆、甘草等水煎服
天南星	生物碱等	皮肤接触有剧烈的刺激作用，初为瘙痒，而后麻木，口腔咽喉发痒、灼辣、麻木、舌疼痛肿大，误食后味觉丧失、张口困难、言语不清、口腔黏膜烂以致坏死脱落，全身反应有头晕、心慌、四肢发麻、呼吸缓慢不均而后麻痹，严重昏迷、窒息惊厥，最后呼吸衰竭死亡	急用生姜汁含漱并内服5ml，或用食醋30~60ml加生姜汁含漱，并内服，或用生姜、防风、甘草煎水服。对症治疗。误食者应迅速洗胃、导泻，或以稀醋、浓茶、蛋清护胃。并输液、补充生维素及葡萄糖酸钙
白附子	皂苷及肌醇等	口舌麻辣、咽喉部灼热并有堵塞感、舌体坚硬、语言不清、胃部灼痛。继则四肢发麻、头晕眼花、剧烈腹痛、恶心呕吐、流涎、面色苍白、呼吸困难、口腔黏膜及咽部红肿。严重者可致吸喉头痉挛、全身麻木、呼吸中枢麻痹死亡	用5%的鞣酸或浓茶洗胃、补液。呼吸衰竭、给予吸氧、气管插管、人工呼吸，呼吸兴奋药用苯巴比妥止痉。

续表

药名	主要毒性成分	中毒表现	中毒解救方法
雷公藤	二萜类、三萜类、生物碱等	本品中毒有急性、慢性中毒中毒及迟发性毒性反应。主要症状可见恶心、呕吐、剧烈腹痛、四肢麻木或抽搐、脱发、畏食、口干、便秘、肝区疼痛、黄疸，头晕头痛、全身不适、肌肉疼痛，心悸、胸闷闷、气短、脉搏细弱、血压下降、心律失常、少尿、水肿、肝血尿、血便，严重时脱水、电解质紊乱，心脏损害、急性肾衰竭或尿毒症等。皮肤接触可引起疼症	急性中毒可催吐、洗胃、导泻。补液、扩容利尿，纠正心衰，纠正水电解质紊乱，可用肾上腺皮质激素、维生素654-2等。中药可用杨梅根水煎服，或用鲜乌蕨、香附、三七、鸡血藤、青草、木香、青木香、冰片共研粉分饮服。或用绿豆、甘草水煎服。慢性中毒应对症治疗
昆明山海棠	雷公藤甲素	急性中毒多因急性肾功能衰竭及休克死亡(一般在24小时左右，最多不超过4天)，慢性中毒可见食欲减退、胃脘饱胀，胃痛有灼热感，腹泻或便秘，严重者恶心呕吐、剧烈腹泻、心悸，水肿、血压下降、心律失常，头晕、膀胱下坠感、排尿不畅，女性闭经，男性精子减少或缺如，活动力差，极少数呈球蛋白生成障碍性贫血	急性中毒催吐、洗胃、导泻；补液、扩容、利尿及对症治疗。慢性中毒时应停药，并给予针对性治疗。若胃脘胀闷、疼痛，可用胃仙U、香砂养胃丸等；胃部烧灼感用氢氧化铝凝胶；严重呕吐、腹泻，可肉服甲氧氯咪肌，云南白药等

续表

药名	主要毒性成分	中毒表现	中毒解救方法
黄药子	二萜内酯、类黄药子素	口腔、舌和咽喉有烧灼感、流涎、恶心、呕吐、腹痛、腹泻、瞳孔缩小、心悸惊厥、昏迷、呼吸困难、心脏停搏、黄疸、肝脏肿大，甚至肝功能异常，严重者出现肝性脑病，甚至死亡	首先洗胃、导泻，再口服药用炭、牛奶、蛋清等。肝损害用保肝护肝药，维生素C、B_1、B_6、B_{12}，消炎利胆和降转氨酶药。中药可用生姜、甘草，或岗梅、或绿豆煎汤服
闹羊花	梫木毒素、杜鹃花毒素	恶心呕吐、胃部烧灼感、腹痛腹泻、心悸、心动过速、心律失常、房室传导阻滞、血压下降、全身麻木、头晕、抽搐、神志不清、气促、呼吸困难、休克，甚至死亡	酌情考虑催吐、洗胃、导泻、保护胃黏膜；严重者可吸氧，用尼可刹米、麻黄碱、异丙肾上腺素、普鲁卡因等。抽搐、牙关紧闭可针刺人中、百会、大椎、内关等穴；昏迷者可用清开灵注射液、安宫牛黄丸等
洋金花	东莨菪碱	首先感到头晕、眼皮重、不说话、站立不稳，继而嗜睡、睡中可见一系列兴奋现象，如脸现潮红、抓空、挥手、摸头等无意识动作，少数有谵语。中毒可见口干、皮肤潮红、心跳和呼吸加快、瞳孔散大、视物模糊、谵妄、大小便失禁、狂躁不安甚至抽搐、四肢发冷、血压下降、昏迷，最后因呼吸麻痹、缺氧而死亡	4~6小时内可洗胃、导泻；并补液、排毒；拮抗剂可用毛果芸香碱或毒扁豆碱、新斯的明；并行对症治疗。中药可用甘草、绿豆水煎服，或绿豆、金银花、连翘水煎服

续表

药名	主要毒性成分	中毒表现	中毒解救方法
斑蝥	斑蝥素	咽喉、食管及胃有灼痛感、口腔及舌部起水泡、口干口麻、吞咽困难、恶心呕吐、流涎、呕吐物呈咖啡样、剧烈腹痛、腹泻；腰痛、尿频、尿道烧灼、排尿困难、血尿、尿少、尿闭及急性肾功能衰竭；心慌、心悸、心律失常、口唇发绀、四肢冰凉、血压下降而致休克；头晕头痛、烦躁不安、视物不清、抽搐、生理反射亢进、听力下降、肌肉酸痛；皮肤灼痛、瘙痒、潮红、水疱、溃疡；眼结膜充血、畏光流泪等	立即用药用炭混悬液洗胃；并内服氢氧化铝凝胶，或牛奶、蛋清保护胃黏膜。补充体液，以碳酸氢钠纠正酸中毒。神经损害可予B族维生素、ATP、地巴唑、加兰他敏。出血给予巴曲酶、维生素K等。惊厥、抽搐，给予苯巴比妥、氯丙嗪。高热给予退热药。呼吸衰竭给予尼可刹米、洛贝林等。昏迷给予清开灵或氯马西尼等。总之应对症治疗。中药可用绿豆、甘草、黄连，或大青叶、靛叶、百部、葱白及绿茶等煎服
红娘子	斑蝥素	内服为上腹部烧灼、疼痛、舌黏膜充血，并发水肿、糜烂、口渴、呕吐、腹泻、腰痛、尿频或尿少、血尿、蛋白尿，严重时发生急性肾衰竭，或见高热、昏迷、牙关紧闭、瞳孔缩小、吞咽反应消失、强直性抽搐和呼吸抑制。外用可致皮肤损害	可先行洗胃、导泻。口服药用炭、蛋清、牛乳悬液保护胃黏膜。并补液排毒、对症治疗。中药可用赤石脂粉、蛋清、牛奶水调频数。亦可用芒硝泻下排毒

续表

药名	主要毒性成分	中毒表现	中毒解救方法
虻虫	未见文献报道	被其叮咬可致剧痛,皮肤瘙痒,潮红,头晕,昏迷,大小便失禁,面色苍白,四肢湿冷,脉搏细速,瞳孔散大等中毒反应。内服可致恶心呕吐,腹痛,腹泻等反应	内服过量可行洗胃,导泻,服用活性炭粉,继用绿豆,甘草水煎服。腹痛剧烈者可用云南白药。昏迷,休克者可用万年青,半边莲。亦可补液,对症治疗
水蛭	水蛭素、肝素等。	可见恶心,呕吐,面部潮红,呼吸困难,胸闷憋气,子宫出血,胃肠出血,剧烈腹痛,血尿,发绀,心慌乏力,休克,昏迷等	内服过量可洗胃,导泻,服用活性炭粉。剧烈腹痛,有出血倾向可用云南白药,或维生素 K,卡巴克洛。其他对症治疗
全蝎	蝎毒	可见恶心呕吐,腹痛,腹泻,呼吸表浅,节律不整,鼻翼翕动,心悸,心慌,心动过缓,血压升高或突然下降,头痛头晕,嗜睡,抽搐,烦躁不安,昏迷,小便涩痛,尿少,蛋白尿。可因呼吸中枢麻痹死亡	立即给予抗蝎毒血清,导泻,洗胃。口服季德胜蛇药片。肌注阿托品,补充钙剂,抗过敏,补液。中药可用金银花,半边莲,土茯苓,绿豆,甘草水煎服,或用五灵脂,蒲黄,雄黄微量,研粉,用醋冲服

续表

药名	主要毒性成分	中毒表现	中毒解救方法
蜈蚣	组胺样物质及溶血性蛋白	如被蜇伤可致局部红肿、刺痛、水疱、瘀斑，组织坏死，淋巴管炎局部淋巴结肿痛，或见畏寒、发热、头晕头痛、恶心呕吐、心肌麻痹、心率缓慢、血压下降、神志不清，呼吸困难，严重者可致循环衰竭	可用碳酸氢钠洗胃，服用活性炭或通用解毒吸附毒素。补液，加用维生素C或抗过敏药物。心动过缓可用阿托品、山莨菪碱。呼吸循环衰竭可用中枢兴奋药，强心药和升压药。中药可用马钱子对抗，还可用半边莲、白花蛇舌草或凤尾草、金银花、甘草水煎服，或用羊头、桑叶、扁豆叶、鱼腥草、蒲公英捣敷
蟾酥	蟾蜍毒类	可见上腹部不适、恶心、呕吐、口唇及四肢发麻、头晕目眩、视物不清、嗜睡、抽搐、心悸、心慌、心律失常、房室传导阻滞、多源性室性早搏、血压下降、呼吸急促、口唇发绀，甚至死亡。不慎入眼，可致剧痛难忍，羞明流泪，眼睑肿胀，结膜充血，角膜溃疡。外用可致麻疹样皮炎、剥脱性皮炎	催吐、洗胃、灌肠、内服蛋清、牛奶等保护胃黏膜，大量饮水或浓茶。补液，并加入维生素 B_1、B_6 和维生素C。应用硫酸阿托品，或异丙肾上腺素利多卡因等及其他对症治疗。中药可用鲜芦根捣汁内服或生大黄煎汤代茶。误入眼中，应用大量冷开水冲洗，再用紫草汁洗涤或点眼，也可用生理盐水或3%的硼酸水冲洗

续表

药名	主要毒性成分	中毒表现	中毒解救方法
藜芦	藜芦碱	开始舌、咽喉部有针刺感,口周围麻木、口及手指刺痛,头、颈肩部温热感,上腹部烧灼及胸背后有烧灼感,恶心、呕吐,腹痛,腹泻,便血,呕血,出汗,流涎,眩晕,视物不清,甚至失明。严重时,血压下降,心律失常,虚脱,抽搐,谵妄,痉挛,心率减慢,甚至心跳、呼吸停止。外用可引起皮肤黏膜灼痛,喷嚏,流泪等	洗胃,导泻,并服用2%~3%药用炭混悬液。补液,加速药物排泄。对症治疗。中药可用黄连、或板蓝根、黄连、甘草、或绿豆、甘草,或用银花、甘草、黄柏、甘草水煎服,或用银花、甘草、黑豆、绿豆、赤小豆、蜂蜜水煎服
狼毒	狼毒苷	皮肤接触可致瘙痒、起水疱。内服早期可见口腔、咽喉、肿痛、流涎、恶心、呕吐、腹痛腹泻,甚则便血。或见头痛头晕、烦躁、血压下降,精神异常,痉挛、惊厥、神志不清,尿闭、休克、心肌麻痹死亡	立即洗胃,并口服活性炭、浓茶或蛋清、牛奶。补液,对症治疗。可用阿托品、新斯的明,或镇静剂。中药可用生姜、杏仁、甘草、绿豆水煎服
三分三	莨菪碱	可见口干、舌燥、面频潮红、心跳加快、瞳孔散大,站立不稳,昏迷等中毒症状。严重者可致死	洗胃,可注射毛果芸香碱。补液。对症治疗

续表

药名	主要毒性成分	中毒表现	中毒解救方法
罂粟壳	吗啡、可待因、罂粟碱等	急性中毒初期,见面色潮红,头晕,心动过速,有舒服服感;中期,见面色苍白,黏膜发绀,知觉减退,四肢无力,昏睡,呼吸深而慢,瞳孔缩小似针尖样,对光反射尚存在,并有恶心呕吐,口干;后期,完全昏迷,血压下降,体温下降,皮肤湿冷,排尿困难,反射基本消失,最后因呼吸衰竭而死亡。慢性中毒,见食欲缺乏,便秘,阳痿,消瘦,贫血	先用高锰酸钾液洗胃,再用冷开水洗胃,然后用硫酸钠导泻。一旦确诊中毒,及早予以烯丙吗啡皮下注射。静滴10%葡萄糖补液,排毒,给依索美或者给氧,或用呼吸兴奋剂,给依索美或咖啡,勿使病人入睡。中药可用人参、麦冬、五味子,或金银花、甘草,或甘草、防风水煎服。心力衰竭时可用生脉针注或静注。慢性中毒,应逐步减量戒除,同时给予镇静剂
藤黄	藤黄素	多见头晕、呕吐、腹痛、泄泻、里急后重、脱水、休克,甚至死亡	洗胃、导泻。服用牛奶、蛋清、豆浆保护胃黏膜。补液,纠正脱水、休克。中药可用甘草、银花水煎服,或用海蜇解毒
芦荟	大黄素、大黄苷类	可见恶心、呕吐、头晕、出血性胃炎和肠炎,剧烈腹痛、腹泻、肾脏损害。甚至失水和心脏遭受抑制而出现心动过缓,导致孕妇流产	催吐、鞣酸溶液洗胃,口服药用活性炭、蛋清,稀藕粉三者混悬液护胃。腹痛者用阿托品肌内或皮下注射。补液,纠正水电解质失衡。中药可用党参、白术、半夏、木香、砂仁、地榆,甘草、茯苓水煎服

续表

药名	主要毒性成分	中毒表现	中毒解救方法
马兜铃	马兜铃酸等	频繁恶心、呕吐、头晕，烦躁不安，气短、震颤，嗜睡，瞳孔散大，呼吸困难，胸闷憋气，知觉麻痹。见出血性下痢，严重肾炎引起的蛋白尿、血尿，肾功能损害。可致死亡	中毒在1~4小时内，可洗胃，服浓茶或鞣酸，肌注维生素 B_1，1日2次。输液，纠正酸中毒。出现麻痹或呼吸困难时，可用苯甲酸钠、咖啡因或尼可刹米、或樟脑磺酸钠等肌注
香加皮	强心苷、杠柳毒苷等	可见恶心、呕吐、腹泻、心动过缓，或多源性室性早搏、室性心动过速、心室颤动、房室传导阻滞等。并可使心肌梗死合并心衰患者再度梗死，最终因循环衰竭而死亡	洗胃、导泻、补液。呼吸衰竭者吸氧，给予呼吸兴奋剂尼可刹米、洛贝林、安纳咖等。抽搐者可给地西泮、水合氯醛。其他对症治疗。中药可取绿茶、蜂蜜调服
苍耳子	苍耳子苷及毒蛋白	中毒轻者见乏力、头晕、头痛、恶心呕吐、腹痛腹泻；重者烦躁不安或嗜睡、昏迷、惊厥，心律失常或心率过缓、肝脏损害、黄疸，肝大、转氨酶升高，有出血倾向、少尿、蛋白尿、管型尿，突然失明。可因肾、呼吸或循环衰竭而死亡	中毒早期，如无胃肠出血，可予催吐、洗胃、导泻，或予生理盐水高位灌肠。输入糖盐水并人维生素C，少尿或心衰时应控制补液量。给予通用解毒剂活性炭、鞣酸与氧化镁混合液。中药可用甘草、绿豆或板蓝根煎汤服

211

药名	主要毒性成分	中毒表现	中毒解救方法
细辛	挥发油	首先出现头痛、呕吐、出汗、呼吸急促、躁动不安、颈项强直、体温升高、心动过速、血压升高、全身震颤、肌肉紧张、继之出现牙关紧闭、角弓反张、意识不清、四肢抽搐、狂躁、无规律的不自主运动、眼球突出，最后可因呼吸麻痹衰竭而致死	早期催吐、洗胃，内服牛奶、蛋清或活性炭。补液，并可加氢化可的松。控制抽搐可用苯巴比妥或水合氯醛。意识不清、昏迷，可用安宫牛黄丸鼻饲，或以西洋参、羚羊角、五味子、麦冬、石菖、甘草，加绿豆汤鼻饲
山豆根	苦参碱、氧化苦参碱、臭豆碱等	可见恶心、呕吐、泛酸、上腹部疼痛、胀满、腹泻、眼花、头晕眼花、疲乏无力、嗜睡、步态不稳、共济失调、视物不清、语言障碍、呼吸急促或暂停、发绀，或面色苍白、全身发冷、心跳加快或减慢，甚至抽搐、惊厥、昏迷、呼吸衰竭死亡	迅速排毒，加快体内毒物排泄和对症治疗。重度中毒者可用葡萄糖盐水，加维生素C和654-2静滴，亦可用50%葡萄糖加维生素B₆静脉注射。中药可用生姜、大枣、红糖（或白糖）各20g，煎汤服
苦杏仁	苦杏仁苷	首先感到口中有苦涩味、流涎、头晕、头痛、恶心、呕吐、腹泻、心悸、四肢软弱无力等；稍重则感胸闷、呼吸困难或呼吸微弱、意识不清、烦躁不安、瞳孔散大、对光反射消失、血压下降、牙关紧闭、全身痉挛、四肢冰冷，呈休克状态，最后因呼吸麻痹、心跳停止而死亡	迅速催吐、洗胃、导泻。补液，吸入亚硝酸异戊酯，或再用3%亚硝酸钠加入25%～50%葡萄糖液中静脉缓慢静脉滴，继用硫代硫酸钠加入亚甲蓝（亚甲蓝）静脉注射。亦可用亚甲蓝（亚甲蓝）、洗胃用硫代硫酸钠或硫酸软钠或过氧化氢

续表

药名	主要毒性成分	中毒表现	中毒解救方法
白果	氰苷	初起或轻者为呕吐,腹痛腹泻,头晕头痛,继而病重者,伴有发热,极度恐惧感,轻度响声能引起抽搐,瞳孔散大,对光反射消失,血白细胞多在 $12.3 \times 10^9/L \sim 4.04 \times 10^9/L$。危重者可神志不清,口吐白沫,呼吸困难,气急唇紫,可因呼吸中枢麻痹死亡。少数有末梢神经功能障碍。其中毒主要为发热,惊厥,倦厥,呼吸困难	早期可行催吐,洗胃。镇静可用巴比妥钠,溴化钠或水合氯醛。维持心脏功能,给予呼吸兴奋药,并输液、输氧。中毒可用绿豆、甘草煎服
关木通	马兜铃酸	早期上腹不适,呕吐,胸闷,腹痛,腹泻,继而尿频尿急,神志不清,尿量减少或尿闭,血压增高,部分伴有稀油样便,最终以急性肾功能衰竭,尿毒症而死亡	洗胃,导泻,清除毒物,促进排泄。解除肾血管痉挛,可予小分子低聚糖,利尿可用甘露醇。对症治疗
华山参	莨菪碱、东莨菪碱等	轻者出现口干,口麻,头晕,喉痛,牙痛,面色潮红,烦躁,视力模糊;严重者语言不清或躁动谵语,瞳孔散大,两目及牙关紧闭,口唇干裂,口腔出血,昏迷,抽搐,高热等,心率加快,呼吸抑制,最后因尿潴留,呼吸麻痹死亡	催吐,洗胃,导泻。使用毛果芸香碱等拮抗剂。补液,促进排泄。中药用甘草、绿豆汤,或加用生姜、银花、番石榴叶煎服

续表

药名	主要毒性成分	中毒表现	中毒解救方法
朱砂	硫化汞	急性中毒为严重的急性胃肠炎包括腹痛、恶心、呕吐、腹泻、脓血便、少尿等症、昏迷等。慢性中毒汞有口腔金属味、口腔黏膜溃疡、牙眼炎、呕吐血样物、腹痛、腹泻、视物模糊和精神紊乱、少尿、无尿、肾功能衰竭等	早期用碳酸氢钠或活性炭洗胃。给予二巯基丙磺酸钠、或依地酸钙钠、缓慢静脉补液。中药可用五倍子粉12～15g,水调服。或用黄连解毒汤加金银花、土茯苓等水煎服。慢性中毒可用二巯基丙磺酸钠等解毒药,或用金钱草、忍冬藤、蒲公英、谷精草、乳香、花椒、猪苓、甘草、黄连煎服
雄黄	二硫化二砷及其他重金属盐	急性中毒可见胃及腹部剧烈疼痛、呕吐、腹泻、口内有金属味,严重时出现脱水和中毒性肝损害、鼻出血、皮肤刺痒、休克。皮肤出血点和紫斑或皮肤色素沉着、烦躁不安、抽搐、昏迷甚至死亡。慢性中毒最初表现为无力、食欲减退、疲倦,有时出现恶心、呕吐,并发腹泻或便秘	可予高锰酸钾或硫代硫酸钠溶液洗胃,若中毒超过6小时,可予硫代硫酸钠液或温开水高位灌肠。输液并加入维生素 C。早期用二巯丁二钠等解毒药。及其他对症处理

续表

药名	主要毒性成分	中毒表现	中毒解救方法
砒石	三氧化二砷、硫化砷	可见恶心呕吐、口渴、腹痛、口腔黏膜充血、水肿或溃烂出血，肝脂肪变性，中毒性肝炎、肝萎缩，眼花、痉挛抽搐、意识模糊、烦躁不安；头痛，红细胞形态改变，贫血，发绀，心悸、水肿、心率缓慢，血压下降，肾脏损害，尿少、尿蛋白、面部皮疹、疼痛等。可因中枢麻痹、呼吸抑制而突然死亡	急性中毒应尽早催吐、洗胃、导泻，并口服牛奶、蛋清等保护胃黏膜，或进二流子活用炭。应用二疏丙醇或二疏丁二钠等特殊解毒药。静脉补液并加入维生素C，促进排泄。慢性中毒，多用二疏基丙磺酸钠解毒；亦可肌注维生素B₁、B₁₂、山莨菪碱，口服地巴唑酸、维生素C，复合维生素B，地清等。中药可用防风、绿豆、甘草、大青叶等煎汤
轻粉	汞	可见口腔及咽部烧灼痛，黏膜肿胀、出血、糜烂，口内有金属味，恶心呕吐、腹痛、腹泻，黏液或血便，甚至出现肠炎、穿孔、惊厥、震颤，汞毒性肾病见水肿、尿少、蛋白尿、管型尿，急性肾功能衰竭、昏迷、抽搐，血压下降，休克、呼吸急促、呼吸衰竭死亡。慢性中毒以口腔炎、震颤、消化系统病变及精神障碍为特征。尚有肝肾损害，性功能减退等多系统损害	急性中毒应立即洗胃，注入药用活性炭混悬液、牛奶、蛋清，或用五倍子粉水调服。应用二疏丙钠、醋酸钠等拮抗剂。用二疏基丙磺酸钠或二疏丁二钠解毒和对症治疗。慢性中毒除用上述解毒剂外，尚应补充维生素B₁、C、A、B₂等。中药可用绿豆甘草汤、地浆水、麻油三者内服

续表

药名	主要毒性成分	中毒表现	中毒解救方法
铅丹	铅化物（主要为四氧化三铅）	急性中毒可见口腔、口渴、咽喉干燥、口渴、口中有金属味、流涎；上消化道灼痛、恶心呕吐，吐出物呈白色奶块状；阵发性脐周绞痛，或上腹及脐周压痛，肌紧张；可有便秘或腹泻，粪便中可含黑色硫化铅。发作时可伴有寒战、发热，烦躁不安，血压升高，白细胞增多，排尿频繁，有时酷似胆绞痛或膀胱炎，黄疸或循环衰竭。并可引起肝大、触痛、水电解质紊乱，循环系统红细胞中毒、网织红细胞和点彩红细胞增加、出血、休克，伴头晕乏力，颜面苍白，指甲无华等贫血症状。尚可见指趾麻木、肢体瘫痪、呼吸困难或衰竭。或现顽固性头痛、谵妄、幻觉、狂躁、手足震颤、瘫痫发作、麻痹性痴呆等表现。慢性中毒可见脑病、癫痫发作、麻痹性痴呆综合征、中毒性脑病、癫痫发作，皆眼现铅线等	急性中毒早期可用硫酸钠洗胃，导泻；口服蛋清、牛奶等保护胃黏膜缓给予葡萄糖酸钙或 50% 葡萄糖液缓慢静脉注射。驱铅可用依地酸二钙，或二乙烯三胺五乙酸三钠钙，二巯丁二钠、青霉胺、二巯丙醇。对症治疗。中药可用金钱草、甘草、昆布、海藻、土茯苓、金银花、泽泻等，以及甘草绿豆汤、大承气汤以清热解毒、利水渗湿

续表

药名	主要毒性成分	中毒表现	中毒解救方法
硫黄	砷、硒等杂质、硫化氢及胃肠道代谢产物	可见恶心、呕吐、不思饮食、腹胀、剧烈腹痛、便血、头晕、眼花、疲乏无力、口干、瞳孔散大、意识模糊、谵妄、大小便失禁、狂躁不安、痉挛抽搐、对光反应迟钝或消失、呼吸困难并合并肺水肿、肺炎、循环障碍。可因中枢麻痹、呼吸抑制而猝然死亡	清除硫化氢及防止硫化氢与血红蛋白结合是解毒的关键。①用温开水反复洗胃,洗胃前,胃内可注入饱和硫酸铁溶液200ml。洗胃后以硫酸镁导泻。②静脉注射亚甲蓝(加入50%葡萄糖液40ml),或静注20%的硫代硫酸钠20ml。③进行人工呼吸,使用呼吸兴奋药。④控制输液。⑤补充大量B族维生素。⑥用绿豆粉冲服,或用甘草、黑豆水煎服
红粉	氧化汞	可见咽干、恶心、呕吐、腹痛、腹泻、出血性肠炎、中毒性肝炎;心慌、心悸、心律失常、血压下降或休克、中毒性心肌炎、广泛性出血、蛋白尿、红细胞及管型;头晕、乏力、消瘦、失眠、肢体震颤、步态不稳、四肢末梢剧烈疼痛、皮肤黏膜损害等	立即洗胃,继服牛奶、蛋清护胃。青霉素二巯丙磺酸钠,硫代硫酸钠等。呕吐、腹痛可用鞣酸蛋白。血压下降、休克者,可给同羟胺、美芬丁胺等。神经系统症状可选氯普噻吨(泰尔登)。泌尿系统症状可选状哌咪、氢化可的松等

续表

药名	主要毒性成分	中毒表现	中毒解救方法
天仙子	莨菪碱、阿托品等	可见口干口渴、咽喉灼热、吞咽困难、恶心呕吐；皮肤黏膜干燥、潮红、无汗、头痛、头胀、头晕、瞳孔散大、视力模糊、烦躁不安、阵发性强直性抽搐、血压下降、心力衰竭、四肢逆冷、昏迷，严重者可致死	催吐、洗胃、导泻。给予毛果芸香碱。静脉补液加维生素 C。对症治疗

八、药品不良反应监测

药品不良反应(adverse drug reaction, ADR),包括药物的副作用、毒性作用(毒性反应)、后遗反应(后作用)、过敏反应、特异质反应、抗感染药物引起的二重感染、药物依赖性,以及致癌、致畸、致突变作用等。这些不良反应有些是在药品本身含有杂质或者用药不当时才会出现;有些是在质量检验合格,临床上在正常用法、用量情况下也可发生。我国在《药品不良反应报告和监测管理办法》中,将药品不良反应定义为:"指合格药品在正常用法用量情况下,出现的与用药目的无关的或意外的有害反应"。按照定义,药品不良反应不应包括错误用药和给药不当引起的作用,因药物的生物利用度疑难问题所致的治疗失败,以及患者不合作或滥用而导致的意外事故等。只有当情况和结果符合定义的特定标准时,才能将那种药品的作用归于药品不良反应这一类。药品不良反应不能单纯认为只是由主要产生效应的药品引起,而与制造时的杂质、附加剂、溶剂或该药物的降解产物等也有关。

药品不良反应的分类方法很多,但一般均根据药品不良反应的临床表现与药物药理作用的关系,将其分为 A 型和 B 型两种。

A 型不良反应:属量变型异常,是指由于药物的药理作用增强所引起的不良反应,其程度轻重与用药剂量有关,一般容易预测,发生率较高而死亡率较低。

B 型不良反应:属质变型异常,是指与药物常规药理作用无关的异常反应,通常难以预测在具体患者身上是否会出现,在药物研究阶段的常规毒理学试验中难以发现。一般与用药剂量无关,发生率较低但死亡率较高。

中药不良反应,是较药品不良反应晚出的词汇,按照国家药事管理部门对药品不良反应的定义,除中药成方包括中药注射剂,在临床使用中出现的某些反应可属于定义之内外,中医临诊时开写的汤剂处方,由于用法用量不恒定、制备工艺与技术要求不统一、有效成分或有效部位的提取率难确定,方证对应不一定100%精准,有些方中所用的有毒药是否得到佐制亦难明确,患者用药后出现的不适或其反应则难以纳入定义之内。即使中成药包括中药注射剂应用过程中已见的不良反应报道,大多也只能属于广义的不良反应。

目前,普通剂型品种的中成药,虽亦有不良反应的报道,但相对较少,特别是出现严重不良反应更较少见。临床报道相对较多为中药注射剂,如清开灵注射液(含冻干粉剂)、茵栀黄注射液、穿琥宁注射液(含粉针剂)、脉络宁注射液、葛根素注射液、双黄连注射液及粉针剂、复方丹参注射液、鱼腥草注射液、醒脑静注射液、苦黄注射液、参麦注射液、黄芪注射液、刺五加注射液、生脉注射液、参附注射液、注射用灯盏花素、苦碟子注射液、热可平注射液、复方大青叶注射液、华蟾素注射液、血塞通注射液、痰热清注射液、热毒宁注射液、注射用红花黄色素、祖师麻注射液、肿节风注射液、正清风痛宁注射液、柴胡注射液、莪术油注射液、克毒清注射液、路路通注射液、山豆根注射液、田基黄注射液、喜炎平注射液、川芎嗪注射液、半边莲注射液、蒿甲醚注射液、香菇多糖注射液、蟾酥注射液等30余种均出现过不良反应报道。有的尚为严重的不良反应,甚至导致死亡,值得引起重视。

1. 中药注射剂发生不良反应的原因 中药注射剂发生不良反应的原因很多,但主要可归纳为以下几方面。

(1) 药物方面的原因:从中药注射剂的原料而言,其种类繁多、基源混乱、成分复杂、加工炮制质量标准不一,且制剂制备工艺复杂,影响因素多,引起不良反应的情况特别复杂。如原料药材和饮片中的有毒成分、大分子物质、注射剂提纯过程中的杂质等均可引起 ADR。以过敏反应为例,制剂本身存在的可使机体过敏的物质很多,如动植物蛋白、多肽等大分子物质属于完全抗原,能直接使人致敏;有的是一些小分子化学物质半抗原,进入人体后需与人体蛋白质结合才能使人致敏,可引起机体过敏的抗原物质称过敏原(或变应原)。过敏原进入人体内,可刺激机体产生相应的抗体或致敏淋巴细胞,使机体呈敏感状态,若相同的过敏原再进入体内,即可发生过敏反应,从而引起人体组织损伤或生理功能紊乱。如双黄连注射液中的金银花含绿原酸和异绿原酸,这类成分虽有抗菌消炎作用,但是一种高致敏物质,具有致敏原样作用,故可引起过敏反应。

中药及其制剂成为过敏原,除药物本身成分外,其制剂中的添加剂、增溶剂、稳定剂、着色剂、赋形剂及在进行化学合成中产生的杂质和药物本身的氧化、还原、分解、聚合等所形成的杂质均能成为过敏原物质而致机体过敏,从而诱发各种类型的过敏反应。鞣质是致敏的主要原因,故中药注射剂中要求除去鞣质。中药注射剂中的不溶性微粒及制备、提纯过程的杂质控制未达标准也是中药注射剂 ADR 发生的重要因素。

另外,注射剂内在质量不稳定也是导致疗效不稳定并影响安全性的因素,如贮存时间延长,注射剂发生分解、变质等。药材质量不稳定导致批间差异,工艺条件不一致导致同品种不同厂家不良反应差异。质量标准不完善,标准过低不能保证质量,也是导致中药注射剂 ADR 的重要原因。如脉络宁原来只以滨蒿内酯含量标准;清开灵成分复杂,只要求作总氮和总黄酮含量测定及黄芩苷含量计算,对其他成分则未作要求。有人比较中药注射液与西药注射液的不溶性微粒,中药注射液中大于 2 ~ 5μm 的微粒较西药多。有报道:复方丹参注射液中,粒径 2 ~ 5μm 的微粒占 97.6%,10 ~ 25μm 的微粒占 2.2%,与空气中尘埃粒子自然分布规律极为接近(即 2 ~ 5μm 的占 97.59%,10 ~ 25μm 的占 2.49%),加之与生理盐水配伍后药液中各种粒径的微粒都有增加趋势。

（2）药物使用方面的原因

1）未严格按说明书使用：一是超剂量用药，不按规定疗程用药。如葛根素注射液静滴时，首次剂量 300～500mg，维持量一次 200～400mg，一日 1 次，七日为 1 疗程，但有人却用到 600mg，用完一个疗程，在已经出现明显不良反应征兆的情况下，还继续使用。清开灵注射液的一日最大剂量应控制在 80ml 内。二是违禁用药，如双黄连注射液对外感风寒表证所致发热应忌用，过敏体质应慎用；清开灵注射液禁用于高热休克和血压偏低者、过敏及严重不良反应者，同时亦不应用于表证恶寒发热者；葛根素禁用于严重心肝、肾损害患者，以及心衰和其他严重器质性疾病患者，有出血性倾向的患者要慎用，血容量不足者应在短期内补足血容量后再用；脉络宁注射液禁用于孕妇及体质过敏者，出血性病患者须忌用，肝肾功能不全者应慎用。但在临床用药中，有时往往忽略了上述这类规定。三是不按操作规定用药，如随意增加用药次数，任意延长用药时间，加快点滴速度，有的规定每分钟 20 滴却加到每分钟 60～80 滴。

2）未坚持中医理论指导和辨证用药。如双黄连本应用于外感风热、邪在肺卫、热毒内盛之证，临床用治上呼吸道感染时，辨证组 6 天治愈率为 94%，不良反应率为 4%～6%。而辨病组 6 天治愈率只有 58%～64%，不良反应率为 20%～36%；清开灵用于温热病神昏、烦躁不安及中风偏瘫、神志不清等症，对急性热病即实证效果较好，对脾胃虚弱即虚证效果较差；醒脑静用于温热病热邪内陷心胞、蒙闭心窍及气营两燔、营血火毒之证；茵栀黄主要用于肝胆湿热所致的病症；脉络宁主要用于热毒瘀阻证。在治疗中风时，对阴虚血热血瘀的中风患者效果较好，而对痰湿偏盛的中风患者效果较差，且不良反应较多。可目前临床上恰好是辨病用药多，辨证用药少，有的甚至完全脱离中医理论指导用药。

3）配伍与联合用药不当。有些中药注射液与输液或其他中、西药注射液存在配伍禁忌,混合后的药液常出现浑浊、沉淀、变色或产生气泡等。如丹参注射液的说明书中规定:本品不宜与抗癌药、止血药、抗酸药、阿托品及细胞色素 C、维生素 B_6、麻黄碱等药物联合使用;双黄连注射液说明书中规定:本品不应与氨基苷类(庆大霉素、卡那霉素、链霉素等)及大环内酯类(红霉素、酒石酸吉他霉素等)同时配伍使用;清开灵注射液应尽量减少与其他药物配伍使用,不能用 5% 或 10% 的葡萄糖液稀释,不能加入维生素 B_6、葡萄糖酸钙注射液等同用,尤其不能与抗生素类药物混合使用;穿琥宁注射液忌与酸性或碱性药物合用,不宜与含有亚硫酸氢钠、焦亚硫酸钠等抗氧化剂的药物配伍使用,亦不能与庆大霉素、阿米卡星、喹诺酮类药物、维生素 B_6 等配伍;葛根素注射液不应与碱性药物同用,尤其在稀释时不能加入碱性药物。有人分析指出,有些药物配伍或混合后可使 pH 发生改变;稀释影响助溶剂或稳定剂而改变药物溶解度,导致分解或沉淀;阳离子活性药物与阴离子活性药物配伍,药物有效成分被氧化或还原,药物的溶解状态或溶胶状态被破坏。混合的药物品种越多,配伍禁忌发生的几率就越高。还有微粒变化问题,郭业青等多位学者报道了 16 种中药注射液加入到常用输液中后,不溶性微粒显著增加,均超过药典规定的限度。大家知道,当微粒进入肺微血管,可引起巨噬细胞增生而导致肉芽肿、肺栓塞,并可引起热原反应。微粒较大者,可直接引起血管闭塞,局部组织缺血和水肿。红细胞聚集在异物上可形成血栓。某些微粒还可引起变异反应。如茵栀黄注射液与葡萄糖氯化钠注射液、0.9% 氯化钠注射液配伍时,黄芩苷含量下降,微粒增加;与四环素、红霉素、盐酸二甲弗林(回苏灵)注射液混合产生浑浊;与钙剂配伍产生沉淀。香丹注射液不能与葡萄糖氯化钠注射液配伍。复方丹参注射液不能加入右旋糖酐 40 中静滴,否则会引发 ADR,甚至死亡。

（3）护士施药操作方面的原因:注射剂的应用均须通过护

士执行,作为护士除应掌握施用药物的性能、作用机理、用量用法、使用注意及可能发生的不良反应外,还必须详细询问患者,有无药物过敏史和既往使用的过敏药物,并将患者的有关情况反馈给医生,同时告知患者使用药物的宜忌、服药剂量、使用方法及时间。在注射药物前,应认真对药物包装、外观质量进行检查,观察其有无破损、渗漏、瓶盖是否松动,是否过期,有无沉淀、混浊、颜色加深等情况。了解药物使用浓度,把握静滴速度。施药后应加强巡视,严密观察,出现 ADR 先兆或早期症状,应立即停药、立即报告、立即采取相应措施。但在实施中,有些人却偏偏忽视了上述要求,在许多事故鉴定中均有护士施药不当的问题存在。

(4) 患者方面的原因

1) 种族,个体差异。药物特别是中药对不同种族和不同个体的人,其作用或副反应是不尽相同的。从免疫学角度讲,世界上没有两个免疫系统组成完全相同的人,这也是人表现出个体差异的物质基础,也是药物反应个体差异产生的最重要的物质基础。药物这种外源物质在体内起作用多是免疫系统作用的结果。有的是由于基因的多态性,使得不同人种、不同个体内的药物代谢酶不同或缺陷酶不同,吸收有差异,加之年龄、性别、体质的差异,使得某些人对某些药物的耐受性较差或过敏,易于出现过敏反应。如有的人用风油精或鳖甲煎汤喝后也出现过敏反应。

2) 年龄、性别因素。老年人由于器官、系统功能逐渐衰弱、老化,生理机能逐渐减退,机体耐受性下降,且老年人一般病种较多、联合用药较多,故 ADR 发生率较高,有人统计,在 355 例中药注射剂不良反应中,60 岁以上患者的发生率达 33.52%。儿童新陈代谢旺盛,药物排泄快,但肝肾功能和酶系统发育不成熟,药物对这些器官的损害大,对药物的敏感性高,容易引起 ADR。女性生理特点和营养状况有异于男性,对药物敏感,耐受性亦较差,易发生 ADR。

3)患者用药的依从性问题。有许多患者或盲目相信某类或某种药物,或盲目相信所谓同类患者的经验,自行求购或选购药物使用;有的则不遵医嘱,超剂量或长时间用药,或不按规定时间用药;有的既使用医生开取的药物,又自行选用其他药物;有的则不听医生交代的饮食宜忌,甚至酗酒;有的不能领会医嘱或说明书中的交代,导致用药不当,引发 ADR。如有的患者在使用葛根素注射液,已经出现溶血反应的情况下,还自行购买活血药物使用。有的患者为了不耽误工作,缩短输液时间,把规定每分钟 20 滴滴速的药物,自行调至每分钟 80 滴,以致加速药物不良反应,最终导致死亡。

除了上述几个方面的原因外,还有一些社会因素,如忽视中药 ADR,认为中药安全,无毒副作用;有的厂家有意缩小或隐瞒药物的毒副作用和不良反应;有的则为药品广告宣传的误导,随意标示"无任何毒副作用和不良反应";加之,临床合理用药管理和某些制度方面存在的问题,亦导致了某些本可避免的不良反应的发生。

2. 减少中药注射剂不良反应发生的对策

(1)科学地看待中药注射剂的不良反应与应用。首先,中药注射剂的不良反应是客观存在的,而且随着品种的增多、应用的逐渐广泛,不良反应的报道还会增多。作为医药工作者决不能忽视这种趋势,但也不应盲目夸大,不应将有 ADR 的药品视为不合格药品,也不应与"毒药""假药""劣药"以及不能使用的药相提并论,更不能因为中药注射剂有 ADR 就觉得中药不可信或者其毒副作用就越大;第二,不宜盲目生产和使用中药注射剂,注射给药不应成为中医临床给药的唯一的或主要的给药途径,能口服给药时应尽量以口服给药为主。中药注射剂应在急症、重症时使用。

(2)应逐步统一和稳定中药注射剂原材料的质量要求,规范其生产,提高质量控制标准。中药的成分较复杂,中药的成分可因来源、产地、采集季节、贮运条件、加工炮制等不同,质量难以控制。所以,中药注射剂不应盲目开发,特别是复方制剂更不应盲目开发,应充分认识其风险,权衡其利弊。生产时必须严格按照规范生产,提高质控指标。

(3)应坚持中医药理论指导,按照辨证施治原则使用中药注射剂。如前面述及的双黄连注射液应用于外感风热表证、邪在肺卫、热毒内盛之证,而不应用于外感风寒表证所致的发热;苦黄注射液只宜用于湿热蕴毒引起的黄疸型肝炎,而不宜用于其他肝病等。

(4)应遵照规定的用法用量和使用注意用药,不应过分强调个别用药经验。

(5)应科学配伍,合理联用,尽量避免中西药混用。静滴时对输液的选用应合理。如香丹注射液可与葡萄糖注射液、氯化钠注射液配伍,而不能与葡萄糖氯化钠注射液配伍;穿琥宁注射液可与10%葡萄糖注射液、葡萄糖氯化钠注射液、0.9%氯化钠注射液、复方氯化钠注射液配伍;清开灵注射液与0.9%氯化钠注射液配伍时微粒增加较少,而与其他输液配伍则微粒显著增加。灯盏花素注射液与低分子右旋糖酐合用可引起急性上消化道出血,故务必避免。

(6)一定要注意种族和个体差异,了解患者的用药史和过敏史,以及家族中的药物过敏史。对易于致敏的药物应尽量避免使用,如必须使用时,应密切观察,一旦发生某些征兆,应立即停药,积极抢救。

(7)应强化医务人员的责任心,提高专业技术素养。药物不良反应虽是客观存在的,一般也不构成医疗事故。但作为医务人员应以对人民生命安危高度负责的精神,强化防范意识和措施,提高辨识判断能力,把各自的工作做到位、做到家。

(8)应强化监管力度,做好非临床安全性评价,加强安全性研究,尤其是过敏反应、溶血反应、肝肾毒性。在临床用药中应严格按说明书使用,不得随意更改用法用量,不得随意配伍、任意联用。

总之,一定要理性地对待中药注射剂的研制开发和应用,切实加强安全性研究和评价,寻找和采取一切科学、有效的预防措施,尽量减少或避免不良反应的发生,从根本上保证人民用药的安全有效。

3. 药品不良反应报告和监测的组织管理　按照我国《药品不良反应报告和监测管理办法》的规定,"药品生产、经营企业和医疗机构必须指定专(兼)职人员负责本单位生产、经营、使用药品的不良反应报告和监测工作,发现可能与用药有关的不良反应应详细记录、调查、分析、评价、处理"。坚持药品不良反应报告制度。在全国范围内不仅要设立药品不良反应技术咨询机构,而且要设立执行机构,建立全国药品不良反应监测中心,各省、自治区、直辖市亦应设立监测中心或监测站,按照监测范围、制度、认真落实监测任务。各医疗单位为了便于 ADR 监测工作的开展,可考虑在药事管理与药物治疗学委员会内设立 ADR 监测小组,由负责药事工作的院长任组长,医务处(科)、药学部(科)、护理部负责人为副组长,组员包括内、外、妇、儿、皮肤等科室的负责人或专家。ADR 监测组的会议一般由主管药事工作的院长委托医务科组织,药学部(科)的临床药学室负责 ADR 报告表的发放、收集、统计、填写并上报"药品不良反应/事件报告表"等工作,目前均已改为网络传递。

4. 药品不良反应监测与病例收集范围　根据 ADR 监测工作的有关规定,ADR 监测的重点不是一般性与剂量相关的 ADR,主要是监测罕见的、严重的、与特定因素有关的 ADR。ADR 收集报告的范围主要是:①药品引起的各种类型的过敏反应;②疑因药品引起的人体各系统、器官、组织的功能和形态方面的异常;③疑因药品引起的癌症、畸胎或致突变反应;④非麻醉药品引起的药物依赖性等。根据药品批准上市后的年限(以药品包装上的批准文号为依据),投产已满 5 年或 5 年以上的,一般只需报告严重的、新的或致死性的 ADR,身体重要器官,如心、肝、肾、脑、脊髓、肺等脏器的损害及致残、致畸、致癌方面的 ADR,以及药品说明书没有列入的 ADR。对于投产不满 5 年的药品,各种可疑的 ADR 包括轻度反应、说明书上已列的均需报告。

5. 临床药师在药品不良反应报告和监测中的作用　我国在建立 ADR 报告和监测制度后,目前主要从医疗单位和医务人员中收集可疑的 ADR 病例报告,故每个医院临床药学室均应确定专人或小组负责此项工作。临床药师在深入临床的过程中,应积极向医护人员和患者宣传 ADR 的危害,以及开展 ADR 报告和监测的重要性,讲解 ADR 监测的性质、任务和方法,协助医务人员收集 ADR 病例并填写"药品不良反应/事件报告表"。对于病情不复杂的病例,临床药师应对因果关系提出初步评价意见,经 ADR 监测组认可;对于复杂病例应由 ADR 监测组讨论、会诊、综合判断。负责 ADR 监测的临床药师应定期向所在省、市监测中心上报"药品不反应/事件报告表"。

九、处方调查分析与点评

处方是医疗和药剂配制的重要书面文件,具有法律上、技术上和经济上的意义。审查处方规范性、合理性与适宜性,提高临床处方用药质量,对于促进安全、有效、经济、合理用药,提升医疗质量和医疗水平,具有十分重要意义,国家卫生和计划生育委员会、中医药管理局和药品监督管理部门给予了高度重视。在20 世纪 80 年代初即已相继提出一系列管理规范和规定,在 90 年代初开展医院分级建设检查、评审以来,明确将其规定为检查评审内容。进入 21 世纪以后,又相继制定了《处方管理办法》《医院处方点评管理规范》《中药处方格式及书写规范》《中药处方用名和调剂给付有关问题的通知》,制定了抗菌药物、麻醉药品、精神药品、放射性药品、中药注射剂、中成药等各类药物的应用指南,依《中国药典》相对应地颁行了中药饮片、中药成方制剂、化学药品、生物制品等类药品的临床用药须知,不断加强了处方用药管理,为开展处方调查、汇集信息、进行数据统计、分析研究处方用药中的问题、有序开展药学服务指明了方向。但调查统计是开展处方分析的前提和基础,而精准的处方分析又是科学点评、规范处方行为、落实处方调配审核、提高处方质量的重要环节,处方点评则是对不合理用药进行干预的一项重要措施和手段,也是医院持续医疗质量改进和药品临床应用管理的重要内容。

1. 开展处方点评的法规依据

(1) 1984 年颁行药品管理法,并把"医疗机构的药剂管理"列入重要内容,全国许多省市把开展处方调查和用药分析列入临床药学工作的重要内容。随后原国家卫生部门相继在《医院药剂管理办法》《医疗机构药事管理规定》等文件中,就处方调剂提出了新的要求。特别是在《医疗机构药事管理规定》第三章"药物临床应用管理"中列出 8 条,专门就医疗机构的处方用药进行了原则性的限定。

(2) 2007 年原国家卫生部颁行《处方管理办法》,该办法共 8 章 63 条,在总则第一条中即明确该办法的目的是为了"规范处方管理,提高处方质量,促进合理用药,保障医疗安全。第二条界定处方是由注册执业医师和执业助理医师在诊疗活动中为患者开具的、由取得药学专业技术职务任职资格的药学专业人员审核、调配、核对,并作为患者用药凭证的医疗文书"。处方包括医疗机构病区用药医嘱单,第四条明确规定:"医师开具处方和药师调剂处方应当遵循安全、有效、经济的原则"。第二章第六条规定:处方书写应符合 12 条原则。第七条为"药品剂量与数量,以及不同剂型的计量标示单位"。第三章处方的获得第十条中规定："对本机构执业医师和药师应进行麻醉药品和精神药品使用知识和规范化管理培训,执业医师经考核合格后取得麻醉药品和第一类精神药品的处方权,药师经考核合格后取得麻醉药品和第一类精神药品调剂资格",并明确只有在取得资格后才能开具和调剂麻醉药品和第一类精神药品。第四章处方的开具告知"医师应当根据医疗、预防、保健需要,按照诊疗规范、药品说明书中的药品适应证、药理作用、用法、用量、禁忌、不良反应和注意事项等开具处方"。开具医疗用毒性药品、放射性药品、麻醉药品、精神药品处方应严格遵守有关法律、法规和规章的规定。在十七条至二十八条中,分别对处方药品用名、处方有效期、每张处方限量、癌痛患者使用麻醉药品与一类精神药品和用计算机开具、传递普通处方,应同时打印出纸质处方等均开列了详细条款。第五章处方的调剂,共 14 条,分别规定了各类调剂人员资格、调剂操作规程、处方审核内容、对不合理和错误处方的处置,以及调剂处方时必须做到的"四查十对"等具体要求。第六章监督管理中即确定要建立处方点评制度,对处方实施动态监测及超常预警,对不合理处方、不合理处方权、取消处方权、注销或吊销执业证书等处罚规定。第八章法律责任,更加明确了不执行办法和违规的单位、个人应承担的法律责任,包括吊销单位执业许可证、经济处罚、纪律处分,甚至刑事追究等。第八章附则,规定应尽量在基本药物目录范围内用药,以及本办法适应范围等内容。

（3）2010 年原卫生部颁发的《医院处方点评管理规范（试行）》,全文共 6 章 27 条,将处方点评定义为："是根据相关法规、技术规范,对处方书写的规范性及药物临床使用的适宜性（用药适应证、药物选择、给药途径、用法用量、药物相互作用、配伍禁忌等）进行评价,发现存在或潜在的问题,制定并实施干预和改进措施,促进临床药物合理应用的过程"。指出："处方点评是医院持续医疗质量改进和药品临床应用管理的重要组成部分,是提高临床药物治疗学水平的重要手段"。首次提出"不合理处方包括不规范处方、用药不适宜处方及超常处方"。

界定不规范处方应有下列 15 种情况之一:①处方前记、正文、后记内容缺项,书写不规范或者字迹难以辨认的;②医师签名、签章不规范或者与签名、签章的留样不一致的;③药师未对处方进行适宜性审核的(处方后记的审核)、调配、核对、发药栏目无审核调配药师及核对发药药师签名,或者单人值班未执行双签名规定);④新生儿、婴幼儿处方未写明日、月龄的;⑤西药、中成药与中药饮片未分别开具处方的;⑥未使用药品规范名称开具处方的;⑦药品的剂量、规格、数量、单位等书写不规范或不清楚的;⑧用法用量使用"遵医嘱""自用"等含糊不清字句的;⑨处方修改未签名并注明修改日期,或药品超剂量使用未注明原因和再次签名的;⑩开具处方未写临床诊断或临床诊断书写不全的;⑪单张门急诊处方超过 5 种药品的;⑫无特殊情况,门诊处方超过 7 日用量,急诊处方超过 3 日用量,慢性病、老年病或特殊情况需要适当延长处方用量未注明理由的;⑬开具麻醉药品、精神药品、医疗用毒性药品、放射性药品等特殊管理药品处方未执行国家有关规定的;⑭医师未按照抗菌药物临床应用管理规定开具抗菌药物处方的;⑮中药饮片处方药物未按照"君、臣、佐、使"的顺序排列,或未按要求标注药物调剂、煎煮等特殊要求的。

有下列 9 种情况之一的应判定为不适宜处方:①适应证不适宜的;②遴选的药品不适宜的;③药品剂型或给药途径不适宜的;④无正当理由不首选国家基本药物的;⑤用法、用量不适宜的;⑥联合用药不适宜的;⑦重复给药的;⑧有配伍禁忌或者不良相互作用的;⑨其他用药不适宜情况的。

有下列 4 种情况之一的应判定为超常处方:①无适应证用药的;②无正当理由开具高价药的;③无正当理由超说明书用药的;④无正当理由为同一患者同时开具两种以上药理作用相同

药物的。

2010 年国家中医药管理局颁发的《中药处方格式及书写规范》，共 12 条，其中第三条规定：中药饮片与中成药应当分别单独开具处方；第七条规定：医师开具中药处方，应当以中医药理论为指导，体现辨证论治和配伍原则；第八条明确了中药处方应包含的 5 项内容，即一般项目；中医诊断；药品名称、用量、用法，标明中成药的剂型、规格；医师签名或签章、处方日期；药品金额、审核、调配、核对、发药药师签名或签章。第九条要求中药处方应体现君、臣、佐、使的特点；按《中国药典》及省市规定准确使用药名；正确调剂给付；使用法定计量单位；注明调剂、煎煮的特殊要求；处方药味的排列顺序和方式；用法用量应符合法典规定，无配伍禁忌，有配伍禁忌和超剂量用药医师应再次签名等。以上所举，以及其他尚未论及的政策、规范，为处方的科学分析和点评提供了充足的法规依据。

2. 开展处方点评的技术标准

一是《中华人民共和国药典》及临床用药须知，包括化学药和生物制品卷、中药饮片卷、中药成方制剂卷。如临床用药须知中药饮片卷不仅对 656 种药物，逐一界定了品种来源、入药部位、主要产区、质量标示、性味归经、功能主治、配伍应用、鉴别应用、方剂举例、成药例证、用法用量、化学成分、药理毒理等项内容，而且在总论中即强调：准确辨证是遣药组方的核心；明确治则是遣药组方的先导；确立治法是遣药组方的依据；君臣佐使是遣药组方的规律；优秀名方是遣药组方的典范；中药化学成分是遣药组方的物质基础；中药药理毒性是遣药组方的科学依据。再如临床用药须知中药成方制剂卷不仅对 1565 个制剂，逐一界定了药物组成、功能主治、方解、临床应用、药理毒理、不良反应、禁忌、注意事项、用法用量及规格，而且在总论第五章专设中成药的使用注意，详述中成药的证候禁忌、配伍禁忌、妊娠禁忌、饮食宜忌；第六章专论中成药的合理应用，按辨证、配伍、安全、依法合理用药依次阐明;第七章中成药的不良反应,突出记述不良反应的表现、原因及其预防,理应引为最高规范标准。二是药品说明书,因为经国家药监部门审定的说明书,是承载药品重要信息的法定文件,是选用药品的法定指南和重要依据。其内容包括药品的品名、规格、生产企业、批准文号、产品批号、有效期、主要成分、适应证或功能主治、用法用量、禁忌、不良反应和注意事项,中药制剂的说明书还包括主要药味(或成分)、性状、药理作用、贮藏等,是医务人员、患者了解和掌握药品、使用药品的重要途径,其标准的法律地位仅次于药典。三是由国家卫生和计划生育委员会或国家药品监督管理部门颁发的各种用药指南,如抗菌药物、麻醉药品、精神药品、放射性药品、中成药、中药注射剂,以及医疗用毒性药品等各类应用指南,或使用管理办法与规范。四是国家统编的高等医药院校现行版教材,如《中药学》《中成药学》《治疗药物学》等。五是权威性的药学辞典或中药大辞典。

3. 中药处方点评的重点　一是评其是否符合辨证施治原则。二是配伍是否合理,包括处方中是否存在反、恶、畏、忌同用或超禁用药的情况;中药与中成药或西药的同用是否合理,有无有害的相互作用;含西药的复方制剂选用是否恰当。三是用药剂量是否适宜,有无超量和超长时间用药。四是对孕妇及妇女经、产、哺乳期用药;婴幼儿用药;肝肾功能不全者的用药;老年人的用药等特殊人群是否做到了谨慎考虑。五是中药注射剂的安全使用是否引起足够注意。六是中药处方脚注与特殊煎服法是否交代清楚。

4. 处方点评的组织管理　按照《医院处方点评管理规范》第二章的规定:处方点评工作应在医院药事管理和药物治疗学委员会(组)及医疗质量管理委员会领导下,由医院医疗管理部门和药学部门共同组织实施。由医院根据本院的性质、功能、任务、科室设置等情况,在医院药事管理和药物治疗学委员会

（组）下设立由医院中西药学、中西临床医学、临床微生物学、医疗管理等多学科专家组成的处方点评专家组，为处方点评工作组提供专业技术咨询。医院药学部门应成立处方点评工作小组，负责点评的具体工作。处方点评工作小组成员应具备的条件是：有较丰富的临床用药经验和合理用药知识；具备相应的专业技术职务、三级医院处方点评工作小组成员应有副高级及其以上中西药学专业技术职务，二级医院处方点评工作小组成员应具有中级以上中西药学专业技术职务，其他医院处方点评工作小组成员应具有药师以上中西药学专业技术职务。其组成成员主要应在门诊、住院药房和临床药学室中的高级药师中产生。

5. 处方点评的实施　　上已述及由医院医疗管理部门和药学部门共同组织实施，根据医院诊疗科目、科室设置、技术水平、诊疗量等实际情况，确定具体抽样方法和抽样率。其中门急诊处方的抽样率不应少于总处方量的 1%，且每月点评处方绝对数不应少于 100 张；病区医嘱单的抽样率（按出院病历数计）不应少于 1%，且每月点评出院病历绝对数不应少于 30 份。处方和医嘱单的抽取，由处方点评小组按既定的抽样方法和抽样率，分别随机抽取处方，然后按序号依次填写统一制定的"处方点评工作表"，点评工作表的栏目设置应有处方的年月日期、患者年龄、临床诊断、药物品种或剂型、抗菌药物、注射剂、临证时的中药处方（药味剂数、特殊煎煮法）、国家基本药物品种数、药品通用名称、处方金额、处方医师、审核、调配药师、核对发药药师、是否合理、存在问题等，表内还应有总计、平均、分析等内容，表的上方应有医疗机构名称、填报人或点评人、填表日期。表后应附有初步分析意见，按规定内容对门急诊处方进行点评。病房（区）用药医嘱的点评应以患者住院病历为依据，实施综合点评。三级以上医院应逐步建立健全专项处方点评制度，根据医院药事管理和药物临床应用管理的现状和存在的问题，确定点评的范围和内容，对特定的药物或特定疾病的药物，如国家基本药物、血液制品、有毒中药、中药注射剂、肠外营养制剂、抗菌药物、辅助治疗药物、激素等临床使用及超说明书与超常规用药、肿瘤患者和围术期用药等使用情况进行点评。在点评工作中应坚持科学、公正、务实的原则，有完整、准确的书面记录，对不合理用药或错误处方判断有据。对点评工作过程发现的不合理处方，应及时反馈给医疗管理部门和药学部门。有条件的医院应利用信息技术建立处方点评系统，实现与医院信息系统的联网与信息共享。

6. 点评结果的应用与持续改进　在处方点评小组提交点评结果后，医院药学部门应会同医疗管理部门进行详细审核，定期公布点评结果，通报不合理处方。根据处方点评结果，对医院在药事管理、处方管理和临床用药方面存在的问题，进行汇总和综合分析评价，提出质量改进建议，并向医院药事管理和药物治疗学委员会（组）及医疗质量管理委员会报告。发现可能造成患者损害的，应及时采取措施，防止损害发生。医院药事管理和药物治疗学委员会（组）及医疗质量管理委员会，应根据药学和医疗管理部门提交的质量改进建议，研究制定有针对性的临床用药质量管理和药事管理改进措施，并责成相关部门落实，务必将点评结果纳入相关科室和相关人员绩效考核和年度考核指标，建立健全奖惩制度，提高合理用药水平，保证患者用药安全。

第六章　服务拓展与用药关怀

　　随着现代文明和科学技术的发展、卫生保健观念的改变,新的用药和特色医疗的需求,以及医院中西药学发展方向,不仅要求中西药学人员,增强时代赋予的使命感、责任感,努力提高职业技术素养和学识水平,而且要随着服务模式的转变,在着力搞好上述基础性服务的同时,大力拓展服务内容,实现多元化药学服务,以适应全方位、多层次、宽领域和对外开放的需要,适应社会人群消费理念和消费质量不断提升的需要。

　　《医疗机构药事管理规定》已明确指出:药学部门要建立以病人为中心的管理模式,开展以合理用药为核心的临床药学工作,参与临床诊断治疗,提供药学技术服务,提高医疗质量。药学服务应以患者健康为目标,增加药师对药物使用的控制职能,向公众(含医务人员、患者及其家属)提供直接的、负责任的、与药物使用有关的服务(包括药物选择、药物使用知识和信息),以提高药物治疗的安全性、有效性与经济性,实现改善与提高人类生活质量的理想目标,包括治愈疾病、消除或减轻患者症状、阻止或延缓疾病的过程、预防疾病或症状的发生、防止药物灾难。当然,上述目标的实现,单是药师的努力是不够的,必须药师与患者、医护人员及其他专业人员紧密合作,没有这些人员的合作就不能有效和成功地治疗患者。药师必须帮助设计、修改和监测药物治疗方案,但不是代替医生。作为药师和药学服务者在药物治疗结果上,应承担三个方面的责任,即识别潜在的或实际存在的用药问题;解决实际发生的用药问题;防止潜在的用药问题发生。为此,本篇将记述以下几个方面的问题。

一、药学监护

药学监护，是当今药学界的热门话题，有人认为是医院药学部门和药学人员应有的一种执业行为，是对患者提供直接的、负责的与药物治疗相关的监护，其目的是让患者明确治疗目标，进一步提高患者的生活质量。可以肯定，监护是一个过程，含有三个方面的内容，即评估患者的药物治疗需要及其有效性；为实现治疗目标制定监护计划；对治疗结果进行记录和评价。在监护有效实施中，虽然应形成一个医、护、药三者的团队，建立一套有效的工作系统，但在这个系统中，因药师对药物治疗具有最广泛和深刻的认识，故能对患者如何进行药物治疗可以起到重要作用。当前，尽管许多中医医院对药学监护的概念尚较陌生，开展有难度，但药学监护确实兆示着传统功能型应向服务型方向转变，反映了未来医院中西药学的发展方向。

1. 药学监护的基本要求　药学监护对药师的基本要求主要有三：①直接面向患者；②对患者的药物治疗负责；③强化以"患者为本"的理念。即要求药师在药物治疗全过程中为患者争取最优治疗效果，尽量减少药物治疗带来的风险。故药学监护并不是药学部门的新业务，只是全体药学人员职责范围的扩大，是社会进步对药师和药学服务质量的客观要求。

2. 药学监护的重点　主要是药物治疗情况复杂的患者，如特殊人群和特殊病情的用药，以及特殊药物、特殊给药途径与其他联合治疗等方面的问题。

（1）特殊人群的用药，如老年人、婴幼儿、孕妇、哺乳期妇女、过敏体质、多病多药及危重患者。这类人群，由于其特殊的生理病理等原因，在药物治疗中可能会出现各种各样的问题。因此应成为药学监护的重点对象。常识告诉我们：老年人、婴幼儿生理状况不同，药动学参数不同，给药方案理应不同；对胎儿有害的药物,妇女在怀孕期间则不能使用;可通过乳汁排泄对婴儿造成伤害的药物,妇女哺乳期间应尽量避免使用;对体质过敏者在选择和使用药物过程中,应加强监护,因有很多药物对过敏者来说都应慎用;对于多种疾病同时缠身并同时使用多种药物治疗疾病者,不仅要关注疾病对药物治疗的影响、药物对疾病的影响,而且尚应关注药物之间的相互作用;对于病情复杂、多器官功能的危害患者尤需进行药学关怀。

（2）特殊病情的用药:如呕吐、腹泻可减少口服药物的吸收,胆管阻塞会减慢通过胆汁排泄的药物的消除。药物代谢和排泄离不开肝脏和肾脏,故对肝肾功能损害的患者需要重点监护。对有出血倾向的患者,在应用活血化瘀、行气活血等影响凝血功能的药物时亦需重点监护。伴有心力衰竭的患者,常有循环血量下降或水钠潴留等病情,可影响药物的分布、代谢和排泄。即说明病情状态可对药物代谢动力学产生影响,改变药物的体内过程,出现对疗效或不良反应的影响,需要重点监护。

（3）特殊药物、特殊给药途径与联合治疗:所谓特殊药物是指那些治疗窗窄,易产生严重不良反应、药物相互作用多的药物,尚包括一些中毒量与治疗量或治疗浓度与中毒浓度极为接近的极毒或大毒药物,需要监测血药浓度,以免发生中毒者。如一些易致肝肾损害的药,用于肿瘤患者化疗的药。所谓特殊给药途径,即除口服、静脉、肌内等常规给药途径以外的给药途径,如胃肠管鼻饲、经皮给药、雾化吸入、胸腔注射、肛管或膀胱灌注、椎管内注射、关节腔注射等,这些特殊途径给药,尤其应重视药物的选择,以及给药方法、给药剂量、不同适应证等,尚不能忽视局部给药引起的全身不良反应。所谓治疗中的联合治疗,如血液透析或腹膜透析,则应结合药物的分子量、蛋白结合率、分布容积等,确定给药时间和给药剂量;联合抗凝治疗,则应充分关注药物的相互作用;联合利尿、导泻、洗胃、催吐时,则需考虑其对药物的药动学和药效学的影响。

事实上,临床专科或病房各有其重点监护对象,如呼吸内科的支气管哮喘、肺癌患者的用药、结核患者的用药、肺部感染患者的用药、心血管内科用药,以及外科、肠内与肠外营养问题、镇静药物与抗感染药物的选用等,各有其别。

3. 药学监护的内容　根据药学服务实践和文献归纳主要是四个方面,即对治疗药物的疗效、不良反应、药物治疗实施过程、患者用药依从性的监护,尤以疗效与不良反应监护为重点。

(1) 用药疗效监护,药物治疗有无疗效或疗效的佳与不佳,需要通过对患者症状、体征和实验室检查等结果的观察,才能准确判断。如疗效不佳或无效,药师则应协助医生分析原因,并讨论重新调整给药方案。对不同的病症应设立不同的判断指标。如感染性肺炎通过治疗,体温是否下降,咳嗽、咳痰的症状是否好转,肺部啰音是否减少,血常规中白细胞计数是否恢复正常,胸部影像检查有无变化,痰培养结果有无变化等。

(2) 药物不良反应监护,监护的重点是一些治疗窗窄、不良反应严重或需要长期应用的药物,以及中药毒性药物、作用峻猛的药物。其目的是避免发生严重的不良反应,或一旦发生疑似药物不良反应能及时发现、判断并予处置。药师应向医师和患者建议一些预防药物不良反应的措施,并可根据所使用的药物,确定需要监护的内容,明确监护周期,对相关药物进行血药浓度监测。

(3) 药物治疗过程监护:即对药物治疗方案实施过程是否得当与规范、护师给药时间、次数是否合理、注射和静脉给药操作是否规范等给予监护,以保证治疗方案的正确实行。

(4) 患者用药依从性监护:目前临床上患者不遵医嘱用药

或自行选药购药服用的情况多见，不仅可直接影响药物治疗效果，尚可导致不良反应的发生，故需要劝导患者遵嘱用药，对患者用药的依从性进行监督。

4. 药学监护实施的步骤　首先应收集患者的相关信息，包括问诊或询问家属所得的主观性资料：①目前用药情况，如用了什么药、怎么用的、效果如何、有无不适反应、是否遵嘱用药、药物存放管理等方面的问题；②病情与诊疗情况；③药物过敏与其他不良反应的导致药物，反应发生的时间与用药时间的关系；④客观性资料的收集，如体检结果，实验室检查数据，以及诊断结果的回顾性分析资料等。第二，当前诊疗的确定，包括正在经历和接受治疗的相关问题，以及拟进行的诊疗措施。第三，设定治疗目标，包括治愈疾病、减轻或消除患者的症状、阻止或延缓疾病的进程、预防疾病或其他意外情况。第四，分析主观和客观数据，确定药物相关问题，如适应证与禁忌证、用法用量、有效性与安全性等方面的问题。第五，设计药物治疗方案，应考虑确定药效的根据、产生药物不良反应的可能性与严重性、给药剂量、对患者其他疾病的正面或负面影响、同其他药物的费用比较等。第六，设计药物治疗的监护计划，包括为达到预期疗效、防止不良反应，应监测的指标、由谁监测、间隔多长时间监测、在何种情况下需要改变或中断治疗，以及确定采用的备用方案内容等，并提供实施依据，说服患者遵行。第七，评估治疗反应，即根据监护计划中的各项参数，评估患者期望终点的实现情况和药物治疗目标的实现情况，对未实现治疗目标或出现不良反应的原因加以分析判断，或提出调整药物治疗方案，重新设计监护计划。

二、查房、会诊与药历书写

查房、会诊是医院药学部门和临床药师参与用药管理和重点监护的一种形式或手段,其目的是为患者提供专业药学服务和咨询,保障患者用药安全。

　　查房有两种形式,一是临床药师或负责临床药学工作的药师,与医师一道查房,对患者进行问诊、体检、分析病情,并做好完整记录,制订诊疗计划,并参与医护讨论,着重阐明治疗计划中关于用药注意事项、用药效果及不良反应预测等与用药相关的问题;整理好查房资料、药历记录及参加讨论的记录。二是临床药师或负责临床药学工作的药师,单独查房,重点检索了解患者疾病和用药情况,有针对性地解决患者的具体问题和资料准备;通过询问,进一步了解病史、用药史及患者的主观感受;向患者宣传合理使用药物的知识,帮助患者正确理解药物治疗方案,依从医嘱,积极配合治疗;如患者发生急性或严重的药物不良反应时,或对用药医嘱疑惑不愿配合时,临床药师应尽快参与处理,做出停药或停用何药、患者抢救、剂量调整、更换药物、对症处理以及对不良反应的治疗决定,作好患者心存疑问的解释和疏导工作,配合执行医嘱;对重点患者用药方案的制订、实施、调整等过程及结果进行分析和记录,形成药历。

　　会诊亦有两种类型:一为药物治疗方案会诊,即在全面了解和掌握患者病情,在保证用药安全、有效、经济、适当的原则下,向医师提供药物治疗建议,这些建议可以是涉及整体治疗方案的,也可是涉及治疗方案局部调整的,尚可以对药物治疗方案的具体实施及可能出现的反应发表意见。二为药物不良事件会诊。①应明确目的,尽快弄清是否与用药有因果关系,并尽量缩小可疑药物范围,综合考虑不良反应的损害及疾病本身的需要,尽快确定药物是否需要停用或调整,并提供处理办法。②对药物造成的不良反应,除应及时停药或采取促排、拮抗、对症治疗等措施外,尚应与临床配合研究避免或预防此类不良反应的可行性方法。③对复杂情况不能肯定的病例,亦应及时停用可疑药物,换用相对安全的其他药物。然后通过检索相关资料,分析发生反应的机制。如系药疗错误,应及时向临床指出,并阐述道理,使临床从中吸取教训。④应建立药历并继续监测,认真总结经验教训。

1. 查房的基本步骤与要求

（1）基本步骤,大致可分四步:①临床药师首次参加药学查房时,应先行自我介绍,说明自己的身份和职责,并说明参与查房的目的意义,以便患者及家属了解药师在医疗团队中所起的作用,获得认同。再次查房时则无需重复介绍。②与患者或家属直接交流。对初入院患者,应了解患者的主诉、主要病史及并发症与伴发症、既往用药情况、用药依从情况、既往用药不良事件、过敏史、患者对自身疾病的认识及参与疾病治疗的意愿、生活方式等方面的情况,每次查房特别是首次查房应思路清晰、主动交流、询问简洁明了、态度和蔼可亲,以获得患者及家属的信任。对每天的例行查房,则应询问疾病治疗情况,告知患者药物的使用方法及服用期间的注意事项。尤应说明某些特殊剂型品种的特点和使用方法,关注老年、儿童、肝肾功能不全、孕妇等特殊人群用药,提供药学关怀和监测,弄清住院过程中是否出现过与药物相关的不良事件,或帮助患者认识潜在的药物不良事件,告知其预防和处理方法。在患者出院前的查房中,应告知患者药物治疗和疾病发展现状,出院带药注意事项,交代药物的应用时间、用法用量、潜在药物不良反应及预防和处理方法,药物与药物之间或药物与食物之间的相互作用等;告知患者应定期监测的指标与监测时间,出院后的生活方式及注意事项;对需随访的患者制订药学随访计划。③与参与查房的医务人员交流。药学查房后,应主动就药物相关性问题与医师交流,尽量防止潜在的药物相关性事件发生,保证患者的用药安全,并优化药物治疗方案。④提供用药咨询,包括药物治疗方案的解释,各药的功效主治或药理作用与适应证,正确的应用时间、用法用量,可能出现的不良反应及处理方法等;同类药物之间的鉴别应用;生活方式及注意事项等药学问题。

（2）基本要求:主要是两条:①发现和解决药物治疗问题,以保障患者用药安全。要求查房药师能正确审核医嘱,勤于和善于与患者沟通,既要全面了解患者的治疗情况,又要重点关注用药相关性问题,如有毒中药与攻逐破瘀、峻下逐水、通关开窍等药物的合理应用问题;中药注射剂、中西药联用与中西药复方制剂的合理应用问题;西药抗菌药物的合理使用;药物进入机体后,在吸收、分布、代谢、排泄4个环节上发生的相互作用,以及中西药联用时可能出现的有益的或有害的相互作用。同时要关注和监护患者的服药和用药方法,进行药物不良反应监测、督促医师填写不良反应报告,对婴幼儿、儿童、老人、孕妇、哺乳期妇女、肝病、肾病及中、晚期癌症等特殊患者的用药监护,特别应准确告知和指导应用有毒药、作用峻猛的药,以及禁用、忌用和慎用的药物。②提供药物信息,包括向临床医师、护师和患者提供药物信息。目前,药物信息量大,有的甚至真伪难辨。这就需要临床药师通过甄别梳理后,根据不同需要,分别提供既是最新的又是权威的,更是准确的新的剂型品种、新的品规质量、新的引申应用和用药经验。包括中药新药、西药新药、新近上市的品种、更新换代产品、拓展引用的草药、民族药等,以及药理作用机制与适应证、新发现的功效主治与用药禁忌、配伍变化、注射溶媒选择、贮存保管方法、注射剂的滴速控制等,力争按个体化服务要求,提供所需信息。但药师在查房中既要摆正位置,又要注意沟通技巧、保护患者的隐私、有效答复患者。

2. 会诊步骤与相关事宜　会诊可分为科间会诊与全院会诊、科内会诊与院外会诊。一般情况下,科间会诊由相关科室发出口头或书面邀请,全院会诊由医务部门正式行文通知。

（1）接到会诊通知,要仔细阅读会诊单介绍的患者情况和会诊目的,并及时到会诊科室进一步了解患者的有关情况,询问在本次会诊中需要药学人员协助解决的主要问题,并摘记病例中有关用药、检查等方面的信息,必要时或条件允许时尚可直接询问患者或家属。

（2）单独参加会诊或组成小组参加会诊,仔细听取临床医务人员介绍病情和疑难问题。在明确和领会临床需求的基础上,客观、全面地提出自己的观点,谨慎、准确地回答问题,防止因考察、综合分析不够,或对问题理解不全面而对临床产生误导。

（3）药师参加会诊,主要在于锻炼药师的临床思维,提供专业服务。重点在于解决前面已经提及的三个问题:①识别潜在的药物相关性问题;②解决实际发生的药物相关性问题;③预防潜在的药物相关性问题。通常情况下,药师临床会诊的内容:一是药物的选择,二是药品不良反应或药源性疾病的鉴别,三是解答用药问题,四是基本药物政策、医疗和工伤保险用药政策与用药管理的问题说明。由于进入临床使用的品种,无论中西药均有成千上万种,且在不断更替拓展,而多数医师忙于临床,全面获得药品信息的时间有限,在众多治疗药物中作出合理选择的难度大。加之,医师更多关注药品的有效性,药师更多关注药品的安全性。患者在临床上出现的一些症状和体征,究竟是疾病所致还是药品所致,需要药师利用药学知识协助医师辨别诊断,尤其是某些药源性疾病。另外,在查房中也发现,有的医师和护师对药物稀释剂的要求不明、剂型选择不当,或对基本药物目录、医保用药目录不熟悉,面对上述几方面的问题,作为参与会诊的药师,则应备而有答,解说中的。同时,还应写出会诊意见,进行个别病例追踪。

3. **药历的建立与书写** 药历的建立是在《医疗机构药事管

理规定》中提出的,《优良药房工作规范》中有具体要求。药历是临床药师在为患者提供药学服务过程中,以合理用药为目的,采集临床资料,通过综合、分析、整理、归纳而书写形成的完整的技术档案资料,主要为住院患者中的重症患者或个别特殊病例而建。药历是为患者进行个体化药物治疗的重要依据,也是临床药师与医生、护师、患者沟通的桥梁。通过药历可全面了解患者病情发生、发展、转归及用药的全过程,及时发现药物治疗中的问题。

(1)药历的基本类型(亦称药历模式),目前大致有以下几种:①医疗模式药历:强调合理用药建议,并将这些建议直接写入医疗病历中;②以药物治疗为主的药历:强调药物治疗结果和治疗过程,由临床药师单独书写,交药学部保存;③以促进合理用药为主的药历:即从药物治疗的安全性、有效性、经济性、适当性提出用药建议,并综合分析临床资料,经整理、归纳而成,目的在于促进合理用药;④以问题为线索的药历:即根据患者及临床提供的资料,提出用药建议,解决临床实际问题;⑤电子药历,亦称"便携式药历""IC卡式的药历"。即利用院内计算机网络信息,以手工录入、打印输出,提取相关数据制作药历。医生或药师通过读卡机,可随时调出读卡机,可随时调出阅读患者的病历,了解全部病史和药物治疗情况,以便规范用药管理;⑥SOAP模式的药历:在美国、日本最早使用,目前国内外使用亦较普遍,其优点在于它能够扼要、系统地书写整理,详细记录患者发病及治疗用药的全过程,以便在病情变化、再次入院或探讨药物治疗合理性时,能迅速掌握患者的情况;⑦PH-MD-ROME药历,其内容包括患者简介、健康问题、治疗药物、药学诊断、推荐治疗方案、期望结果、监测指标、患者的咨询与教育,被称为完整详细的药历新模式。

(2)药历的书写内容:①一般资料,与病历相同,如姓名、性别、年龄、职业、身高、体重等;②既往用药史,包括病史、药物过敏史、药物不良事件、药物选择与疗效分析;③现用药史,包括病史及各个阶段的症状、体征和所选治疗药物,以及治疗反应、疗效和不良事件;④建议药物治疗计划,包括现在的诊断及各项实验检查结果,与用药相关的一些主要脏器的功能状态,所提出的完整的治疗计划,建议使用的药物、剂量、给药途径、可能存在的药物相互作用,可能发生的不良反应;⑤药程记录,即逐日记载患者用药疗效、不良事件、新出现的症状及更新药物治疗,确保整个用药过程安全、有效、经济;⑥出院小结,即对整个药物治疗过程的回顾性分析与总结,评述整个住院期间的药疗全貌,找出普遍规律,为患者出院后维持与巩固治疗提出建设性意见。

（3）药历书写的基本要求:①注意客观、真实、准确、及时、完整、规范。②药历书写应用碳素笔或蓝黑墨水,电脑敲入的应打出纸质版,签名备查。③书写时应当文字工整、字迹清楚、表述准确、语句完整、通顺、标点正确,应使用非判定性语言,避免使用带有责备含义的词汇或护理不当的词汇,简明、客观,符合设定目标。④符合相关法律、法规和规章制度,遵循各类疾病标准指南。⑤书写出现错别字时,应用双线划在错别字下面,不应采用刮、黏、涂等方法掩盖或除去原来的字迹。⑥应按规定内容书写,并由临床药师签名。培训学员和进修人员书写的药历,必须经临床药学带教老师审阅、修改并签名。同时,应定期组织点评,修改时注明修改日期。⑦药历上的时间、日期一律采用阿拉伯数字,采用24小时制记录。

三、治疗药物监测

治疗药物监测(therapeutic drug monitoring,TDM),是指在药代动力学原理指导下,应用灵敏快速的分析技术,测定血液或其他体液中的药物浓度,研究药物浓度与疗效及毒性间的关系,进而设计或调整给药方案。所以说,TDM 是生物样品中药物分析与临床药代动力学的有机结合。临床上最早的 TDM 实践起始于 20 世纪 60 年代,主要针对部分抗癫痫药物的相关研究;20 世纪 70 年代美国则用之于以临床个体化给药为目的临床药动学服务;20 世纪 80 年代初中期我国开始 TDM 工作;目前在三级甲等医院临床检验项目中,已明确规定为抗生素、强心苷、免疫抑制剂等药物体液浓度测定项目。实行治疗药物监测不仅是测定血药浓度和体液浓度,而且能够反映药物疗效或有毒性的其他标示物的情况。其根本目的是为了实现个体化治疗,制定个体化给药方案,运用药代动力学、药效动力学等原理指导合理用药。

1. 需要进行监测的药物类别与患者　①治疗指数低的药物,即安全范围窄、毒性大的药,如强心苷类、部分抗心律失常药等。②血药浓度与药理作用具有相关性,血药浓度与靶器官或组织的浓度具有显著相关性的药物。③具有非线性药动学特征的药物,如某些药物在高剂量时,体内药物代谢酶或转运载体饱和,表现零级动力学过程,剂量稍有增加,血药浓度则急剧上升,$t_{1/2}$ 明显延长,容易导致不良反应。④以预防或治疗疾病长时间服药的患者,因服药依从性差,或出现耐受性等原因,而未达到有效浓度者,如癫痫患者。⑤药物动力学个体差异大的药物。⑥未达预期疗效,或出现不适反应,怀疑药物中毒的患者。⑦肝肾功能不全及胃肠功能不良的患者。⑧自行服用其他药物,怀疑出现有害相互作用者。⑨处于特殊生理期的患者,如哺乳期妇女、青少年发育阶段等特殊情况下的用药。

2. 需要监测的部分西药品种　①抗癫痫药,如丙戊酸、卡马西平、苯妥英钠、苯巴比妥、酰胺咪嗪、扑米酮、乙琥胺等;②免疫抑制药,如环孢素 A、他克莫司、西罗莫司、吗替麦考酚酯、依维莫司等;③心血管病用药,如地高辛、洋地黄毒苷、奎尼丁、利

多卡因、普鲁卡因、胺碘酮、普萘洛尔、维拉帕米等;④抗生素,如
庆大霉素、妥布霉素、万古霉素、卡那霉素、阿米卡星、链霉素、氯
霉素、替考拉宁、头孢唑林、环丙沙星等;⑤抗真菌药,如伊曲康
唑、伏立康唑、泊沙康唑等;⑥抗结核药,如异烟肼、利福平、吡嗪
酰胺等;⑦抗病毒药,如奈非那韦、沙奎那韦、茚地那韦等;⑧抗
哮喘药,如氨茶碱;⑨抗肿瘤药,如甲氨蝶呤、顺铂、环磷酰胺、多
柔比星、氟尿嘧啶等;⑩抗精神病与抗抑郁病药,如氯氮平、丙米
嗪、去甲替林、阿米替林、锂盐等;⑪祛风湿与解热镇痛药,如阿
司匹林、对乙酰氨基酚、布洛芬等。

3. 常用的监测方法 据有关文献记载,目前较常用的仪器
监测方法有如下多种:①分光光度法(SP),包括紫外分光光度
法(UV)、荧光分光光度法(Fluor)和原子吸收分光光度法(AA)
等。由于此类仪器分析方法专属性较差,易受血液中其他成分
的影响,灵敏度、精密度、准确度逊于色谱法,但其操作较简便、
价格低廉、速度快,在一定条件下仍可推广使用。②气相色谱法
(GC):能同时测定几种药物及代谢物,但所取标本的沸点应低、
热稳定性好、易气化,否则不宜。③高效液相色谱法(HPLC):
不受抗体的限制,测定范围广泛,可同时进行几种药物的定量、
定性和药物学研究,实践中用之较多。④放射免疫分析法
(RIA):其特异性强、灵敏度高、效期短,需对设备予以防护。
⑤酶标免疫放大技术(EMIT):其测定试剂稳定,所需样本量少,
操作简单易行,故应用较广。⑥荧光偏振免疫分析法(FPIA):
其操作简便,灵敏度高,试剂安全稳定,结果重视性好,所测药物
范围宽。缺点是测试试剂费用高,不能测定代谢产物。⑦毛细
管电泳法(HPCE):其特点是能高效分离、操作简单、取样量少、
精确度高、分析快速、成本较低、污染小,用之较广。⑧微生物法
(Mi-Cro):多用于测定抗菌药物血药浓度,能直观反映药效,操
作简便,结果可信,但影响因素多,方法变异大。除上述几种方

法外,还有液-质联用、柱切换技术、二维凝胶电泳和质谱结合分析技术等先进技术,亦可试行采用。

4. 方法步骤　①设立目标效应,即明确使用某种药物治疗具体疾病欲达到的治疗效应;②设立目标浓度,根据目标效应及患者生理、病理的具体情况与相关临床指征,特别是肝、肾功能状况,以往的用药反应而设定;③设计初始剂量或初步给药方案,选择适宜的群体药动学参数,计算负荷剂量、维持剂量或试验剂量;④确定监测样品、监测物质、取样时间、测定方法,并在进行操作中得到浓度数据;⑤在同时观察药效、毒副作用及其相关临床指标的情况下,调整剂量,或在求算个体药动学参数后调整剂量。

5. 监测中应注意的问题　①制定 TDM 标准操作规程,针对各种药物确定样本种类、取样时间、取样方法、样本收取登记、血药浓度测定与统计、血药浓度稀释利用、TDM 质量控制等项技术要求。②常用样本与收集方法,如常用血样通常在外周静脉采血,静脉给药时在对侧静脉采血,上肢给药时在下肢静脉采血。唾液为无损伤取样,其中药物以游离状态存在,有些药物的唾液中浓度与血药浓度的比值较恒定,可作样本采集。唾液收集宜在自然状态下,口服用药应在服药后经充分漱口,稍有间隔时取样。尿液、脑脊液等体液在 TDM 中较少用。③关于测定物质:大多数药物测定的是总浓度,即与蛋白结合的药物浓度及游离药物浓度之和。但在某些疾病条件下(如肾病综合征、慢性肝病患者、术后、炎症患者),药物蛋白结合率发生改变,总药物浓度不能准确反映游离药物浓度变化,则需监测游离药物浓度。对原形药物浓度与活性代谢物浓度,一般情况下测定原形药物浓度,但某些药物代谢具有药理活性,且浓度很高、活性很强,则应同时测原形药及活性代谢物的浓度。④取样时间,一般应在下一次给药前取样,但怀疑慢性中毒,一般可在峰值处取样。怀疑急性中毒,可随时取样。如需计算个体药动学参数,吸收相、平衡相各 3 个点,消除相 4 ~ 6 个点,总取样点不少于 10 个,总取样时间 3 ~ 5 个半衰期,不少于 3 个半衰期或取样至 C_{max}(峰浓度)的 1/20 或 1/10 浓度点。

6. 治疗药物监测的意义 治疗药物监测是现代药学服务中的重要内容,是实现合理用药的重要技术保障,是药物治疗发展的必然趋势,对提高医疗质量、保证用药安全、节省医疗费用等方面均有重要意义。一是可指导临床合理用药,设计优化给药方案,降低药物不良反应,提高药物疗效;二是可揭示药物相互作用及使用机制;三是可诊断和处理药物过量中毒,减少毒副反应和不良事件;四是可鉴定患者用药的依从性;五是有利于医务人员的自我保护,避免事故纠纷;六是可促进相关学科发展;七是有利于探讨新的给药方案,深受医务人员赞誉。

7. 关于治疗中药的监测 即以中药药动学和药效学等基础理论为指导,借助先进的分析技术与电子计算机手段,并利用药动学原理和公式,在中药治疗中,观察中药疗效的同时,通过测定血液或其他体液中的中药浓度,使给药方案更趋个体化,以提高中药疗效,避免或减少毒副反应。但中药不同于西药,其组成成分复杂,大多数中药的药效或毒性物质基础尚不清楚或不完全清楚;体内吸收、分布、代谢、排泄过程尚难说明;中药单味药与复方配伍,中药汤剂或成药与西药联用,或与中西复方制剂联用,是有益的相互作用还是有害的相互作用,还是配伍禁忌,能够准确说明的实验研究结果和文献研究依据很少。加之中药用量不恒定,即使法典确定的用量其起始量至最大用量跨度很大,部分医师尚过分强调经验用药;而且用药品质有差异,汤剂煎煮和制剂制备工艺、技术要求,质量控制有难度。因此,较长时间以来,治疗中药的血药浓度或体液浓度监测,并无大的或多的进展,个别也仅处于探寻研究阶段。只是随着中药越来越广泛的应用,毒副作用和不良反应的报道日见增多的情况下,许多有识之士开展了中药药代动力学、中药质效与量效、中药药理与毒理、中药有效成分和有效部位、中药临床应用与中药治疗学等方面的研究,为开展治疗中药监测奠定了一定基础。有许多人也认识到,开展治疗中药监测,有利于降低不良反应,促进中药用量规范化,既是临床需要,也是促进中药创新、发展、适应国际化的需要。

（1）需要开展治疗监测的中药类别:据有关文献报道,将其归纳为 8 类:①有毒中药,尤其是临床较常用的一些大毒、剧毒药物,如:川乌、草乌、马钱子、雪上一枝蒿、砒霜、雄黄、蟾酥、闹羊花、洋金花等,因此类药物有效浓度范围小,容易过量出现中毒,故需要监测;②剂量不易控制,应用范围广,有些特异体质的人服后可出现不良反应,如丹参、川芎、六神丸,甚至黄芩、白芍、熟地黄、何首乌、葛根、大黄、青藤、牡丹皮之类;③属中药配伍禁忌和中药与西药间的配伍禁忌,如川乌、草乌与贝母合用会降低乌头疗效,瓜蒌、白蔹、白及可增强乌头碱的毒性作用。含鞣质的中成药与红霉素、四环素、灰黄霉素等抗生素联用会产生沉淀等;④用药时间过长,可引起蓄积中毒,如朱砂含硫化汞,长时间应用可致肾脏损害;⑤个体差异大,容易引起变态反应的药物,如细辛、苍耳子、香加皮、青风藤、祖师麻、威灵仙等;⑥可诱发癌变、致畸、致突变的一些药物,如八角茴香、小茴香、胡椒、樟脑等;⑦在治疗剂量范围内,呈非线性动力学特性的药物,即药物剂量与血药浓度不成正比。这类药物血药浓度达到一定水平后,剂量稍有变化血药浓度即有很大变化,容易引起毒副作用,如含双香豆素类成分的中药;⑧需要长期使用的镇静安神药、治疗癫痫病的药,以及治疗风湿骨痛的药,如朱砂、磁石、昆明山海棠、雷公藤等。笔者认为一是有毒中药;二是活血化瘀特别是一些逐瘀作用较强的药,如水蛭、虻虫、三棱、莪术之类的药;三是峻下逐水药;四是通关开窍或醒脑开窍的药;五是祛风湿疗痹痛药;六是一些具有双向调节作用的药。此六类药中的很多药物应率先纳入监测范围。

（2）中药 TDM 与用药个体化:开展中药 TDM 工作,在于促进中药个体化给药,获得最佳疗效,而能否实现个体化给药,其关键在于能否获得理想的个体药动学参数。故中药个体化给药的研究重点,应在探讨中药的体内动态变化规律,求出动力学参数,从而拟定给药方式、给药剂量、疗程及间隔时间。现代有研究认为:药物的疗效,不是由剂量而是由血药浓度决定的,根据血药浓度与药物疗效的基本平行关系,要确定产生个体最佳疗效的药物剂量就必须通过血液中药物浓度的监测。只是目前中药个体化给药的研究尚处于一个相对困难的时期。中医辨证用药、随证处方、用量裁定的灵活性强,优势多,效果也好,但多属个人用药经验,重现性较差,因此给中药个体化给药提出了更高的要求。期望通过中药药代动力学研究,提高临床治疗水平,改变自古以来"千药一法"的应用局面,实现中药治疗学的现代化、科学化。目前,中药治疗药物监测,可在选定患者中,联合传统模式与个体的遗传多态性(即药物遗传学)同时进行监测,除了传统的 TDM 监测患者的药物浓度是否在治疗范围之内以外,尚可前瞻性地用患者特异性遗传信息来监测药物治疗,以求根据每个人特定的代谢、消除等基因型信息选择药物或决定剂量。或将临床药物治疗模式,由诊断定向治疗转向基因定向治疗,弥补只根据血药浓度进行个体给药的不足,尽可能与中医临床辨证论治相吻合。此外,中药治疗药物监测及个体化给药,除应符合辨证拟定给药方案、辨证炮制、辨证服药等特点外,还应注重中西药并用、联用的问题,分析中西药配伍时的血药浓度状态。同时应较全面研究中药的有效成分、有效部位、中药单方与复方和中成药的药动学参数,力求使中药 TDM 及个体化给药研究有新的突破。

四、上市后药物的再评价与药物利用研究

1. **药品上市后的再评价**　包括安全性评价、有效性评价、经济性评价、药品质量评价等内容。此项工作的开展,有利于促进医院药学学术和药学服务的发展。在通过实验、监测,对药物的有效性、安全性、质量的可靠性及经济性的回顾性研究中,调查、收集大量临床使用和科学实验研究资料,并做出科学评价,既可对药品的生产和合理使用起到一定指导作用,又可从客观上保证医师处方的科学性,在保证治疗的前提下把药物消费降到最低水平,把合理用药的领域从个体患者扩展到整个社会药物资源的最佳利用。

(1) 中药与西药再评价的异同:中药和西药均是治病救人的特殊物质,是防病治病的武器,二者再评价的基本目的和要求是相同的。但西药成分明确、结构清楚、化学组成是固定不变的,再评价的目的是重复验证药物的安全性、有效性,进一步掌握合理用药及临床治疗规律。做的主要是重复性工作,药物本身无改进和创新性发展,不涉及药物的政策法规问题。上市后3～5年再评价一次,或是发现了新的问题、新的不良反应,需要再做评价,而且是有控制和选择的进行评价。中药再评价,主要针对中成药,而中成药多为复方制剂,大多为非处方药,其成分复杂多变,方中药味多、成分多,有的尚含毒性成分,且涉及原料药、中间体、半成品、生产工艺的质量控制、成品质量标准等多方面的问题,其标准化难,具有多样性、多变性的特点。在再评价时除应达到西药的基本要求外,还应针对中药存在的缺陷,进一步提升药品质量,提高安全性和有效性。有研究认为:中成药的原料药标准不稳定,处方的改进、生产工艺的标准化、质量控制等方面均存在缺陷,对药物本身尚有改进的余地,更有提高、创

新、发展的空间。加之,中医临床辨证施治、灵活多变,如何针对个体、总结个体的特殊性治疗规律,对证的标准、病的标准、病例选择条件、观测指标等均较难严格界定。有人尚以中药治疗"肾虚证"的临床再评价为例进行分析,认为中医的"肾"涉及人体六大生理系统,如肾为先天之本,与先天有关;肾主命门,与内分泌有关;肾主骨,与骨骼有关;肾开窍于耳,与听力系统有关;肾藏精,与生殖系统有关,在上述六大系统中,涉及疾病100余种,那么研究治疗"肾虚证"的众多药物的再评价,自然会遇到一系列复杂的理论和临床实际问题。

（2）中药上市后安全性评价方法:有研究指出多采用药物流行病学的方法,具体提出了队列研究、病例对照研究、嵌入式病例对照研究三种方法。其中队列研究属于观察性研究;病例研究是一种回顾性研究,即以现在确诊的患有某特定疾病的患者作为病例,以不患有该病但具有可比性的个体作为对照,主要用于病因探索、评价防治措施的效果,分析疾病预后因素及药物不良反应评价;嵌入式病例对照研究,为一种混合型的研究设计,即将传统的病例对照研究和队列研究组合形成的一种新的研究方法,也即在对一个事先确定好的队列进行随访观察的基础上,再应用病例对照研究的设计思路进行研究分析。

2. 药物利用研究　即对目前现有药物的市场、来源、处方以及药物应用状况的社会范畴进行研究,其重点内容是分析药物利用对医学、社会以及国家经济产生的影响,其宗旨在于实现药物利用的规范化、合理化,以期达到最佳社会和经济效益。早在20年前,即有文献记述,药物利用研究,一是通过对药物资源的社会分布,处方用药的频度、数量等的分析,考察药物是否物尽其用,以防止滥用药物、用药过度和用药不足;二是提示药品消耗和市场流通情况、药品应用模式,以及药品消耗与病种关系、药物利用的规律等,即从经济的角度,结合临床疗效,对药物的合理使用进行评价,对节约卫生资源和药品使用的社会和经济效益进行综合评价,并有人指出:利用评价的主要目的是保证药物使用的安全有效,是为了把合理用药扩展到更广、更深的领域,通过评价有利于选择疗效高、毒副反应低的药物,淘汰那些疗效差、毒性大的药物。

近年内,有研究指出:药物利用研究的意义和作用有 8 个方面,即:①可为我国卫生保健事业奠定法律基础,为国家制定合理、规范的药品安全制度提供临床资料;②可揭示药物在临床应用和对患者的供求情况,为药物的基本消费提供依据;③可把握不同药物的给药途径、给药剂量、药物在临床的使用、具体成本的投入及药物对疾病治疗等方面的情况,确保药物应用的安全、有效、经济;④可揭示现阶段的国民素质及健康现状;⑤可为临床合理用药提供参考,通过分析监测药物不良反应,指导合理用药,有效预防不良反应的发生;⑥可增强药学部门与临床的沟通,促进医师与药师的协作交流;⑦有助医院拓宽经营思路,完善医疗管理体制;⑧可避免临床错用、滥用或过度用药等现象的发生,提高医务工作者的自身素质,促进医药卫生事业的和谐、健康发展。

在实际工作中,可分种类、分病种,调查几年内药物在本医院、本地区的利用情况,如可进行抗生素类药、抗高血压类药、进口药物、合资企业的药物,以及中成药中的补益药、活血祛瘀药、化痰止咳平喘药等几大类药物的利用调查。通过调查、分析研究药物的应用现状,预测药物的利用趋势,不仅可为本院制定基本用药目录和药品采购计划提供依据,而且可为我国药品的进口、生产、经营等提供决策依据,还可为药品不良反应监测工作提供用药总人数的数据,即利用"确定日剂量(DDD)"的方法,把按药物销售清单统计的大量数据转换成有意义的、标准化的原药数据,以粗略测算受到某一药物或某大类药物影响的人数。

五、药物经济学研究

长期以来,人们对药物治疗评价的重点一直是安全性和有效性,而相对忽视药物对社会和个人的经济性和人文方面的影响,随着世界医药费用增长和药品的高额消费,药品使用的经济性开始受到人们的重视,如何使药品在有效、安全应用的基础上具有经济性,已逐渐成为人们研究的热点。由于药物经济学与药学服务所实现的目标具有高度一致性,故研究应用药物经济学,可为药学服务的启动和发展起到杠杆作用,故特作简单记述。

1. 药物经济学的定义　药物经济学(pharmaceutical economics,PE),是对卫生保健系统和社会的药物治疗成本的计算分析,也可称为评定药物治疗成本的科学。有些专著和文献将其定义界定为:是一门将经济学原理和方法应用于评价临床药物利用过程,并从经济学角度指导临床医生和药师制定合理用药和处方为主要宗旨的应用科学。是经济学原理与方法在药品领域中的具体运用。同时,还研究药品供方与需方的经济行为、供需双方作用下的药品市场定价,以及药品领域的各种干预措施。其核心是使有限的卫生资源发挥最大的社会经济效益。

2. 药物经济学的主要任务与研究目的　药物经济学的主要任务是药物评估,即对不同的药物治疗方案、药物与非药物治疗方案,以及不同医疗或社会服务项目所产生的经济效益进行比较分析,节约医药资源。其研究目的,是为了描述和分析药物治疗费用对医药卫生系统和社会总开支的影响;从整个人群来考虑如何合理分配和使用有限的卫生资源和医药经费,使全社会获得最大利益;为新药的研制开发和临床规范、合理用药等提供科学的信息基础和决策依据;对药品和药师服务的费用及结果进行鉴定、测量及对比,努力使药物既高效安全又经济地直接为患者服务,以最低的药物治疗费用,收到最好的医疗效果。

3. 药物经济学的基本内容　有学者将药物经济学归纳为16个方面:①药物治疗的费用效果比较;②药物治疗费用的效益比较;③药物治疗对生命质量或质量调整生命年限的影响;④药物治疗的社会经济学;⑤药物不良反应的费用分析;⑥药物不良反应或药源性疾病的药物经济学评价;⑦药物费用分析;⑧疾病费用分析;⑨临床药学服务的药物经济学评价;⑩药物治疗的费用控制措施;⑪药物价格制定的药物经济学依据;⑫新药临床试验的药物经济学评价;⑬药物政策的药物经济学依据;⑭医疗保险的药物经济学依据;⑮药物资源开发、生产、分配与使用的药物经济学评价;⑯药物经济学研究的方法与规程等。

在医院药学中,有人预测,药物经济学未来发展的热点将集中在5个方面:①成本-效益分析中生活质量指标的研究;②成本-效益分析以及意愿支付的方法学研究;③随机临床试验与药物经济学研究的有机结合;④间接成本(患者和家属的时间成本)的计算;⑤不确定因素影响的矫正、敏感性研究以及统计学模拟技巧。

4. 药物经济学研究的必要性　主要体现在两个方面:一是缓解医疗消费需求与费用负担的矛盾。由于任何消费需求,在一定时限和区域内总会要受到一定限制,需要运用经济学原理,研究提出一个科学的、合理的额度,而目前阶段医疗和药品费用的不断上涨已成为社会经济的沉重负担。在社会发展中,药品和其他医疗措施对提升人民的健康水平无疑起了重要作用,许多国家和地区的人均寿命得以提高,疾病的死亡率下降。这充分说明医疗条件的改善、医疗措施的完善、新药的不断问世和有效药物的不断增加,为人类健康的呵护创造了条件和有力支持。但另一方面,医疗和药品费用的迅速增长也使各国政府感到不堪重负,而要控制医疗费用的过快增长,首先就要控制药品费用的增长,故必须对药物的研制、生产、经营、使用进行经济学研究。二是抑制不合理用药或滥用药物。分析医疗和药品费用的上涨,有客观方面的因素,如人口的增长和老龄化,疾病谱、疾病防治模式和社会人群健康观念的变化,特别是心脑血管病、高血压、糖尿病、癌症等疾病发生率上升,求治人数和药品费用增加。加之医药科技的发展,新药的不断涌现,也助推药品费用的急剧上涨,特别是价格昂贵的生化药品和进口药品的大量使用更是费用上涨的加速器。但更为严重的是不合理用药和滥用药物,特别是抗生素、高档营养药或补益药的滥用,不仅导致了资源的浪费、费用的增加,延误了疾病的治疗,而且导致了不良反应和药源性疾病的大量发生,使患者不仅需要药物治疗原有的疾病,而且还需要增加药物来处置不良反应和治疗药源性疾病,既增加了患者的痛苦,也增加了患者和社会的经济负担,故急需通过药物经济学研究,为药物使用政策和合理用药方案的制订提供依据。

5. 药物经济学常用的评价方法 药物经济学最常用的评价方法,主要有 4 种:

(1) 最小成本分析(CMA):指在结果完全等效时,比较两个或多个方面在成本上的差异,从而选出成本最小的方案的分析。该方法适用于效果基本相同的方案间的比较。分析时,首先应证明两个(或多个)治疗方案的结果无显著性差异,然后进行分析比较找出成本最小者。最小成本分析与简单的成本分析不同,简单的成本分析只是简单地计算治疗方案的成本,而不考虑每一个治疗方案的结果,而最小成本分析认为参与的比较组是等效的,是以结果相同作为前提。最小成本分析以货币单位(元)来计量,可以说是成本-效益分析或成本-效果分析的特例,可使研究问题简单化。但实际应用中,由于各个治疗方案的结果大多不同,而且证明两种方案获得的结果相同并不容易,所以这种分析方法的应用也受到一定限制。

（2）成本-效益分析（CBA）：是一种成本和结果均以货币单位测量的经济学分析方法。即将拟供选择的不同治疗方案的结果均用一定的方法，换算为通用的货币值，使成本和结果都用同样的货币单位表示。如一个特定方案减少了需要的血药浓度监测，那么取消这些监测的费用就是效益；如果挽救了患者的生命，改善了生命质量或降低了发病率，由此带来生存者的劳动收入，以及节约卫生资源的费用就是效益。此法的优点在于可对疗效不同的药物进行经济学评价，将成本和效益均转化为货币金额，用两者之差或比率来判断不同药物的经济学性质，为方案决策提供更可靠的基础。但当结果很难换算成金额或不适宜用金额来表示时，则难于使用这种方法。例如，改善患者的生活质量，而且很难用货币形式去确定，故在一定程度上限制了本法的使用。本法的评价指标有三种：一为净效益，即从总效益中减去总成本的效益。此种效益为正值，表示方案效益大于成本，净效益越大，说明方案越佳；二为效益与成本比较（效益/成本），如果效益/成本>1，说明该方案的效益超过成本，可获效益。如果效益/成本＝1，说明该方案的效益与成本相等。如果效益/成本<1，则说明该方案在经济学上没有获益。用此法比较两个或两个以上的方案时，以此值最高者为最佳；三是投资回报率法，即净效益/成本，标出百分率，所得到的百分数越大，此方法的试验就越有益。在此应该说明：效益是用货币金额表示某一方案实施后所产生的最大愿望或预想结果的价值，与成本相对应。效益有直接效益、间接效益、无形效益之分。直接效益即指实行某个药物治疗后所节省的卫生资源和健康改善及生命的延长，如药物治疗使发病率降低，从而减少了诊断、检验等费用；间接效益是指实现某项药物治疗方案之后减少的其他方面的经济损失，如患者早日康复后节省的费用和因恢复工作所创造的财富。

无形效益即指某项药物治疗方案减轻或避免患者身体和精神上的痛苦,以及康复后带来的舒适和愉快等。同时,运用成本-效益分析时,尚应注意贴现率,即体现货币的时间价值。注意敏感度分析,即应考虑治疗费用、发病率、治愈率和贴现率等,以及生命价值和判断标准等的许多不确定的变量。

(3) 成本-效果分析(CEA):也称费用-效果分析。是帮助决策者在可能的方案中作出一种偏好选择的技术,是一种结果以某一特定的临床治疗目的(如症状缓解、疾病治愈,或延长患者生命的时间等)为衡量指标,并据此计算不同方案或疗法的每单位治疗效果用的成本。结果不用货币单位表示,通常用临床治疗指标,如降低血糖值、减少发生心肌梗死的次数、挽救生命年数等来表示。再如有人比较评价高血压患者每延长1年生命,选用不同降压药时所需费用的大小依次为:普萘洛尔、氢氯噻嗪、硝苯地平、哌唑嗪、卡托普利,据此可见普萘洛尔的费用效果最好。成本-效果最佳的治疗方案不一定是成本最小的,而是最合理的,最适用于能达到某一具体目标来衡量结果的场合。其结果评价的方法主要有两种:一为成本-效果比,即单位效果所花费的成本或每货币单位所产生的效果,如每延长生命1年所需的成本、每治愈1例胃溃疡患者的成本、每确诊某一疾病的成本。通过成本-效果比值,即单位效果成本,对某些治疗方案作出评价。单位效果成本越低,则该方案越好。二为增量成本与额外效果分析,有的称增量分析。即在某种治疗方案的基础上加上另一种防治方案所增加的成本和产生的额外效果进行的成本效果分析。

(4) 成本-效用分析(CUA),又称费用-效用分析、成本-实用价值分析。此法是成本-效果分析的衍生方法,重视以效用或效用测量所得的质量调整生命年为效果指标,旨在评估每生命年所需费用的多少,以描述在人们身心健康上花费一定费用所取得的最大满意度。生命年是指用健康满意的生活年数来衡量实际的生命年数。此法与成本-效果分析法有很多相似之处,两者均用货币单位衡量成本,其测量结果也都相似,即采用临床指标作为最终结果的衡量参数。所不同的是成本-效果分析中的效果为一种单纯的生物指标,如延长生命时间、降低血压值、降低血糖值等。相反,成本-效果分析中的效果与质量密切相关,如某种化疗可使癌症患者的生命延长 1 年,但延长的生命年质量如何是成本-效用分析所关心的问题。所以成本-效用分析是建立在考虑更适合患者的心愿或提高生活质量的基础上,简单地评价一种治疗方案能挽救患者生命是不够的,还应考虑有无后遗症、恢复健康的程度、能否过正常的生活。即更要注意生活质量的评价。可见,成本-效用分析是成本-效果分析的一种特殊类型,或说是更高的发展阶段。

6. 中药药物经济学研究 中药药物经济学研究尚处于起步阶段,2012 年国家中医药管理局科技司提出了《中药药物经济学研究规范》(草案)。有人进行文献查询,发现在 2007—2012 年这 5 年来的 828 篇药物经济学研究文献中,涉及中药的有 82 篇,有人就中药"云南白药胶囊"对围手术期出血的影响,银杏叶酊治疗心脑血管疾病进行了回顾性的药物经济学研究。有人比较了脉平片和通心络胶囊治疗心绞痛的成本与效果,结果显示脉平片组在效率和成本上均优于通心络组;以疏血通注射液和长春西汀注射液治疗脑梗死的两种治疗方案比较,结果显示,其治疗费用和临床疗效,疏血通组为优选方案;此外,还有注射用丹参多酚酸盐、注射用红花黄色素、疏血通注射液、灯盏细辛注射液治疗不稳定型心绞痛的药物经济学评价;丹参川芎嗪注射液、参麦注射液、复方丹参注射液、苦碟子注射液治疗急性脑梗死的药物经济学分析;对尿酸性泌尿系结石,有人为比较传统中药与进口化学药在溶石、排石方面的差异,选用排石颗粒与枸橼酸氢钾钠颗粒进行了疗效、不良反应比较及成本分析，发现两者疗效无显著性差异，证明用排石颗粒治疗泌尿系结石是更好选择；周蔚然等用万古霉素配合传统清热解毒药蒲公英与单用万古霉素，治疗耐甲氧西林凝固酶阴性葡萄球菌感染（MRCNS）的两种药物治疗方案的药物经济学分析，结果显示：蒲公英配合万古霉素治疗可缩短患者用药疗程、降低患者医疗费用，单位有效率所需成本和单位细菌清除率所需成本均低于单用万古霉素组；李文华等分别探讨了乳酸左氧氟沙星氯化钠注射液，联用乳酸左氧氟沙星片剂和热淋清颗粒，以及注射用乳糖酸阿奇霉素联用阿奇霉素分散片和热淋清颗粒，两种治疗方案治疗下尿道感染的临床效果，同样具有药物经济学分析价值；而且还有人以直接计算成本的方法，用复方青黛丸解毒祛瘀法治疗寻常型银屑病。用保妇康栓+妇科千金片、重组人干扰素α-2a栓+克拉霉素、保妇康栓+克拉霉素片等三种用药方案，治疗慢性宫颈炎的经济学效果。结果为：接受治疗的患者除了药品费用外，其他费用基本相同。以上记述，即可充分说明开展中药药物经济学研究同样是必要的，而且是可行的，在中医医疗机构中意义更是重要的。

六、信息服务与用药教育

信息服务：信息是指客观世界中各种事物的变化和特征的反应，以及经过传递后的再现。信息是物质与能量之外的第三种东西，既不是物质也不是能量。一般指在特定环境下，对特定人有用的数据、资料、消息、信号、知识等的集合。信息具有客观性、可分享性、可扩散性、可加工性等特征。信息和信息活动随时随地均可发生，且广泛存在，而信息化则是社会发展进步的必然趋势和未来世界的标志。中西药学是在社会前进中不断发展的，且与许多学科密切相关，不可避免地受到社会信息和信息化影响,并不断产生和存在着种种信息和信息活动,同时也离不开社会信息的支持。加之,从20世纪40年代起,人们就把信息作为一门科学来研究,并相继出现了众多的信息服务机构,50年代国外就把药学信息作为医院药学的一个正式部门。后来,随着信息技术的高度发展,而今我们已生活在一个网络化的时代,计算机、数据库管理技术的应用,使人们积累的信息量急剧增加,面对"信息爆炸"的局面。伴随而来的中西医学、中西药学信息亦如浩瀚烟海。作为医院的中西药师,如何从海量的、纷繁复杂和多变的信息数据中,准确分辨提炼出既对自己有用的,又可指导医生、护士或患者正确选药用药的信息,确已成当务之急。

1. 中西药学信息服务的内涵　中西药学信息,以往称之为中西药学情报,既有以纸质为载体的书籍著作、期刊杂志、报纸等传递的知识信息,更有种种新闻媒体和网络快速传递的信息。但在此类信息中中西药物信息是主要内容,包括药物的自然属性、理化特征、作用机制、代谢动力学、不良反应、相互作用、配伍应用、药物经济学,以及中药的药用资源、生态环境、种质质量、栽培种植、采收、产地加工、炮制与制剂生产、贮运管理、质量标准等;还有与药物相关的疾病变化、耐药性、生理病理状态、健康保健;药品的进销存、处方药物的审查、药物治疗方案的确定;新药研制开发、市场流通与质量监管等方面的信息,内涵极为丰富。

2. 中西药学信息服务的意义、目的与特点

(1) 信息服务的意义:信息服务应建立在满足社会需要的基础上。医院中西药学实践对中西药学信息有着强烈而广泛的需求。过去药学信息只与药学专业人员有关,如今药学信息已经成为各个方面人员的需求。

首先,是医生、护士。因为他(她)们既是药物使用的决策

者和操作者,又是药物信息的主要使用者。由于当代药物品种急剧增加,剂型、规格名目繁多,用途、用法各异,新药上市加快,单个药物涵盖的知识和信息不断加大,导致临床用药更多地依赖于药学信息服务。为了成功地实施对患者的药物治疗,医生、护士必须不断更新现有药物和信息获取,光靠个人力量已经难以完成,在很大程度上需要药学专业人员的帮助,才能避免药物治疗决策和给药过程中的失误。

第二是药学人员自身。因为在市场经济条件下,药品的采购和储存需要掌握多变的药品市场行情(供求信息),准确把握药品的质量和价格信息;医院制剂或加工炮制要求不断采用新理论、新技术、新设备、新材料、新辅料、新工艺,不断推陈出新,及时了解临床用药趋势、创制新剂型与新制剂;临床药学与药学服务更应以药学信息为后盾,参与患者的药物治疗和给药方案设计,协助和指导临床合理用药;医院药事管理者,应按照规范化、标准化、科学化、现代化的要求,促进医院中西药学事业的发展,提升管理水平,也需充分获取和利用多方面信息;加之医院药品品种结构的合理调整、新特药的正确引用、原有品种的淘汰和中西药学科研的发展,亦离不开新颖有用的信息。

第三是药品消费者。随着医药卫生知识的普及,自我保健意识的加强,药品消费者已不再盲目遵从医嘱,而是主动参与药物治疗,千方百计获取信息,使药物信息由医药卫生人员的专用,逐渐成为消费者的普遍需求和信息利用的主流。伴随投药过程发生的药学信息的传递,能促进患者对医生制订的药物治疗方案的依从性,确保安全、有效、经济和合理地使用药物,获得令人满意的用药结果。因此,药学信息服务逐渐以一般药品消费者为主要对象,在维护用药者利益,防止药物滥用、误用和超量使用等方面发挥着积极的作用。

中西药学信息服务除能满足上述三类人群的需求外,尚有以下两方面的意义:一可提高药学服务效率。因为药学信息服务更强调可靠性、效用性、新颖性、及时性、公开性和先进性,要求信息内容准确,能针对需要解决的问题,快速及时,资源共享,处理和服务手段先进,传递内容完整且不失真,有利于开发利用;二可确保药学信息服务质量。由于药师的年龄、资历和知识结构、专业素养多有差异,仅凭个人记忆回答,其内容的详细程度和可靠性可能受到影响,但通过计算机药学信息系统输出的情报信息无论完整性、统一性和准确性,均是人工操作不可比拟的。且药学信息系统的模式,可依据服务需要而定。以解决临床用药问题为目的的药学信息系统可设计成问答式的,因为患者的提问往往重复性较高,同一个问题会经常被不同患者问及。负责信息情报工作的药师可在平时注意收集临床上常见的用药问题,连同解决该问题所需的背景情报和相关信息资料一并输入计算机保存起来。药师每次解答患者提问时,也及时把提问和答案录入计算机。日积月累,就会形成包罗万象的临床用药咨询库。日常工作中遇到患者的提问就能方便、迅速地从计算机数据库中得到标准答案,其质量则不会因药师的知识和专业水平差异而受到影响。

(2)信息服务的目的:目前,多数药学信息服务是免费的,医院中西药学人员开展药学信息服务增加了自身的工作负荷,提高了日常业务工作的难度,从信息服务的出发点和目的来看,开展信息服务反映了医院中西药师忠实于人类健康服务的职业使命感。具体讲,目的有三:

1)促进合理用药。合理用药主要强调对患者的保护,防止因药物不良反应、有害的药物相互作用、药物滥用、药物过量中毒等引发的伤害和药源性疾病。但实现合理用药不是单纯的技术问题,也不是通过行政手段硬性规定便可奏效的。合理用药需要多方面的通力协作,需要有利的内外环境。在药物治疗过程中,药学信息服务可成为各类人员相互沟通的桥梁,有利于营造和促进合理用药的氛围。

2）改善药物治疗结果。因为节省药物资源,降低药物治疗成本、减少药物对患者的伤害固然重要,但把着眼点放在用药过程是否合理上,尚不能全面体现药学信息服务的深层含义。药学服务的最终目标是确保药物治疗获得预期的、令人满意的结果。根据现代医疗保健模式的要求,药物治疗目的已不仅仅局限于减轻症状和治愈疾病,还应维护患者的身心健康,改善生活质量。对临床结果由原来的只统计发病率和治愈率,扩大成综合评价患者的身体状况、精神心理状况、社会功能和生活质量改善情况。临床医生和患者均希望好的药物治疗结果,而决不愿意看到和承受病情加重、产生并发症、延长住院时间、发生药物不良反应、增加医疗开支,甚至致残或致命的坏的治疗结果。医院中西药学人员一直在通过自身努力,促进获得有益药物治疗结果,避免产生不利和有害的结果。其中,开展用药咨询、寻找临床用药问题的解决方法、协助医护人员解决用药问题,即传播合理用药信息、检索药学信息、利用药学信息资源,均是行之有效的方法。

3）实现药师角色的转移。开展药学信息服务,一方面使药师的专业特长得到发挥,使掌握的中西药物治疗学、中西药代动力学、中西药效学等专业知识有用武之地,另一方面可以强化药师在临床医疗中的作用,塑造药师的良好形象。同时,开展中西药学信息服务,有利于推动医院药学服务模式转变。因为药师深入临床,参与临床药物治疗,实现面对面服务,既顺应了时代发展和改革的大方向,又为自身和医院中西药学拓展了新的业务领域。

（3）信息服务的特点:医院中西药学信息服务有三个鲜明的特点:一是以患者为中心。信息服务的对象虽然包括所有医务人员、护理人员、中西药学人员和患者及其家属,但最终的受益者是患者,是为了患者利用药物手段预防、治疗疾病对中西药学情报信息的特殊要求。二是以知识为基础。由于中西药学情报信息本身即是具有广泛性、密集性、时效性、针对性很强的知识,故要求承担此项业务的专业人员不仅应具有较高的专业知识水平、长期的知识累积和较高外语水平,同时要关注有关本专业的国内外最新知识,否则难以胜任。三应以高新技术为依托。因为信息化建立在高度发达的信息科学技术之上,由计算机、信息高速公路和全球信息网络为标志的现代信息技术支撑着,故医院中西药学特殊专业领域的信息服务,同样离不开高新技术成果的支持。四是具有双向性、开放性和服务全面性的特点。

3. 中西药学信息服务的内容　业界认识尚未完全一致,但大致可归纳为以下几方面:

(1) 为临床合理用药提供支持:接受医生、护士、患者的中西药物咨询,帮助解决临床工作中遇到的与药品供应、药物剂型、剂量调整、用法用量、毒副作用、不良反应、相互作用、用药禁忌、药代动力学、药物疗效监测、中毒解救等有关问题,综合考虑药物的安全性、有效性、经济性和患者因素,编制和修订医院协定处方集。

(2) 为医院药事管理和药物治疗学委员会的工作提供依据:医院中西药学信息服务,可为医院药品遴选、用药监管等提供决策,并可为本院处方集、基本药物供应目录、药物临床应用指导原则等的制定,以及药品包装、剂型、规格、品种质量与生产经营企业的变更等提供准确、专业的中西药学理论依据。

(3) 开展合理用药和科普宣传教育:如编辑药讯、编印宣传册、利用专刊专栏和电子显示屏幕、信息网络,评价老药,推介新药,宣传用药和预防疾病及养生知识。

(4) 药物不良反应评价与监测报告:当出现可疑的药物不

良反应,可利用网络进行检索,如发生率、严重程度、是否操作不当引起,可以此作为判断和评价药物不良反应的标准,提出监测分析报告。

(5)药物利用评价:即根据事先制定的标准,对药物选择、给药途径、给药剂量、药物配伍等问题是否合理、准确而进行的评价。中西药学信息服务,对药物利用评价中的标准制定,以及实施过程中的药物经济学分析等环节均起着重要作用。

(6)协助进行新药临床评价:在新药临床试验或临床观察前,必须先进行信息检索,了解试验药品的药理特性,以及与同类药品在理化性质、药物结构上的差异,或在其他国家、地区的临床评价结果、相关药品管理法规、试验药品的临床前和临床方面的信息、临床评价方案等。所有这些均离不开信息服务的支持。

(7)为中西药师和实习、进修学员提供药学信息技术培训,使他(她)们准确而又迅速地获取有用的药学信息,帮助他(她)们掌握中西药学信息服务技巧,使中西药学信息检索成为中西药师工作的一项有力工具。

(8)其他信息服务:如上述的中毒解救、信息服务新技术的开发和新办法的研究等。

4. 信息服务的质量要求 可概括为以下六点:

(1)可靠性:这是情报信息使用价值的首要标志。可靠性的内涵为内容准确、真实、可靠。严禁传播内容错误的信息。要求中西药学人员一定要进行信息甄别,准确无误地记录和保存信息,发现可疑或虚假信息,应跟踪查实,加以纠正。

(2)效用性:信息以实用为终极目的。人们创造信息的目的是通过传递、交流得以利用。信息的效用在于启迪思维、开阔眼界、增长知识,提高认识能力,促进问题的解决。它不仅帮助人们认识世界,也帮助人们发现与创造世界。情报信息必须有用户,对用户来说,信息的效用性是由信息本身所含知识的可靠性、新颖性,即是由信息的质与量决定的。

（3）新颖性:负责信息服务的药师,一定要从各种信息来源中捕获最新药物信息,包括新品种、新剂型、新品规、新作用、新的适应证、新的用法用量和报道过的毒副作用和相互作用等。

（4）及时性:指获得和传递情报信息的速度要快。

（5）公开性:中西药学情报信息,除列入非物质文化遗产的独特的传统中药炮制、制药技术、少部分保密品种和野生资源外,大多是公开的,不能为少数人独占使用,应当成为大众共同享用的财富。目前与计算机信息网络联网的成千上万个数据库都是面向大众的,故医院中西药学信息中心的设置也应是开放式的,以吸引和方便医生、护士和其他人员查找和使用信息。同时,还应加强与其他医药院校和医院药学部（科）的横向交流、互通信息、交换情报资料,在主动享用其他单位有用信息的同时,也为其他单位有关人员享用本单位发生和收集的信息提供便利。

（6）先进性:包括信息的先进性和传播信息手段的先进性,应充分利用现代科学技术的先进成果,努力实现信息传递交流的计算机化、网络化、多媒体化和智能化。只有信息服务手段先进,才能加速信息更新速度,确保信息内容的新颖性,使更多的中西药学信息需求者能及时获得和使用所需的信息资料,充分发挥药学信息的效用性。

为达到上述质量要求,首先应有外界的环境支持,提供必要的条件,保证丰富的信息源;同时要求信息服务实施者具备坚实的专业知识、丰富的实践经验、娴熟的技巧和能力、高度的责任感和良好的道德素养。

5. 中西药学信息服务的发展趋势　主要趋势有以下四点:

（1）中西药学信息服务,将成为中西医院药学领域中不可或缺的重要内容。其发展动力来自两个方面,一是医疗卫生改革的不断深入,政府医保资金的经济压力,新药的不断出现;二是各地医院自动化、信息化管理的加速,药品评价和利用研究、药物不良反应监测等的深入开展,临床医生对实践合理用药需求日益迫切。故可相信在不久的将来,中西药学信息服务将成为医院药学领域的常规服务内容,中西药学信息服务技术将成为临床药师和众多药师的常规技能。大中型医院将有专职或兼职的药师从事常规药学信息服务工作。

（2）中西药学信息服务将日趋自动化：传统的中西药学信息的载体,主要是纸质的医药书籍、期刊杂志、专业报刊等,来源有限、效率较低。现代的中西药学情报信息的传递,已离不开计算机、网络的支持。计算机可高效率的收集、处理信息,并已逐渐应用于药房自动调配系统、药品库房管理和临床药学服务、药历记录和管理,开发推出了一系列合理用药软件。如处方点评审核系统、抗菌药物使用分析系统、药物相互作用与配伍禁忌查询系统、用药安全监测系统等,将更有力地改变传统的信息获取方式,规范医生的处方行为,更好地为患者合理用药提供信息帮助。

（3）中西药学信息服务将向专业化、规范化、标准化方向发展。随着信息服务成为医院药学的既定内容,并要求高速、准确,必定要训练一批专业人员,制定一些规范和标准,提升信息服务质量,使服务者不仅完成信息资料的采集、整理和传递,并能参与临床药物治疗方案制定,为医务人员和患者提供全面的药学信息支持,也为政府、公众提供有指导意义的中西药学信息,成为大众依赖的专业信息资源。

（4）开放式的运行模式：即中西药学信息服务将逐渐摆脱狭隘观念的束缚,在为本院患者和医药人员服务的同时,服务社会药品消费者。特别是在推行处方药和非处方药分类管理制度以后,患者自我诊断一些自觉的简单病症,自我给药现象增多,在药物选择、正确使用和问题处置等方面必然会更多地求助于中西药学专业人员。作为医院中西药师有义务和责任满足社会药品消费者对药品信息的需求,为他们的用药排忧解难,开设消费者药物信息中心,向社会公开热线电话或电子邮箱,随时接受用药咨询和信息查询;通过网络信息服务,走向全国和世界。

6. 用药教育 主要针对患者和大众医药消费者,目的在于宣传中西药物知识,提高用药依从性,保证药物治疗的安全、有效、经济、合理。

(1)用药教育的形式:医院药师规范化培训教材提出形式可有多种:①直接与患者及其家属交流,解答用药疑问,介绍药物和疾病的知识,提供用药服务。②收集与患者用药相关的信息,直接提供用药指导,为入院患者建立药历,对出院患者进行用药教育,并详细记录用药教育内容。③按照需要制作个体化用药教育表,如对新入院的癫痫患儿的家属、对已确定出院的糖尿病患者,以及肿瘤化疗后的患者的用药教育与追踪随访。④开展用药知识和健康教育讨论,印发宣传资料,帮助患者合理用药,纠正用药心理偏差。⑤利用药讯、网络等媒体宣传合理用药知识。

(2)用药教育的主要内容:①识药辨药。认识和识别常用中药的真伪优劣,防止受骗上当,是当前医药消费者极为普遍的要求和愿望。如当归、天麻、枸杞子、人参、党参、灵芝、银耳、冬虫夏草等如何辨识,品规等级质量如何确认。②中药的配伍与用药禁忌。病证用药禁忌、妊娠用药禁忌和服药时的饮食宜忌、中西药的联合应用与相互作用等,已引起众多医药消费者的关注。③中药的用量。特别是部分贵稀药、补益药、有毒中药的用量,不仅医药执业人员关注,许多消费者也常在认真查询。④中药的用法。包括给药途径、应用形式、煎煮方法、服用方法等,特别是先煎、后下、蒸兑、冲服等特殊煎煮法,以及煎煮容器、煎药用水与加水量、煎前浸泡、煎熬时间与火候掌握等。还有服药时间与服药量的掌握等内容,均需让所有医药消费者了解和掌握。⑤婴幼儿、小儿,妇女孕期、哺乳期、月经期,年老体弱者,慢性病患者,肝肾功能不全等特殊人群用药的注意事项。⑥临床常用药物的毒副作用、常见的不良反应与用药安全性,特别是有毒中药、作用峻猛的药物,以及治疗窗窄、治疗量和中毒量接近的药物,应及时告知用药者。⑦药品效期与贮存保管方面的知识,应告知患者识别药品效期的方法、注射剂与生物制品等的贮存条件要求,以及中药防虫、防霉、防溶化等养护方法。⑧现代各种新剂型的正确使用方法,如胶囊、肠溶片、缓释片与控释片、分散片、气雾剂与各种吸入装置、栓剂等,均有特定使用要求。⑨部分常用药物在体内分布、吸收、代谢、排泄过程的一般性知识,以及部分常见疾病的常规药物治疗与护理疗养知识。

(3)用药教育对药师的要求:药师要搞好用药教育,第一,要努力提高自身的专业素养和技术水平,要求药师逐渐改善自己的知识结构,既具有中药或西药知识,又具有中医或西医知识,如缺乏必要的中西医学知识,便不能结合临床有效地指导患者用药,服务价值也难以得到体现和认可。因此,药师应不断充实自我,采取多种形式获取相关专业知识。既向书本学又在临床实践中学,并注意总结、积累、更新、探索。第二,端正服务态度,充满信心和爱心、和蔼热情、耐心倾听、详实解释、答疑、化解,以增强患者对药物治疗的信心,提高用药依从性。第三,训练良好的沟通技巧,用药教育绝不是呆板、严肃的说教,方式应灵活多样,用语应和气亲切、富有感染力、且准确适当,对于费解的专业术语,应考虑患者的年龄、文化素养、病情轻重,用通俗易懂的比喻让患者接受,对于患者无论是解释性语言还是安慰性语言,均不可表现出不负责任或丝毫厌烦、冷漠。药师与患者之间应在相互理解、相互信任的基础上交流。药师应注重了解和分析患者的用药心理,才能有的放矢地做好用药教育。

七、社区药学服务与医院药学的延伸

社区药学服务,是以患者或消费者的健康为中心,以家族为单位,以社会为范围,以常见病、慢性病为重点所开展的各项活动和服务。目的是保证安全、有效、经济、合理地使用药物,从而促进患者或消费者健康水平和生活质量的提高。社区药学服务,是根据党和国家"改革城市卫生服务体系,积极发展社区卫生服务,逐渐形成功能合理、方便群众的卫生服务网络"的决策而提出的。随着我国医疗卫生制度改革的深入发展,一级医院和部分二级医院将逐渐向社区服务中心转轨,使社区医疗迎来了进一步发展和完善的时机。作为社区医疗服务内容之一的社区药学服务,必须进一步更新观念,增进和完善服务内容。

1. 社区药学服务的特征　社区药学服务的基本概念、基本内容等与省市大型综合性医院并无区别,只是更强调区域性范围,根据社区常见疾病和药物治疗特点,优化服务模式,组建服务团队,开展社区卫生服务中心、服务站(点)及家庭"三站式"服务,医务人员定期上门,有针对性地为居民提供家庭门诊、家庭病床、健康咨询、建立家庭健康档案,药学人员实行全程化药学服务。

(1) 认真执行优良药品调剂规范,充分认识药品调剂的专业性、技术性、管理性、法律性、事务性、经济性,以及随机性、紧急性、终端性、咨询服务性等特点,按照规定操作程序和专业技术要求,快速、准确完成调剂任务,及时满足药品供应需求。

（2）促进合理用药,明确药师在合理用药中的位置与作用。提出:卫生资源使用的最终专业人员,从药品的角度来看,在多数情况下药师和其他调配者才是药品和患者的最后纽带。从世界范围看,社区药房通常是最主要的卫生保健场所,人们经常就所有有关健康的问题向社区药房药师咨询建议,而药房药师几乎每次交易都要销售或调配药物。有些药物在正确使用时是安全有效的,但在不正确使用时就是危险的;而有一些药物则无论怎样使用均是无效的。促进合理用药需要多学科人员参与,社区药师是多学科小组中可以发挥积极促进作用且不可或缺的一员。社区药师应在促进合理用药工作中充分发挥专业特长,并积极吸纳自己欠缺的临床等相关学科知识。

（3）明确药师从调配药品交到患者手中的 8 个步骤和 27 个要点:①药品调配者从患者或医生手中接到正确处方:注意处方的出处(来源);处方的有效(真实)性;相关用药指示;注意患者的信息;治疗的合理性;经济上的考虑;对模棱两可的或不清楚的医嘱与医生沟通。②调配者正确地解释处方或处方上的指示,即:检查药名;检查药物的剂量、用法和疗程;检查是否有药;从药品储存架上取药。③药房有处方上的疗法所需的可用药剂(没有过期或损坏):即保证药品的储存条件适当;检查药品的失效日期(坚持先进先出原则);检查并双重检查(可能的话)药品的标示、规格和剂量是否正确。④药品调配者真正了解药品的有关知识及正确的使用方法:如药品的准确包装;再次检查药品及剂量。⑤药品调配者以妥当的方式向患者讲解用药的方法:如标示患者的姓名、药名、用法、用量,并交代注意事项;对文盲患者使用符号做用药标示;使用辅助标签(注意事项、联系电话等)。⑥让患者了解药师对其进行的指导:药师口头重复标签上的用药指示,必要时可用非专业的词汇向其解释;患者应向药师复核用药指示;药师向患者强调依从的必要性;药师向患者告知警告和注意事项;对特别的对象给予特别的注意,如孕妇、有视觉或听觉障碍的患者、文盲、儿童、老年患者、使用多种药品的患者。⑦患者遵嘱用药。⑧药师保留上述活动记录:如在患者的病历上输入与取药者详细的沟通记录;在处方登记本上记录及完成库存记录。

(4)更多关注慢性病及中毒急救药物治疗,如心血管系统的高血压、高血脂、冠心病;内分泌系统的糖尿病、更年期综合征、肥胖症;呼吸系统的支气管哮喘、慢性支气管炎;消化系统的慢性胃炎、消化性溃疡;神经系统的癫痫、缺血性脑血管疾病,以及多种皮肤病与骨质病变等。尚有药物与食物中毒、农药中毒等,需要就近应急处置的药物救治。

(5)更多强调服务礼仪和沟通技巧:社区处于药学服务的前沿和末端,接触人员范围更广,与患者或医药消费者实行面对面服务的机会更多,更需要服务人员在自己的岗位上严格遵守行为规范,注重服务礼仪,包括仪容、仪态、服饰、语言规范和岗位规范。沟通中,应具有耐心、关心、同情心,注意沟通技巧。沟通的内容,有学者概括为以下六个方面:①回答患者问题:用药目的、如何服药、注意事项、不良反应;②普及用药常识:疾病知识、合理用药知识、健康知识;③树立药师品牌:提高公众认知;④接待投诉:纠正发药错误,解决纠纷问题;⑤获得信息:药品不良反应、药师服务质量和效果的反馈;⑥抚慰患者:安抚患者情绪,实施心理治疗。沟通的地点可灵活选择,如门诊或病房药房、患者等候区或患者家中、社区药店、健康教育课堂,媒体包括报纸、电视广播、网站、电话沟通,或其他公众需要的地方。在沟通中应注意目光交流,使用服务用语和准确的行业用语,正确的肢体语言,以获得满意的沟通和服务效果。

2. 医院药学服务的延伸 所谓医院中西药学的延伸,即是说我们的很多药师,虽然身处省、市或县的大医院,主导着医院内的药学服务,但药师无论中西也同时承担着社会药学服务的义务,理应主动走出医院,深入周边所属社区,参与或指导开展社区药学服务,或与社区药学人员组成服务团队承担部分任务,或利用媒体、网络、宣讲用药知识,使药学服务内容和范围不断得到拓展,为人民大众的健康福祉作出更多有益贡献。

附录一 《全国中药炮制规范》
1988年版（目录）品种

一、根及根茎类

人参	牛膝（怀牛膝）	半夏
三七	升麻	北豆根
三棱（荆三棱）	乌药	北沙参
干姜	丹参	地榆
土贝母	巴戟天	地黄
土茯苓	玉竹	百合
大黄（川军）	甘松	百部
大戟（京大戟）	甘草	当归
山药	甘遂	光慈菇
山奈	石菖蒲（菖蒲）	两头尖（竹节香附）
山豆根（广豆根）	龙胆	防己（粉防己）
山慈菇（毛慈菇）	生姜	防风
千年健	仙茅	红大戟
川乌	白及	关白附
川芎	白术	麦冬
川木香	白芍	远志
川贝母	白芷	苍术
川牛膝	白前	芦根
太子参（孩儿参）	白蔹	赤芍
天冬	白头翁	延胡索（元胡）
天麻	白茄根	何首乌
天花粉	白茅根	羌活
天南星	白附子（禹白附）	附子
天葵子	白药子	苎麻根
木香	玄参（元参）	青木香

续表

一、根及根茎类		
苦参	前胡	黄精
郁金	姜黄	黄药子
虎杖	重楼(七叶一枝花)	常山
明党参	秦艽	银柴胡
知母	桔梗	麻黄根
金果榄	柴胡	商陆
狗脊	党参	续断
泽泻	射干	葛根
贯众	徐长卿	紫草
板蓝根	狼毒	紫菀
胡黄连	莪术	萱草根
南沙参(沙参)	浙贝母	墓头回
茜草	高良姜	漏芦
草乌	粉草薢(草薢)	薤白
威灵仙	拳参(草河车)	藁本
骨碎补	黄芩	藕节
香附	黄耆(黄芪)	糯稻根
独活	黄连	藜芦

二、果实、种子类		
八角茴香	女贞子	牛蒡子
刀豆	小茴香	乌梅
大枣	马钱子(番木鳖)	凤眼草
大风子	马兜铃	火麻仁
大腹皮	马蔺子	巴豆
大豆黄卷	王不留行	水红花子
大皂角	木瓜	化橘红(橘红)
山楂	木蝴蝶(千张纸)	龙眼肉(桂圆肉)
山茱萸	木鳖子	白豆蔻(豆蔻)
千金子(续随子)	五味子	白果(银杏)
川楝子	车前子	白芥子(芥子)

二、果实、种子类		
白胡椒	芫荽子	莱菔子
白扁豆	青皮	莲子
瓜蒌	青果	莲子心
瓜蒌子	青葙子	莲房
瓜蒌皮	苦杏仁	莨菪子(天仙子)
冬瓜子	郁李仁	浮小麦
冬瓜皮	使君子	益智仁
冬葵子	金樱子	娑罗子
丝瓜络	枳壳	预知子(八月札)
石莲子	枳实	桑椹
石榴皮	枳椇子	菟丝子
母丁香	柏子仁	蛇床子
地肤子	枸杞子	甜瓜子
亚麻子	柿蒂	猪牙皂
肉豆蔻	胡芦巴	淡豆豉
决明子	荜茇	楮实子
红豆蔻	草果	葫芦(抽葫芦)
麦芽	草豆蔻	葱子
谷芽(稻芽)	茺蔚子	葶苈子
芸苔子	荔枝核	紫苏子
花椒	砂仁	黑芝麻(胡麻仁)
苍耳子	牵牛子	槐角
芡实	鸦胆子	蓖麻子
赤小豆	韭菜子	蒺藜(刺蒺藜)
连翘	覆盆手	路路通
吴茱萸	香橼	锦灯笼
佛手	胖大海	榧子
沙苑子	急性子	槟榔
诃子	栀子	酸枣仁
补骨脂	桃仁	蔓荆子
陈皮	核桃仁	罂粟壳

二、果实、种子类		
樱桃核	薏苡仁	橘核
蕤仁	藏青果	稆豆衣
鹤虱	橘络	

三、全草类		
大蓟	连钱草	麻黄
小蓟	伸筋草	鹿衔草
广金钱草	青蒿	淡竹叶
广藿香	败酱草	萹蓄
马齿苋	佩兰	紫苏
马鞭草	金牛草	紫苏梗
木贼	金沸草	紫花地丁
瓦松	金钱草	鹅不食草
车前草	鱼腥草	锁阳
凤尾草	洋兰	蒲公英
石斛	卷柏	佛耳草(鼠曲草)
仙鹤草	细辛	豨莶草
半边莲	荆芥	辣蓼
老鹳草	茵陈	旱莲草(墨旱莲)
肉苁蓉	香薷	薄荷
灯心草	浮萍	瞿麦
寻骨风	透骨草	翻白草
刘寄奴	益母草	

四、叶类		
大青叶	枇杷叶	桑叶
功劳叶(枸骨叶)	侧柏叶	棕榈
艾叶	参叶	番泻叶
石韦	苦竹叶	淫羊藿
石楠叶	荷叶	橘叶

五、花类

丁香	松花粉	凌霄花
木槿花	金银花	菊花
月季花	闹羊花	野菊花
白梅花	玳玳花	旋覆花
合欢花	厚朴花	密蒙花
红花	洋金花(风茄花)	款冬花
芫花	扁豆花	葛花
谷精草	莲须	槐花(槐米)
辛夷	荷花(莲花)	蔷薇花
鸡冠花	夏枯草	蒲黄
玫瑰花		

六、皮类

川槿皮(木槿皮)	肉桂	秦皮
土荆皮	合欢皮	海桐皮
五加皮(南五加)	杜仲	桑白皮
乌桕皮	牡丹皮	臭椿皮(樗白皮)
白鲜皮	苦楝皮	黄柏
地枫皮	厚朴	紫金皮
地骨皮	香加皮	紫荆皮

七、藤木类

丁公藤	沉香	络石藤
大血藤(红藤)	忍冬藤	鬼箭羽
木通	鸡血藤	桂枝
天仙藤(马兜铃藤)	青风藤	海风藤
石南藤	油松节	通草
西河柳(柽柳)	夜交藤(首乌藤)	桑枝
竹茹	降香	槲寄生
苏木	钩藤	檀香
皂角刺		

八、树脂类		
干漆	苏合香	枫香脂(白胶香)
血竭	没药	乳香
安息香	阿魏	藤黄
芦荟	松香	

九、动物类		
人指甲	刺猬皮	鹿角露
九香虫	虎骨	鹿茸
广角	鱼脑石	羚羊角
干蟾	鱼鳔胶	斑蝥
土鳖虫(䗪虫)	夜明砂	紫贝齿
山羊血	玳瑁	紫草茸
五倍子	豹骨	紫河车
五灵脂	珍珠	紫梢花
瓦楞子	珍珠母	蛤壳
牛黄	珊瑚	蛤蚧
乌梢蛇	哈士蟆油(哈蟆油)	蛴螬
凤凰衣	虻虫	犀角
水蛭	穿山甲	蜈蚣
水牛角	蚕砂	蜂房
石决明	蚕茧	蝉蜕
地龙	海马	熊胆
全蝎	海龙	蕲蛇
血余炭	海狗肾(腽肭脐)	蝼蛄
红娘子	海螵蛸	螃蟹壳
牡蛎	桑螵蛸	僵蚕
没食子	蛇蜕	蟋蟀
龟板	象皮	蟾酥
青娘子	象牙	鳖甲
鸡内金	鹿角	麝香

十、矿物类		
大青盐	自然铜	硇砂(白硇砂、紫硇砂)
云母石	阳起石	密陀僧
无名异	阴起石	蛇含石
水银	玛瑙	皂矾(绿矾)
石膏	花蕊石	琥珀
石燕	赤石脂	硫黄
石蟹	针砂	硝石(火硝)
龙齿	金精石	雄黄
龙骨	炉甘石	紫石英
白矾(明矾)	信石(砒霜)	鹅管石
白石英	钟乳石	滑石
白石脂	禹余粮	寒水石
玄精石	胆矾	硼砂
代赭石(赭石)	海浮石	磁石
芒硝	浮石	礞石
朱砂		

十一、加工类		
六神曲	阿胶	建神曲
西瓜霜		

十二、菌藻及其他类		
马勃	老君须(松萝)	海藻
天竺黄	茯苓	猪苓
昆布	海金沙	雷丸

附录二 《中华人民共和国药典》
2015年版一部所收品种

一、解表药			
发散风寒药	麻黄 桂枝 紫苏叶(紫苏梗) 生姜(姜皮) 香薷	荆芥(芥穗、芥穗炭) 防风 羌活 白芷 细辛	藁本 苍耳子 辛夷 鹅不食草 西河柳
发散风热药	薄荷 牛蒡子 蝉蜕 桑叶 菊花	蔓荆子 柴胡 升麻 葛根(粉葛、葛花) 淡豆豉(大豆黄卷)	浮萍 木贼 谷精草 蕤仁
二、清热药			
清热泻火药	石膏 南寒水石 北寒水石 知母 芦根	天花粉 淡竹叶 鸭跖草 栀子 夏枯草	蕨菜 决明子 密蒙花 青葙子 西瓜霜
清热燥湿药	黄芩 黄连 黄柏(关黄柏) 龙胆(红花龙胆)	秦皮 苦参 白鲜皮 三棵针	功劳木 积雪草 青叶胆 水飞蓟
清热解毒药	金银花(山银花、 　忍冬藤) 连翘	穿心莲 大青叶(蓼大青叶) 板蓝根(南板蓝根)	青黛 贯众(绵马贯众、紫 　萁贯众)

二、清热药			
清热解毒药	蒲公英	金果榄	半枝莲
	紫花地丁(苦地丁)	木蝴蝶	黄藤
	野菊花	白头翁	苦木
	重楼	马齿苋	三叉苦
	拳参	鸦胆子	茼麻子
	漏芦(禹州漏芦)	洪连	天葵子
	土茯苓	地锦草	土贝母
	菁草	委陵菜	朱砂根
	鱼腥草	翻白草	凤尾草
	金荞麦	半边莲	当药
	大血藤	白花蛇舌草	冬凌草
	败酱草(苣荬菜)	山慈菇	杠板归
	射干(川射干)	千里光	一枝黄花
	山豆根(北豆根)	白蔹	木芙蓉叶
	马勃	四季青	救必应
	青果	绿豆(绿豆衣)	山香圆叶
	锦灯笼	木棉花	
清热凉血药	地黄	赤芍	大青盐
	玄参	紫草	肿节风
	牡丹皮	水牛角	
清虚热药	青蒿	银柴胡	枸骨叶
	白薇	胡黄连	功劳叶
	地骨皮		

三、泻下药			
攻下药	大黄	番泻叶	芦荟
	芒硝(玄明粉)		
润下药	火麻仁	蓖麻子	亚麻子
	郁李仁		
峻下逐水药	甘遂	商陆	巴豆霜(巴豆)
	京大戟(红大戟)	牵牛子	千金子霜(千金子)
	芫花		

续表

四、祛风湿药			
祛风寒湿药	独活 威灵仙 徐长卿 制川乌(川乌) 制草乌(草乌) 蕲蛇(金钱白花蛇) 乌梢蛇(蛇蜕)	木瓜 伸筋草 油松节 海风藤 青风藤 丁公藤 雪上一枝蒿	路路通 地枫皮 两头尖 金铁锁 野木瓜 凤仙透骨草 闹羊花
祛风湿热药	秦艽 防己 桑枝	豨莶草 臭梧桐叶 络石藤	老鹳草 穿山龙
祛风湿强筋骨药	五加皮 桑寄生(槲寄生) 狗脊	千年健 天山雪莲	鹿含草 野木瓜
五、芳香化湿药			
	广藿香 佩兰 苍术	厚朴(厚朴花) 砂仁 豆蔻	草豆蔻 草果
六、利水渗湿药			
利水消肿药	茯苓(茯苓皮、茯神) 薏苡仁 猪苓 泽泻 冬瓜皮(冬瓜子)	玉米须 冬葵果 葫芦 香加皮 枳椇子	赤小豆 泽漆 蝼蛄 黄蜀葵花
利水通淋药	车前子(车前草) 滑石 木通(川木通) 通草(小通草) 瞿麦	萹蓄 地肤子 海金沙(海金沙藤) 石韦 灯心草	粉草薢(绵草薢) 菝葜 三白草

六、利水渗湿药			
利湿退黄药	茵陈 金钱草(广金钱草、	连钱草) 虎杖	垂盆草 鸡骨草

七、温里药			
	附子 干姜 肉桂 吴茱萸	小茴香(八角茴香) 丁香(母丁香) 高良姜(红豆蔻) 胡椒	花椒 荜茇 荜澄茄

八、理气药			
	陈皮(橘红、橘核、橘 　络、橘叶、化橘红) 青皮 枳实 枳壳 木香(川木香、土 　木香) 沉香 檀香 川楝子(苦楝子)	乌药 荔枝核 香附 佛手 香橼 玫瑰花 梅花 娑罗子 薤白 天仙藤	大腹皮 甘松 九香虫 刀豆 柿蒂 蜘蛛香 贯叶金丝桃 九里香 山柰 预知子

九、消食药			
	山楂(山楂叶) 六神曲 麦芽	稻芽(谷芽) 莱菔子 鸡内金	布渣叶 阿魏

十、驱虫药			
	使君子 苦楝皮 槟榔	南瓜子 雷丸 鹤虱(南鹤虱)	榧子 芜荑

十一、止血药			
凉血止血药	小蓟 大蓟 地榆	槐花 槐角	侧柏叶 白茅根

十一、止血药			
化瘀止血药	三七（景天三七） 茜草	蒲黄 花蕊石	降香 竹节参
收敛止血药	白及 仙鹤草 紫珠叶（大叶紫珠、广东紫珠）	棕榈 血余炭 藕节 鸡冠花	断血流 松花粉 瓦松
温经止血药	艾叶	炮姜	
十二、活血化瘀药			
活血止痛药	川芎 延胡索（元胡） 郁金 姜黄	银杏叶 乳香 没药 灯盏细辛（灯盏花）	夏天无 枫香脂 白屈菜 天仙子
活血调经药	丹参 红花 西红花 桃仁（桃枝） 益母草（茺蔚子） 滇鸡血藤	泽兰 牛膝 川牛膝 鸡血藤 王不留行	月季花 凌霄花 卷柏 马鞭草 红曲
活血疗伤药	土鳖虫 制马钱子（马钱子、马钱子粉） 自然铜	苏木 骨碎补 血竭	儿茶 刘寄奴（北刘寄奴） 两面针
破血消癥药	莪术（片姜黄） 三棱 水蛭	虻虫 斑蝥 穿山甲	干漆 急性子 水红花子
十三、化痰止咳平喘药			
温化寒痰药	半夏 制天南星（天南星） 制白附子（白附子） 芥子	猪牙皂（皂角刺、大皂角） 旋覆花（金沸草）	白前 黄荆子 猫爪草

十三、化痰止咳平喘药			
清化热痰药	川贝母(平贝母、伊贝母) 浙贝母(湖北贝母) 瓜蒌(瓜蒌皮、瓜蒌子) 竹茹 天竺黄	胆南星 前胡(紫花前胡) 桔梗 胖大海 海藻 昆布 黄药子	蛤壳 浮海石 瓦楞子 青礞石(金礞石) 金龙胆草
止咳平喘药	苦杏仁(甜杏仁) 紫苏子 百部 紫菀 款冬花 马兜铃 枇杷叶	桑白皮 葶苈子 白果 矮地茶 洋金花 华山参 钟乳石	罗汉果 满山红 野马追 通关藤 猪胆粉 瓜子金 暴马子皮
十四、安神药			
重镇安神药	朱砂	磁石	
养心安神药	酸枣仁 柏子仁	灵芝(云芝) 首乌藤	合欢皮(合欢花) 远志
十五、平肝息风药			
平抑肝阳药	石决明 珍珠母 牡蛎	紫贝齿 赭石 蒺藜	罗布麻叶
息风止痉药	羚羊角 牛黄(体外培育牛黄、人工牛黄) 珍珠	钩藤 天麻 地龙 全蝎	蜈蚣 僵蚕(蚕蛾) 壁虎
十六、开窍药			
	麝香 冰片(合成龙脑、天	然冰片、艾片) 苏合香	石菖蒲 安息香

十七、补虚药			
补气药	人参(人参叶、红参) 西洋参 党参 太子参 黄芪(红芪)	白术 山药 白扁豆(扁豆衣、扁 豆花) 甘草	大枣 刺五加 红景天 沙棘 蜂蜜
补阳药	鹿茸(鹿角、鹿角 胶、鹿角霜) 巴戟天 仙茅 杜仲(杜仲叶) 续断 肉苁蓉 锁阳	淫羊藿(巫山淫羊藿) 补骨脂 益智 菟丝子 沙苑子 蛤蚧 核桃仁 冬虫夏草	黑种草子 胡芦巴 韭菜子 阳起石 紫石英(白石英) 海马 海龙 哈蟆油
补血药	当归 熟地黄	白芍 阿胶	何首乌(制何首乌) 龙眼肉
补阴药	北沙参 南沙参 百合 麦冬(山麦冬) 天冬 石斛(铁皮石斛) 玉竹	黄精 明党参 枸杞子 墨旱莲 女贞子 桑椹	黑芝麻 黑豆 龟甲(龟甲胶) 鳖甲 珠子参 楮实子
十八、收涩药			
固表止 汗药	麻黄根	浮小麦	
敛肺涩 肠药	五味子(南五味子) 乌梅 五倍子 罂粟壳	诃子(西青果) 石榴皮 肉豆蔻 赤石脂	岩白菜 禹余粮

十八、收涩药			
固精止带缩尿药	山茱萸 覆盆子 桑螵蛸 金樱子(金樱子根)	海螵蛸 莲子(莲须、莲房、莲 子心、荷叶、荷梗) 芡实	刺猬皮 椿皮

十九、涌吐药		
	常山	甜瓜蒂(甜瓜子)

二十、攻毒杀虫止痒药		
	雄黄 硫黄 白矾	蛇床子 蟾酥(蟾皮) 木鳖子	土荆皮 蜂房(蜂胶) 皂矾(绿矾)

二十一、拔毒化腐生肌药		
	红粉 轻粉	密陀僧 炉甘石	硼砂

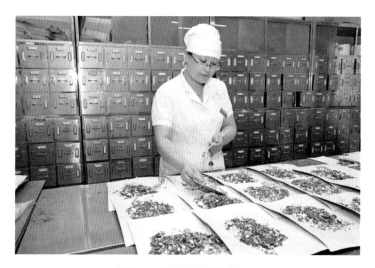

彩图 1　传统散装饮片的调配

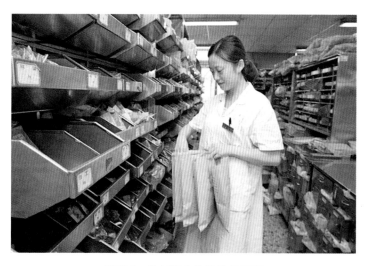

彩图 2　单剂量分装饮片的调配

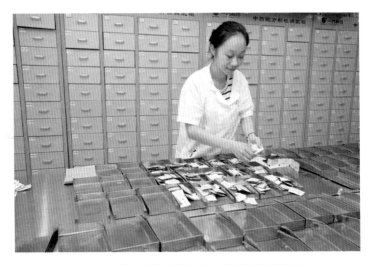

彩图3　单味浓缩颗粒与单味超微饮片的调配

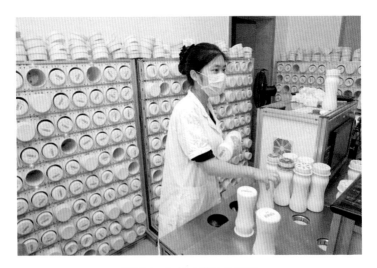

彩图4　智能中药房的调配

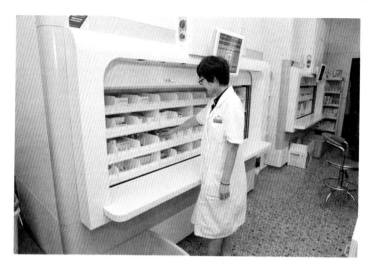

彩图 5 智能存取系统

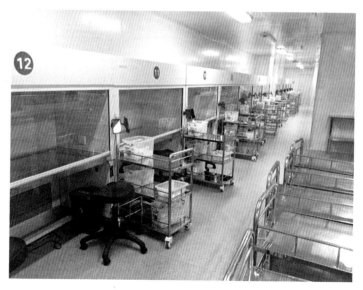

彩图 6 静脉用药集中调配中心